全国中医药行业高等教育"十四五"创新教材
全国高等院校傣医学专业规划教材

傣医外伤科学

（供傣医学、中医学等专业用）

主　编　叶建州　玉波罕

全国百佳图书出版单位
中国中医药出版社
·北　京·

图书在版编目（CIP）数据

傣医外伤科学 / 叶建州，玉波罕主编 . -- 北京：
中国中医药出版社，2024.10（2025.4重印）
全国高等院校傣医学专业规划教材
ISBN 978-7-5132-8718-0

Ⅰ . ①傣⋯ Ⅱ . ①叶⋯ ②玉⋯ Ⅲ . ①傣医药—中医
伤科学—高等学校—教材 Ⅳ . ① R295.3

中国国家版本馆 CIP 数据核字 (2024) 第 065962 号

中国中医药出版社出版

北京经济技术开发区科创十三街 31 号院二区 8 号楼
邮政编码　100176
传真　010-64405721
北京盛通印刷股份有限公司印刷
各地新华书店经销

开本 787×1092　1/16　印张 19　彩插 1.25　字数 468 千字
2024 年 10 月第 1 版　2025 年 4 月第 3 次印刷
书号　ISBN 978 – 7 – 5132 – 8718 – 0

定价　92.00 元
网址　www.cptcm.com

服 务 热 线　010-64405510
购 书 热 线　010-89535836
维 权 打 假　010-64405753

微信服务号　zgzyycbs
微商城网址　https://kdt.im/LIdUGr
官 方 微 博　http://e.weibo.com/cptcm
天猫旗舰店网址　https://zgzyycbs.tmall.com

全国中医药行业高等教育"十四五"创新教材

全国高等院校傣医学专业规划教材

《傣医外伤科学》编委会

主　　编　　叶建州（云南省中医医院）

　　　　　　玉波罕（西双版纳州傣医医院）

副 主 编　　廖承成（云南中医药大学）

　　　　　　刀会仙（西双版纳州傣医医院）

　　　　　　顾海潮（云南省中医医院）

　　　　　　岩温龙（西双版纳州傣医医院）

　　　　　　杨雪松（云南省中医医院）

编　　委　　（以姓氏笔画为序）

　　　　　　马　勇（西双版纳州傣医医院）

　　　　　　王丽芬（云南中医药大学）

　　　　　　尹本敬（云南省中医医院）

　　　　　　叶国裕（云南省中医医院）

　　　　　　伍　迪（云南省中医医院）

　　　　　　向俊宜（云南省中医医院）

　　　　　　安鑫义（西双版纳州傣医医院）

　　　　　　阮丽赛（西双版纳州傣医医院）

　　　　　　李本发（云南省中医医院）

　　　　　　李焱凤（云南中医药大学）

　　　　　　杨　阳（云南省中医医院）

　　　　　　杨　瑾（云南省中医医院）

　　　　　　杨晓冬（云南省中医医院）

　　　　　　杨恩品（云南中医药大学）

　　　　　　杨毅坚（云南中医药大学）

　　　　　　杨璐妍（云南省中医医院）

　　　　　　肖成中（西双版纳州傣医医院）

　　　　　　张　旭（云南省中医医院）

　　　　　　张佩莲（云南省中医医院）

　　　　　　林　燕（云南中医药大学）

　　　　　　欧阳晓勇（云南省中医医院）

岩罕帕（西双版纳州傣医医院）

金维捷（云南省中医医院）

赵丽娟（云南省中医医院）

贺潇月（云南省中医医院）

徐　进（云南省中医医院）

黄　虹（云南省中医医院）

黄　敏（云南中医药大学）

黄冬涵（云南省中医医院）

谢　钧（云南省中医医院）

学术秘书　（兼）

向俊宜（云南省中医医院）

廖承成（云南中医药大学）

全国中医药行业高等教育"十四五"创新教材
全国高等院校傣医学专业规划教材

专家指导委员会

名誉主任委员
孙汉董（中国科学院昆明植物研究所研究员、中国科学院院士）
郑　进（云南省中医药学会会长、教授）

主任委员
邱　勇（云南中医药大学党委书记、教授）
张　超（云南中医药大学教授）

委　员
陈祖琨（云南中医药大学副校长、教授）
温伟波（云南中医药大学副校长、教授）
林超民（云南大学教授）
林艳芳（西双版纳傣族自治州傣医医院傣医主任医师）
杨国祥（云南中医药大学教授、云南省名中医）
吴宗柏（云南中医药大学教授、云南省名中医）
康朗香（西双版纳傣族自治州傣医医院、云南省第二批老中
　　　　医药专家学术经验继承工作指导老师）
岩　贯（西双版纳傣族自治州少数民族语言委员会译审）
叶建州（云南中医药大学教授）

全国中医药行业高等教育"十四五"创新教材
全国高等院校傣医学专业规划教材

编审专家组

组　长

邱　勇（云南中医药大学党委书记、教授）

林艳芳（西双版纳傣族自治州傣医医院傣医主任医师）

周景玉（国家中医药管理局人事教育司副司长）

副组长

陈令轩（国家中医药管理局人事教育司综合协调处处长）

赵　强（云南省中医药管理局中医处处长）

赵怀清（云南中医药大学教务处处长）

组　员

张雅琼（云南中医药大学副教授）

陈清华（云南中医药大学副教授）

杨　梅（云南中医药大学教授）

王　寅（云南中医药大学教授）

赵　荣（云南中医药大学教授）

玉腊波（西双版纳傣族自治州傣医医院傣医主任医师）

赵应红（西双版纳傣族自治州傣医医院傣药主任药师）

冯德强（云南中医药大学主任药师）

刀会仙（西双版纳傣族自治州傣医医院傣医副主任医师）

前 言

《中华人民共和国中医药法》规定，中医药是包括汉族和少数民族医药在内的我国各民族医药的统称，反映中华民族对生命、健康和疾病的认识，具有悠久历史传统和独特理论及技术方法的医药学体系。

傣医学是中医药学的重要组成部分，其医学理论体系汇集了傣族人民的智慧，是傣族人民在长期与自然和疾病斗争中，不断认识实践，不断总结升华形成具有鲜明地方特色和民族特色的传统医学。千百年来，傣医药为傣族人民和云南边疆各族人民的防病治病、繁衍生息作出了巨大贡献，被认为是最具有云南特色的民族医药。在党和国家对少数民族医药的高度重视下，傣医学得到了持续发展，构建了完整的教学、临床、科研体系。

2007年云南中医药大学牵头编写我国首套傣医本科教育规划教材7册，在国家中医药管理局和出版社大力支持下这套教材成为"21世纪傣医本科教育规划教材"，在我国傣医药本科教育教学史上具有里程碑式意义。依托本套教材首办了我国傣医学本科专业，开了我国傣医本科教育之先河，开展国家傣医执业医师资格考试、国家傣医药专业技术人员职称资格考试，建成第一个傣医药研究的省级实验室——"云南省傣医药与彝医药重点实验室"，极大促进了我国傣医药教研。傣医学和傣药学科于2003年列入国家中医药管理局高水平建设学科。云南中医药大学已建立傣医学为主的本科、硕士、博士人才培养体系，为边疆地区传承民族医药精华、创新传统传承方式作出了有益示范。

为全面贯彻《中共中央国务院关于促进中医药传承创新发展的意见》，全面落实国务院办公厅《关于加快医学教育创新发展的指导意见》，按照教育部、国家卫生健康委、国家中医药管理局《关于深化医教协同进一步推动中医药教育改革与高质量发展的实施意见》，云南中医药大学立足少数民族医学教育的实践经验与存在问题，紧密对接新医科建设对中医药教育改革的要求和中医药传承创新发展对人才培养的需要，在国家中医药管理局和云南省中医药管理局的领导和指导下，对首套傣医学教材进行了全面梳理完善，针对存在问题和使用院校的反馈意见，修订了《傣医基础理论》《傣医诊断学》《傣医药学史》《傣药学》《傣医方剂学》，从《傣医临床学》分化编写了《傣医内科学》《傣医外伤科学》《傣医妇科学》《傣医儿科学》《傣医治疗学》，出版了本套全国高等院校傣医学专业规划教材。

在教材编写过程中，我们始终坚持立德树人的根本原则，遵循问题导向、目标导向、需求导向，对教材的知识体系、结构逻辑等进行了全面梳理，力求构建适应傣医药教育教学改革需求的教材体系，更好地服务傣医药人才培养和学科专业建设，促进傣医学高等教育创新发展。

本套教材在编写过程中，聘请了傣医学领域国内知名专家组成专家指导委员会，负责对教材编写的学术指导和学术论证；教材编写设编审专家组，统筹协调教材的编写工作；每部教材实行主编负责制，由主编聘任编委，负责承担相应工作。

本套教材突出体现了以下特点。

1. 始终坚持立德树人，认真践行"两个结合"

始终坚持把立德树人贯穿教材编写的始终，切实按照"把马克思主义基本原理同中国具体实际相结合、同中华优秀传统文化相结合"的要求，充分发挥文化育人优势，促进人文教育与专业教育有机融合，指导学生树立正确的世界观、人生观、价值观，帮助学生立大志、明大德、成大才、担大任，坚定理想信念，努力成为堪当民族复兴重任的时代新人。

2. 优化知识结构，强化傣医思维培养

在原规划教材知识架构的基础上，进一步整合优化学科知识结构体系，减少不同学科教材间相同知识内容的交叉重复，增强教材知识结构的系统性、完整性，强化傣医思维培养，突出傣医思维在教材编写中的主导作用。

3. 突出"三基五性"，注重内容严谨准确

坚持"以本为本"，注重突出教材的"三基五性"，即基本知识、基本理论、基本技能，思想性、科学性、先进性、启发性、适用性，强调名词术语统一，基本概念准确，表述科学严谨，知识点结合完备，内容精练完整。教材编写中充分体现了不同学科的自身特点，又注意各学科之间的有机衔接；

同时注重理论与临床实践结合，与住院医师规范化培训、傣医执业医师资格考试接轨。

4. 强化精品意识，追求示范引领

遴选行业权威专家，吸纳一线优秀教师，组建经验丰富、专业精湛、治学严谨、作风扎实的高水平编写团队，将精品意识和质量意识贯穿教材编写始终，严格编审把关，确保教材的编写质量。

5. 加强数字化建设，丰富拓展教材内容

为适应新型出版业态，充分借助现代信息技术，在纸质教材的基础上，强化数字化教材建设，融入了更多更实用的数字化教学素材，对纸质教材内容进行拓展和延伸，更好地服务教师线上教学和学生线下自主学习，满足傣医药教育教学需要。

本套教材在编写中，本着"抢救、继承、总结、发展、提高、创新"的原则，是在第一版傣医本科教育规划教材和近年来傣医学研究的基础上对傣医药理论体系的进一步梳理、凝练和提高。在编写过程中，始终坚持质量意识、精品意识，从教材编写、专家审稿、编委会定稿、编辑出版等都有计划、有步骤实施。

本套教材遵循并突出傣医学的规律和特色，体现了继承性、时代性和实用性，反映了傣医学的科研成果和学术发展的主要成果。教材中的知识点和基本理论，本着先易后难、先基础后临床的原则，在继承传统精华的基础上，择优吸收现代研究成果，体现素质教育和实践能力的培养。

本套教材在深度、广度、难度上坚持以本科教育为根本，主要供傣医药专业本科生使用，同时兼顾傣医药专科教育、继续教育等，并可供中医学、中药学和其他医学专业教育作为选修课教材使用，亦可作为国家傣医执业医师资格考试、国家傣医药专业技术人员职称资格考试的参考书。

教材编写过程中，始终得到了国家中医药管理局的指导和帮助，云南省卫生健康委员会、云南省中医药管理局给予了大力支持和指导；西双版纳傣族自治州和德宏傣族景颇族自治州人民政府给予了大力支持，西双版纳州傣医医院、德宏州中医（傣医）医院积极参与教材编写，并在资料提供、论证咨询、实地调研及学术指导等方面发挥了积极作用；云南中医药大学高度重视，精心组织，高位推动，提供了一切保障条件。本套教材在审定时，得到了学术委员会专家的精心指导和审核把关，为保证教材学术质量发挥了重要作用；教材在出版过程中，中国中医药出版社给予了大力支持与帮助。在此一并表示衷心的感谢！

尽管在本套教材的编写过程中我们已尽了最大努力，但由于涉及内容广泛以及文献资料的局限性，难免有不足或疏漏之处，敬请广大民族医药、中医药教学与临床及科研人员和广大读者提出宝贵意见，以便再版时修订，使教材质量不断提高，更好地适应新时代傣医药人才培养的需要。

云南中医药大学

2024 年 3 月 12 日

编写说明

傣医外伤科学是傣医学中最具有特色的重要组成部分，是傣医临床类教材的补充与拓展，其主要内容包括常见外伤科疾病及傣医外治方的各种技术和方法。本教材主要供傣医学、中医学等专业本科层次使用。在编写过程中，按照编写原则，注重与傣医临床类教材内容保持一致，立足培养适应临床、傣医特色鲜明的高层次傣医药人才。

本教材遵循少数民族医药行业人才培养规律和需求，以全面提高傣医药人才培养质量，与卫生医疗实践接轨服务临床为目的。全面深入挖掘整理傣医外治法的种类，规范操作技术和方法，突出傣医学临床思维，传承创新傣医学独有的特色。

本教材系统介绍了傣医外伤科疾病，分为上下两篇，上篇为第一章概论，由叶建州、刀会仙编写。下篇包括六章，分别介绍常见的外伤科疾病及治疗方法。第二章介绍外科感染疾病，由杨恩品、欧阳晓勇、黄虹、玉波罕编写；第三章介绍皮肤病及性传播疾病，由廖承成、刀会仙、玉波罕、王丽芬、张佩莲、伍迪、杨雪松、张旭、赵丽娟、杨瑾、林燕、阮丽赛编写；第四章介绍肛门直肠疾病，由谢钧、徐进、杨阳、贺潇月、马勇编写；第五章介绍泌尿男性疾病由李焱风及杨毅坚编写；第六章为骨伤科疾病，由顾海潮、向俊宜、尹本敬、叶国裕、岩温龙、安鑫义、岩罕帕、肖成中编写；第七章为其他外科疾病，由黄敏、金维捷、杨晓冬、杨璐妍、李本发、黄冬涵、马勇编写。为便于学生学习，本教材插图全部以四色印刷方式附于文后"彩插图"中。

傣医学首套教材是 2007 年在国家中医药管理局的支持下由云南中医药大学牵头编写的，包括《傣医基础理论》《傣医诊断学》《傣药学》《傣医药学史》《傣医方剂学》《傣医经典选读》《傣医临床学》，为傣医药人才的培养发挥了巨大作用。《傣医外伤科学》教材是首次编写，在编写过程中得到国家中医药管理局傣医学重点学科学术带头人郑进教授，学科带头人林艳芳教授、张超教授和云南中医药大学民族医药学院陈普、陈清华等教师的指导和帮助，在此一并致谢。尽管编委会力图完善，但难免存在疏漏和不足之处，敬请专家、教师和学生在阅读和使用过程中提出宝贵意见，以便进一步修订和提高。

《傣医外伤科学》编委会

2024 年 10 月

目 录

上　篇

第一章　概论　▷▷▷

【学习目的】

通过本章节的学习，掌握傣医外伤科常用的内治方法和外治方法，具体的功效及适应证；知晓傣医经历的发展阶段及傣医外伤科代表著作；了解傣医的悠久历史及伟大学术思想，培养对傣医药文化的热爱和传承傣医及傣族文化的信念。

【学习要点】

本章主要介绍傣医外伤科学发展历程及治疗方法。通过学习，能够说出傣医外伤科常见的内治方法及外治方法；说出这些治疗方法主要的适应证、操作方法及注意事项；了解傣医外伤科发展过程经历的不同阶段及代表著作与事件。

第一节　傣医外伤科发展历程

傣医外伤科是傣医学的重要组成部分。有记载的傣医外治方法应用长达数千年。傣医外伤科在傣医理论指导下，通过药物、手法或器械施于体表皮肤（黏膜）用于预防疾病、治疗疾病、促进机体康复。其方法丰富多样且极具特色，疗效确切，简便易行。经数千年的发展，傣医外治法逐渐发展得更为内容丰富、体系完整。

一、萌芽阶段

早在 4000 多年前的傣族原始社会，是傣族医学知识经验积累的萌芽阶段，也是傣医外伤科的初创时期，根据文献《阿尼松桑顺细点》《罗格牙坦》《尼单莫雅》《茫格嫡巴尼》等记载，傣族先民在生产、生活实践中发现通过跌（按）、诺（推）、赶（摸）、巴（佩戴）、丫（压）、莫（外敷）、果雅（外包）、芬雅（磨药）、达雅（外搽）等可对人体产生治疗作用，继而形成一些固定的经验和技巧并不断传承。一些其他文献及民间故事也有相关记载。

这一时期傣医外伤科学处于经验积累的初始阶段，外治法也直观、粗浅，仅是零星的、个体的经验记忆，无方、无剂、无量，也无固定的制作方法。外治药物以单味药为主，方法简单。

二、奠基阶段（前540—700）

这一时期属于傣族原始社会，外伤科学得到丰富与发展。据《档哈雅龙》《罗格牙坦》文献记述，傣族民间出现了"八大名医"，并创造了"八大要方"。此外，"八大名医"中的5位名医还共同创立了雅叫哈顿（五宝药散），开运用复方治疗多种复杂疾病的先河。复方的出现为傣医外治法治疗复杂疾病奠定了基础，被后世广泛采用。

这一时期没有文字，傣族先民主要通过口传心授把已沉淀的医药常识继承延续，较远古时期有较大进步，更有规律地使用各种药物及治疗方法，增加了外治法的药物及种类，出现了单方、小方、大方。

三、充实阶段（700—20世纪40年代）

这一时期，傣医药进入发展兴旺时期。傣医外伤科学发展出理论并逐步充实，疗法趋于完善及成熟，傣医外伤科学形成完整体系。

佛学的传入极大地推动了傣医学发展，傣医在已有医学基础上借用佛学的相关概念，形成以"塔都档细"（四塔，风、火、水、土）"夯塔档哈"（五蕴，色、识、受、想、行）理论为核心的理论体系。

傣医外伤科学理论也进一步充实，如"人体解说"，为傣医外伤科学进一步提供了理论支撑。"人体解说"中骨、筋、肌肉及皮肤理论被广泛运用于傣医外治疗法，如治疗骨折、扭伤时应先摸骨理筋、温热水按摩再进行包药治疗及其他治疗；进行沙雅（刺药）、剁（捶筋）、达雅（搽药）、咱雅（拖擦）、闭诺（推拿按摩）、秧朗（踏踩）等疗法时，应按经筋循行路线进行；此外对皮肤的认识指导暖雅（睡药疗法）、洪雅（熏蒸疗法）、阿雅（洗药疗法）等多种疗法，为现代的傣医经皮给药方法提供坚实的理论基础。

这一时期，大量傣医药著作问世，如《嘎牙山哈雅》《档哈雅龙》《巴腊麻他坦》《维苏担麻嗅》《嘎比迪沙迪巴尼》《哟雅阿巴》等，这些傣医药文献的出现与传播、普及和应用，丰富了外伤科学及外治法内涵，把傣医外伤科学的发展推向了一个新的高度。

《档哈雅龙》《嘎比迪沙迪巴尼》收载了睡药疗法、熏蒸疗法、刺药疗法、搽药疗法、拖擦药物疗法、洗药疗法、包药疗法、坐药疗法、推拿按摩疗法、捶筋疗法等多种外治疗法，其范围涉及临床各科，且这些外治法已有特殊治疗部位、治疗时间、固定方药。此外，傣医外治方药剂型得到进一步改进，已由初期简单的取适量外包、外敷发展到制作工艺复杂的汤、栓、磨、油、丸、散、酊、膏、片、滴、茶、酒、饼、条、灸、挂佩、闻、熏剂18种剂型。临床实践也有新的突破，傣医外治法种类、方药数量、应用范围、应用经验都进一步提高。傣医外伤科学理论逐步成熟。

四、成形阶段（中华人民共和国成立后）

中华人民共和国成立后，一批批少数民族医药工作者对傣医外伤科学进行挖掘、整理和研究，翻译整理出版了大量专著，学科得到进一步丰富，傣医外伤科学进入发展升华时期。1983年，傣医被列为四大少数民族医药（藏、蒙古、维吾尔、傣医药）之一，并专门组建了相应的科研和医疗机构。20世纪50～60年代，国家鼓励集体举办农村医疗卫生保健组织，把一些具有较高学术水平、诊疗经验和一技之长的傣医组织起来，用传统傣医药为群众治病，很受群众欢迎。20世纪70年代后期，云南省西双版纳傣族自治州先后成立了西双版纳傣族自治州民族医药调研办公室，继而成立了西双版纳傣族自治州民族医药研究所、景洪市民族医药推广站（后改名中傣医院）、西双版纳傣族自治州傣医医院，大规模进行傣族传统医药的挖掘、继承、翻译、整理和研究，培养了大批傣医药人才。

1996年西双版纳州傣医医院成立傣医传统治疗中心，应用睡药疗法、熏蒸疗法、洗药疗法、刺药疗法、拖擦药物疗法、坐药疗法等10余种外治方法治疗内、外、妇、儿等常见病、多发病，以及进行人体保健。傣医外伤科学得到了快速发展。大量著作得以翻译、整理、出版，傣医外治法进入一个全新时期。

在党和政府的大力支持下，2003～2013年相继出版了《傣药志》《傣医传统方药志》《中国傣医药彩色图谱》《中国傣医单验秘方大全》《傣族传统特色疗法及外用方药整理研究》等20余部傣医药著作，从理论、临床实践、药物、剂型、治法种类等多方面为傣医外伤科学及外治法提供了科学、全面的理论指导。

2020年，为了规范傣医行医的资质，提高傣医的执业水平，在国家中医药管理局的主持下，云南省开启了傣医执业医师的资格考试。

2007年，在傣医首席专家林艳芳教授的指导下，云南中医学院（现云南中医药大学）与西双版纳傣族自治州傣医医院共同完成了第一套傣医学本科教材，包括《傣医基础理论》《傣医诊断学》《傣药学》《傣医药学史》《傣医方剂学》《傣医经典选读》《傣医临床学》等。

2014年，云南中医药大学正式开办傣医学专业，这标志着院校少数民族医药人才培养模式进入新的发展阶段，必将为云南少数民族医药事业发展提供有力的人才支撑。

第二节　傣医外科学诊疗方法

傣医学认为，塔都档细（四塔）连心，五脏相合，六腑相通，相互影响，维持着相对的动态平衡而使身体健康。在病理上，凡因某种因素导致塔都档细（四塔）功能失调的均可发生其所涉及脏器的病变而发生疾病。因此，疾病的基本病理变化是"四塔失调"。四塔学说在治疗方面的应用，主要是根据这一基本的病理变化来确定治疗原则，以调节四塔的偏盛偏衰（不足），使塔都档细（四塔）恢复相对的动态平衡，故调节塔都档细是傣医治疗疾病的基本原则。在此基础上确定相应治则、方药，从而产生了"四塔病"应用"四塔药""四塔方"治之的理论。

在治疗上，傣医提出了"热病寒治""寒病热治""虚病补治"及不足补之、过盛泻之、不合调之、有毒解之、结者消之、寒者温之、热者清之等治则。

塔都档细（四塔）偏衰（不足）为人体正气不足和脏腑功能衰弱的病证，治疗宜采用补其不足的原则，也可解之、调和之。塔拢（风、气）不足之证，采用补塔拢（风、气）的方药；塔菲（火）不足之证，采用补塔菲（火）的方药；塔喃（水、血）不足之证，采用补塔拢（风、气）塔喃（水、血）的方药；塔拎（土）不足，采用补塔拎（土）的方药。塔都档细（四塔）的偏盛是塔喃（水）、塔菲（火）、塔拢（风、气）、塔拎（土）过盛，治疗时宜采用解之、泻之、利之、通之、吐之、下之、汗之等方法。

傣医的治法分为内治法和外治法两大类。傣医的治疗方法既是针对某一种疾病的治疗，又可治疗多种疾病。每一法以一药或多种药物组合为方，共同达到治疗作用。在临床上，针对疾病的复杂性，有时需要内外合用或多法兼用，以达到针对性和协同性治疗的目的。内治法主要以药物内服的方法治疗疾病，使之达到病邪从内而解之的目的。外治法是以药物外用治疗疾病的方法，傣医的内外治疗方法可概括为十大特色治法。

一、内治法

内治法是采用药物内服的方法治疗疾病，使病邪从内而解之。傣医的内治法主要有解沙把（解法）、哦喝（汗法）、哦皇（清法）、鲁（泻法）、压海（消法）、补塔都（补法）、泵（通法）、鹿喃（利法）、哈（催吐法）、罕接（止痛法）、罕勒（止血法）、罕鲁（止泻法）、罕河（止汗法）、罕哈（止吐法）、乃亨（化石法）和乃习特（化痰法）十六大治法。

1. 哦喝（汗法）　哦喝（汗法）是采用方药内服，使病邪从汗而解，调和塔都档细（四塔）的治法，具有开汗孔、发汗、退热、通血脉、祛风湿、止痛等功效。

哦喝（汗法）是傣医的内治法之一，主要适用于治疗机体感受"帕雅拢嘎"（冷风毒邪）后，引起恶寒、发热、鼻塞、流清涕、周身肌肉酸痛、头痛无汗之"哇嘎"（冷感冒）和"拢梅兰申"（风湿病）等病证。此外，哦喝（汗法）还具有减肥降脂、活血通气、抗衰防老、解除疲劳的作用。傣医常用的药物主要有生姜、生藤、香茅草叶、紫苏叶、藿香、葱等。

应用哦喝（汗法）时，需注意发汗的时间和环境，取汗应自然，发汗要适度，而不宜急骤，重剂逼汗，致汗流如水，否则易伤塔都档细（四塔），特别是"塔喃"（水、血），重则塔都档细（四塔）衰败出现虚脱而危及生命。

2. 哈（吐法）　哈（吐法）是使用以药物或非药物的方法引起呕吐，使毒物或痰涎、瘀血、不化食物（宿食）随呕吐排出的治法。

哈（吐法）是傣医的内治法之一，主要适用于暴饮暴食、宿食积胃、欲吐不能、误食毒物、痰涎阻塞等病证。催吐的方法，一是服用催吐药物引吐，如菌类中毒可选用白鹇爪、白猿猴骨磨水内服催吐；出现饮食急性中毒的，多取磨药磨汁内服，如麻摆楠（没食子）、文尚海（百样解）等多种傣药相配磨汁内服催吐，服后频频呕吐，将毒邪从口排出，使毒邪迅速呕出而达救治的目的；二是用物理刺激引吐，如对饮食不节、饥饱失调而致的消化不良，心翻欲呕者可服用大量的白开水，用手指刺激喉部吐出宿食而达到治疗目的。

老人、产妇、孕妇、出血证忌用哈（吐法），塔都档细（四塔）不足体弱者慎用。

3. 鲁（下法）　鲁（下法）是应用泻下、润下方药，使腹中之毒邪、大便、积滞、积液等随之而泻的治法。

鲁（下法）是傣医的内治法之一，主要适用于治疗体内塔都档细（四塔）功能失调，火毒偏盛，水不足而致的大便硬结不下、腹大如鼓、拒按等病证；或体内"塔菲"过盛出现头昏胀，烦躁不眠，脘腹胀痛，消化不良和误食禁忌、毒物而致之病证。此外还可用于治疗外伤后引起的腹内瘀血停留、腹痛或腹部水肿等病证。傣医常用的泻下药有巴豆、酸角水、蜜加猪油、搜山虎等。

应用鲁（下法）要中病即止，切忌过量，以免损伤塔都档细（四塔）。孕妇、月经期妇女禁用鲁（下法）；年老体弱、产后、病后体虚、塔都档细（四塔）不足者慎用。

4. 皇（温热法）　皇（温热法）是应用温热之性的方药内服，具有补益塔都档细（四塔），特别是补益调节"塔拢"（风、气）、"塔菲"（火）的作用。

皇（温热法）是傣医的内治法之一，主要适用于治疗体内"塔拢"（风、气）、"塔菲"（火）不足之疾病，如"哇嘎"（冷感冒）、"拢梅兰申"（风湿病）、勃起功能障碍、血冷痛经等病证。傣医常用的主要补火之药有比比亮（红花丹）、比比蒿（白花丹）、毫命（姜黄）、辛（姜）、麻批囡（胡椒）等。

应用皇（温热法）须适度，不可太过，否则，会致耗损"塔喃"（水、血）。素体"塔喃"（水、血）不足者更要慎用。

5. 耶（消法）　耶（消法）是使用能够消散毒邪、调平四塔功能，多余者清之、消之、平之的方药而达到治疗疾病的治法。

耶（消法）是傣医的内治法之一，主要适用于治疗瘀血肿痛、食积、虫积、恶疮疔毒等病证。傣医常用的药物有能消散瘀血、活血止痛之毫命郎（莪术）、毫命（姜黄）、比比亮（红花丹）、更方（苏木）等；能消食积之嘿多吗（鸡矢藤）等；消虫积之槟榔等；能化石利尿之嘿盖贯（倒心盾翅藤）等；能消恶疮疔毒、咽喉肿痛之重楼等。

6. 替（清法）　替（清法）是使用清热、清火解毒之寒凉方药治疗疾病的方法。

替（清法）是傣医的内治法之一，主要适用于治疗"塔菲"（火）过盛、火毒偏盛或"塔喃"（水、血）不足等病证。傣医常用的主要药物有先勒（十大功劳）、解烘罕（大黄藤）、嘿盖贯（倒心盾翅藤）、哈累牛（野芦谷根）、芽糯妙（肾茶）等。

替（清法）不宜久用，中病即止。病后体虚及妇女产后须慎用。

7. 添（补法）　添（补法）是通过补益、调平人体"四塔五蕴"方药，治疗"四塔五蕴"失调，四塔不足，人体虚弱等病证的治法。

添（补法）是傣医的内治法之一，人体塔都档细（四塔）不可偏盛，一塔偏盛，一塔或多塔便有不足，故傣医以调平四塔为补法。补法的目的在于通过调平人体四塔，不足者补之，多余者平之、清之、解之、消之，使人体"四塔五蕴"的失调状态得到纠正，复归于平衡。

一般补法中"塔菲"（火）不足则补火平水；"塔喃"（水、血）不足补水制火；塔拎（土）不足补土，土壅塞则通之；"塔拢"（风、气）不足补风，"塔拢"（风、气）阻滞逆乱则疏之、息风、除风。傣医常用的方药有雅塔巴聋（四塔主方）、雅解方（四塔药）、雅塔拢（风塔方）、雅塔菲（火塔方）、雅塔喃（水塔方）、雅塔拎（土塔方）等，补塔拢（风、气），补塔菲（火），补塔喃（水、血），补塔拎（土），补风塔（气），补四塔，成为顺补。

此外，补法还有一含义，"调平为补，去其过盛为补，通其滞为补，泻其有余为补""散其结为补"，称为"反补"。此为傣族医学特色之一。如火过盛，应泻火，火泻水自存，达到补水之目的。

"雅塔巴聋"（四塔主方）是傣医临床常用的具有综合治疗作用的通治性方剂，具有内外兼治、冷热兼治、攻补相兼、虚实并治的功效和作用。应用四塔主方是为了既能补其不足，又能制四塔偏盛。

补法之用，唯适平而止，不可太过，过之则有余偏盛，反而为害。

8. 罕（止涩法） 罕（止涩法）是通过使用味苦、固涩收敛、止痛之方药，治疗虚脱、各种痛症、出血等疾病的治法。

罕（止涩法）是傣医的内治法之一，主要适用于治疗直肠脱垂、遗尿、泄泻、多汗症、各种慢性出血等病证。傣医常用的主要药物有止泻痢的先勒（十大功劳）、嘿亮浪囡（铁藤）；止血收敛之血竭；敛疮止痒的楠孩嫩（水杨柳树皮）、楠夯板（余甘子树皮）、楠秀（白花树皮）；收敛止汗的哈号糯（糯稻根）、五味子等。雅罕接止痛，雅贺接止头痛，雅罕勒止血等。

收涩法之用，凡塔都档细（四塔）过盛之病、暴病决不可用。

9. 泵（通法） 泵（通法）是指疏通"三盘"，通利水道，使毒邪从"三盘"而解的治法。

泵（通法）是傣医的内治法之一，"排毒有口道，利毒有尿道，解毒有肠道，透毒有汗孔"，治病须先疏通"三盘"，利水道而排毒，主要适用于解热毒、食毒、菌毒、虫毒、野兽毒及其他毒。傣医常用的主要方药有通利三盘方，由黄花大栀子（埋么散喃）、水红木（埋过杆呆）、野芦谷根（哈累牛）等组成，使毒邪从水道而解。

10. 解（解法） 解（解法）是通过调节人体脏腑生理功能、调平、调和四塔功能，解除人体的各种毒素，以保持体内"塔都档细"（四塔，风、火、水、土），"夯塔档哈"（五蕴，色、识、受、想、行）功能的平衡和协调的治法。

解（解法）是傣医的内治法之一，主要适用于解除火热毒、食物毒、酒毒、烟毒、毒虫毒、禽兽毒等各种毒素。若体内毒热过盛，出现小腹胀痛、小便频数急胀等症状时，应服用利尿解毒药；血中热毒、出血、呕血、便血，颜面、皮肤生疔长疮及黑斑疮痈的，可用雅解把龙（大解毒散）以解除毒邪；生育后因饮食不节（洁），误食禁忌或生病失治误治者，可先服用"雅解匹勒"（月子病解药）后，再按病情对症下药。

无论解何类毒，凡用于解各类毒，具有解毒作用的傣药均归为解药类。傣医常用的解药类主要药物有文尚海（百样解）、解哈干（缅甸帮根）、雅叫勐远（长柱山丹）、解龙勐腊（勐腊大解药）等。傣医"解药方"按功效主要分为八类，即综合解毒类，解妇女产后病类，解食物毒类，解毒退热类，解毒蛇、蜈蚣、毒虫、野兽、疯狗毒类，解酒毒类，解刀、枪伤毒类，解水、火烫伤毒类。

傣医学认为人食五谷杂粮、烟、酒、糖、茶、瓜果、蔬菜，这些食物虽含人体所需的营养物质，但饮食过量，超出人体所能承受的范围，对人体而言，也是一种毒素，可导致四塔五蕴功能的失调。故傣医认为人体要保持健康必须常服用解药，以排除各种微量毒素，调节人体脏腑生理功能，调平、调和塔都档细（四塔）功能，减少发病而延年益寿。

此外，傣医还有鹿喃（利法）、罕河（止汗法）、罕哈（止吐法）、乃亨（化石法）、乃习特（化痰法）等内治法。

鹿喃（利法）是以调节四塔、利尿消肿的方药为主，用以治疗各种水肿病、风湿肿痛、急性中毒等病证，如关节病、结石病等。

乃亨（化石法）主要是选用清火解毒、利尿化石的方药治疗泌尿系结石、肝胆结石等病证，代表方如"雅拢牛哈占波"（五淋化石胶囊）。

二、外治法

外治法是施于体表或从体外进行治疗的方法。傣医外治法具有悠久的历史，也是最具傣医特色的治疗方法，主要治法有烘雅（熏蒸疗法）、暖雅（睡药疗法）、达雅（搽药疗法）、阿雅（洗药疗法）、难雅（坐药疗法）、沙雅（刺药疗法）、果雅（包药疗法）、秧夯（脚踏热铁疗法）、剁（捶筋疗法）、咱雅（拖擦药物疗法）、过（拔罐疗法）、闭诺（推拿按摩疗法）、剔痧（除痧疗法）、秧朗（踩背疗法）、皇登（锤打疗法）、麻油推捏诊治法、烘雅管（烟熏疗法）、芬雅（磨药疗法）等。

1.烘雅（熏蒸疗法）　烘雅（熏蒸疗法）是指根据病情所需，配备相应的傣药（熏蒸药），将其置于熏蒸器内，待煮沸产生热气后，将患者置于特制的熏蒸器（熏蒸木桶、锅、蒸箱）内进行全身或局部熏蒸的疗法。

烘雅（熏蒸疗法）主要通过药物的热气开汗孔，发汗通气血，促进新陈代谢，解除疲劳，除风毒，使毒邪随汗排出体外，达到治疗疾病的目的。

功效：解困除乏，排毒养颜，预防疾病。

主治：拢匹勒（月子病）、哇嘎（风寒感冒）、拢梅兰申（风寒湿痹证）、拢呆坟（中风后遗症）、肥胖、风疹、麻疹、水痘不透、黄疸、水肿等。

禁忌证：患有严重心脑血管疾病、体质瘦弱者、急病新病、外伤出血、皮肤破溃、孕妇及月经过多者均不宜采用烘雅（熏蒸疗法）治疗。

2.暖雅（睡药疗法）　即通过平卧方式将傣药热药覆盖患者全身进行治疗的一种外治疗法。具体说本疗法是指根据病情所需，配备相应的傣药（干品或鲜品），切碎，置于锅内加水、劳（酒）炒热或蒸热，取出平摊于睡药床上，加劳（酒）充分拌匀（取出一半备用），用纱布覆盖于热药上，待温度适中时令患者睡于药上，用纱布盖于患者身上，再将余药覆盖于患部或全身（除头颅外）的一种外治疗法。通过热药覆盖全身来发汗透毒、通气活血达到除风止痛、解困除乏、治疗疾病的目的。

功效：温通气血，祛风除湿，活血止痛。

主治：拢梅兰申（寒性风湿性关节炎），以及中风后遗症、老年性腰腿痛。

禁忌证：患有严重心脑血管疾病、体质瘦弱者、急病新病、外伤出血、皮肤破溃、孕妇及月经过多者不宜采用"暖雅"（睡药疗法）治疗。

3. 达雅（搽药疗法） 达雅（搽药疗法）是傣医根据病情选择药油、药水或雅劳（药酒）涂搽患部进行治疗的方法。

功效：清热解毒，除风止痒，通气活血，洁肤润燥。

主治：湿疹、接触性皮炎。也常用于治疗风疹、斑疹、癣、疔疮脓肿、风湿病、跌打损伤、中风后遗症等病证。

禁忌证：达雅（搽药疗法）分为轻搽和重搽，轻搽适用于治疗皮损较严重，渗出液较多者；重搽适用于发病早期，无疱疹、无渗出液或渗出液较少，以痒为主的湿疹早期。

4. 阿雅（洗药疗法） 阿雅（洗药疗法）是指傣医根据病情需要，配备相应的单方或复方傣药煎煮取药水，让患者浸泡局部或全身进行治疗的一种外治疗法。

功效：清热解毒，活血化瘀，凉血消肿，缩肛止痛。

主治：皮肤病、风湿病、月子病、感冒、中风偏瘫后遗症等。

禁忌证：患有严重心脑血管疾病、体质瘦弱者、急病新病、外伤出血、皮肤破溃、孕妇及妇女经期不能用阿雅（洗药疗法）治疗。

5. 难雅（坐药疗法） 难雅（坐药疗法）是傣医广泛应用的治疗痔疮、直肠脱垂的外治疗法，分为坐药水和坐药。

（1）坐药水　根据病情需要，配备相应的傣药，加水煎煮后，取药水置于药盆内，待温度适中时，让患者直接坐在药水中接受治疗的一种外治疗法。

（2）坐药　根据病情需要，配备相应的傣药（鲜品捣烂）或干品散剂，加喃满母（猪油）或劳（酒）或淘米水，拌匀炒热，平摊在药凳上，待温度适中时，让患者直接坐在药上接受治疗。

通过患者直接坐在药水中，使药液直接与患处接触，药物充分发挥治疗作用，来达到治疗疾病的目的。

功效：清热解毒，活血化瘀，凉血消肿，缩肛止痛。

主治：直肠脱垂、痔疮、阴部湿疹、疝肿、股癣等。

禁忌证：患有外伤出血、皮肤破溃、孕妇及妇女经期不能用难雅（坐药疗法）治疗。

6. 沙雅（刺药疗法） 沙雅（刺药疗法）是傣医根据病情所需，用棉签蘸雅劳（药酒）（药油、药汁），边涂搽边用消毒梅花针轻刺患处至皮肤微发红（不出血为度）进行治疗的方法。

沙雅（刺药疗法）通过叩刺将药力渗透皮肤，加强药物治疗疾病的目的。

功效：除风解毒，活血化瘀，消肿止痛。

主治：拢梅兰申（寒性风湿性关节炎），也常用于治疗中风、硬皮病等。

禁忌证：患有外伤出血、皮肤破溃、糖尿病等不能用沙雅（刺药疗法）治疗。

7. 果雅（包药疗法） 果雅（包药疗法）是指根据病情需要，配备相应的傣药，取冷药或热药包敷于患处进行治疗的傣医外治疗法之一。

果雅（包药疗法）将药物直接接触患处，并且包裹于患处，可以达到长时间缓解病痛，治疗疾病的目的。

功效：除风活血，消肿止痛，接骨续筋，软坚散结，清热解毒，退热止痉。

主治：骨折、跌打损伤，以及风湿性关节炎、类风湿关节炎、痛风、疔疮脓肿、虫蛇咬伤、高热、包块肿痛、腮腺炎、乳腺炎等疾病。根据病情所需，配备相应的方药，采取冷包或热包。冷包适用于新伤 24 小时以内的骨折或软组织损伤；热包适用于损伤24 小时以后或骨冷不连。

禁忌证：患有外伤大出血、皮肤严重破溃、开放性骨折等不能用果雅（包药疗法）治疗。

8. 秧夯（脚踏热铁疗法） 秧夯（脚踏热铁疗法）医者赤脚蘸毫命（姜黄）药水后快速踏在烧红的犁头上，接着又快速抬脚直接用足踏踩揉按疼痛部位的方法。这种疗法在傣族民间相传两千多年，到目前为止，秧夯（脚踏热铁按摩疗法）仍然盛行于傣族民间和东南亚地区。此疗法技术要求较高，有一定的危险性，传播推广有一定难度，现将这一疗法收集整理，供大家学习了解或参考。

秧夯（脚踏热铁疗法）通过脚踏热铁，将热铁的热度转移到疼痛部位，通过热度来缓解疼痛，达到治疗疾病的目的。

功效：温通气血，除风止痛。

主治：风湿性关节炎、类风湿关节炎、中风后遗症、老年性腰腿痛。

9. 刹（捶筋疗法） 刹（捶筋疗法）是用木棒和木槌在患者身上进行有规律的定点敲打，定痛，是傣医长期用于治疗冷热风湿病的常用疗法。

通过捶击体表，能激发人体的经气，并通过经筋的传导，起到促进血液循环、恢复脏腑功能、排除病邪的作用，特别对一些常见的慢性疾病，长期坚持捶击相应的部位同样能起到预防和治疗的作用。

功效：通气活血，消肿止痛。

主治：感冒发痧、周身肌肉疼痛、风湿病、腰背酸痛、胸闷、消化不良、肌肤感觉迟钝、肌肉痉挛、软组织扭伤及挫伤等病证。

10. 咱雅（拖擦药物疗法） 咱雅（拖擦药物疗法）是傣医根据病情的不同配备相应的药物，将药物碾细粉装入布袋内，扎紧袋口，蒸热或蘸热药水、药油或劳雅（药酒）从上至下、从前之后、从左到右，顺着人体的经筋循行路线拖擦周身或局部治疗疾病的一种外治疗法。

咱雅（拖擦药物疗法）将药包蒸热，通过药包与皮肤的接触，药力在拖擦过程中进入腠理，起到加强药效的目的。

功效：①治疗作用。温通气血，祛风除湿，活血止痛的功能。②保健作用。解除疲劳过度引起的周身关节、肌肉、肩背酸痛。

主治：拢梅兰申（寒性风湿性关节炎），中风后遗症、高热病、劳（酒）瘫等病证。分为咱雅嘎（冷拖擦药物疗法）和咱雅皇（热拖擦药物疗法）。冷拖擦药物疗法具有清热解毒，除风退热的功能，专门用以治疗高热病；热拖擦药物疗法，具有除风活血，通经止痛之功而可治疗拢梅兰申（寒性风湿性关节炎）。

禁忌证：患有外伤出血、开放性骨折等不能用咱雅（拖擦药物疗法）治疗。

11. 过（拔罐疗法） 过（拔罐疗法）是指傣医根据患者病情选择适宜的火罐或水罐，边用傣药棉涂搽于患处，边用梅花针叩刺皮肤，以不出血、微热稍疼为度，同时在梅花针刺后的部位拔罐留罐，时间为 10 分钟左右的治疗方法。

人体在火罐负压吸拔的时候，皮肤表面有大量气泡溢出，从而加强局部组织的气体交换。负压使局部的毛细血管通透性变化和毛细血管破裂，少量血液进入组织间隙，从而产生瘀血，对皮肤起到一种良性温热刺激。

功效：除风活血，消肿止痛。

主治：外伤瘀血肿痛、风湿痹证、肢体及肌肉关节酸麻胀痛、疔疮脓肿等病证。

禁忌证：既往有晕罐史、外伤出血、皮肤破溃、开放性骨折等不能用过（拔罐疗法）治疗。

12. 闭诺（推拿按摩疗法） 闭诺（推拿按摩疗法）属于傣医常用的传统外治疗法之一，具有两千多年的应用历史。它是傣族人民长期与疾病做斗争的经验总结。其特点是在傣医"四塔、五蕴理论"指导下，按病情选择劳雅（药酒）或药液（药油、温热水）边涂搽边按摩，然后结合傣药外敷治疗疾病的方法。

闭诺（推拿按摩疗法）通过按摩身体的经络穴位，可以促进身体的血液循环，刺激内脏活动，消除疲劳，达到治病健身的目的。

功效：通气血，舒筋骨，止疼痛，解困乏。

主治：路糯接腰（腰椎间盘突出）引起的腰痛，也常用于保健和治疗风湿病、颈腰椎骨质增生疼痛、老年性腰腿痛、中风后遗症、外伤肿痛、骨折、胃脘痛、消化不良、痛经、闭经等疾病。

禁忌证：患有外伤出血、开放性骨折等不能用闭（推拿按摩疗法）治疗。

13. 剔痧（除痧疗法） 以傣医"四塔""五蕴"理论为指导思想，治疗痧气的一大类疗法的统称。痧，指痧气，又称痧胀，常因在夏秋之交感受风寒暑湿之气，或因接触疫气与浊秽之邪后阻塞于内所引起的一种季节性病证。剔痧（除痧疗法）包括沙过哦勒（针刺拔罐放血疗法）、呵痧（刮痧疗法）、咱乎（滚热蛋除痧疗法）、得痧（掫痧疗法）。

（1）沙过哦勒（针刺拔罐放血疗法） 用采血针、皮肤针或三棱针点刺治疗部位，然后在针刺部位拔火罐，致使局部少量出血，起到解除痧邪聚集局部而出现的突然剧痛、呕吐、全身发冷的冷证的一种外治法。

此法通过刺激皮肤，利用负压作用，毛细血管收缩，使瘀血排出体外，达到治病的目的。

功效：除风解毒，化瘀止痛。

主治：冷痧症、风寒感冒、风湿痹证等。

（2）呵痧（刮痧疗法） 用更方（苏木）刮片或松木刮片、沉香刮片或边木线光滑的汤匙、铜钱或硬币，在患者身体的施治部位上顺序刮动的治疗方法，称为刮痧疗法。

经络作为人体内气血运行的通路，通过刮拭皮肤来刺激经络穴位，能够疏通经络、活血理气，达到治疗疾病的目的。

功效：除风解毒，化瘀止痛。

主治：冷、热痧症，以及风寒感冒、风湿痹证、中暑等。

（3）咱乎（滚热蛋除痧疗法） 傣族民间常用的一种治疗痧症的方法，有除冷痧和热痧之分。一般以滚热蛋除痧法应用较为普遍。

通过热蛋直接接触皮肤，热蒸汽通毛孔进入腠理，疏通经络，达到活血化瘀，治疗疾病的目的。

功效：除风散寒，活血止痛，解毒消肿。

主治：伤风感冒、风寒咳嗽、高热无汗、全身麻木、风寒湿痹、肢体无力、中风后遗症、头晕头痛等病证。另外，民间常用的还有滚冷蛋除痧法，用于治疗热毒内盛所致的皮肤红、高热、疔疮肿毒未溃者、暴发火眼、头面暴肿等。

（4）得痧（揪痧疗法） 指在患者的一定部位或穴位上，用手指揪起皮肤，以达到治疗疾病的方法。揪痧疗法在傣族民间流传久远，每当感受暑湿引起的痧症或不适，常用手指将患者的皮肤反复捏扯，直至局部出现瘀血。本方法简便，容易掌握，容易施用，效果较好。揪痧分为扯痧、揪痧、挤痧、拍痧4种。

通过刺激皮肤，毛细血管收缩，使瘀血排出体外，从而治疗疾病。

功效：除风散寒，活血止痛，解毒消肿。

主治：感受冷热之邪引起的痧症。

14. 秧朗（踩背疗法） 秧朗（踩背疗法）是医者用两足足掌、足跟或脚趾，选用适宜的力度踩压、揉按搓擦、滑推、颤抖等足法动作及技巧，根据傣医经筋循行路线，从上而下、从下而上施于受者的背腰及下肢后侧等部位，并运用双手握住吊杆（或踩床横杆）调整足法力度踩揉患处的一种治疗方法。

功效：消除疲劳，强身健体。

主治：肩背疼痛、风湿性腰痛等，也常用于亚健康群体。

禁忌证：患有外伤出血、开放性骨折等不能用闭（推拿按摩疗法）治疗。

15. 皇登（锤打疗法） 皇登（捶打疗法）是根据傣医经筋循行路线，使用木槌或棉槌、药槌、药包，从上而下、从下而上反复捶打疼痛部位，使其发红发热为度的一种外治疗法。通过捶击经筋循行路线，激发人体经气，起到促进血循环，消除疲劳的作用，以达到治疗疾病的目的。

功效：活血通气，除风止痛。

主治：风湿性关节炎、类风湿关节炎、中风后遗症、老年性腰腿痛。

禁忌证：患有外伤出血、开放性骨折等不能用闭（推拿按摩疗法）治疗。

16. 麻油推捏诊治法 麻油推捏诊治法是将藤油搽于患处，用拇指推按痛处，再用钝刀扣切疼痛部位的一种诊治疗法。通过麻油推捏诊治法来确诊经筋阻塞部位、深浅、疼痛程度、肿块大小、放射范围并进行治疗，来达到减轻或消除疼痛的目的。

功效：活血通经，散瘀止痛。

主治：风湿性关节炎、类风湿关节炎、中风后遗症、老年性腰腿痛、骨关节病、肢体关节肿胀疼痛、皮下结节。

17. 烘雅管（烟熏疗法） 烘雅管（烟熏疗法）是傣医根据病情，配备相应的药物，将药物共置于坑内，坑上放置竹床，将坑内药物点燃，燃烧出烟雾，令患者平躺于竹床上，盖好被子，接受药物熏蒸的一种外治疗法。通过燃烧药物，气如烟雾，烟雾满室，令口鼻肌肤接受烟雾的熏蒸来治疗疾病。

功效：祛风除湿，清脑醒神。

主治：神昏不语、高热昏厥，或不省人事、脉行深细无力而口禁、无法服用汤药者。

18. 芬雅（磨药疗法） 芬雅（磨药疗法）是指根据病情配取药物，在碗内盛适量冷开水或米汤，内置一个小磨石，将各药物分别蘸水或米汤反复研磨成药汁，供内服或外用的治疗方法。

芬雅（磨药疗法）是傣医的内、外治法之一，对贵重药物或紧缺药物多采用此法。主要适用于治疗风塔失调引起的疾病、妇科疾病、危重病，以及药物和食物中毒等。

在傣医外治法中还有捏背、捶打、踩背疗法等也为常用。

思考题：

1. 傣医常用的外治法有哪些？

2. 睡药疗法可治疗哪些外科疾病？

3. 什么是解法？解法主要适用于哪些疾病？

下　篇

第二章　外科感染疾病 ▷▷▷▷

【学习目的】

外科感染疾病是临床常见多发病，通过本章节的学习，应当掌握外科感染类疾病的分类、发病因素，常见疾病的临床特点、诊查要点及病证分类辨治方法、外科处理的原则；熟悉外科感染的预防调护措施。

【学习要点】

外科感染疾病是临床常见病、多发病。傣医以塔都档细（四塔）、夯塔档哈（五蕴）等理论为指导，认为体内爹卓塔都想（火塔过盛），感受外界帕雅拢皇（风热毒邪）是发病的主要原因。本章主要论述休章（急性毛囊炎）、丁麦满（化脓性甲沟炎）、洞飞（急性蜂窝织炎）、拢麻想菲（丹毒）等几种临床常见化脓性感染，以及由结核分枝杆菌引起的颈部淋巴结结核。傣医通过内外治结合，特别是新鲜草药的应用，对治疗外科感染具有独到之处，应重点学习和掌握。

第一节　外科感染概述

外科感染是指需要外科治疗的感染，包括创伤、手术、烧伤、器械检查等并发的感染。

外科感染具有以下特点。

（1）多为混合感染。大多数外科感染由几种致病菌引起，即使有些外科感染开始是由一种致病菌引起，但随着病程演变，常发展为几种致病菌的混合感染。

（2）局部症状明显。在局部病变基础上可引起全身反应，有的发展为全身性感染。

（3）多为器质性病变，被感染的组织常发生化脓坏死，而需外科处理。

傣族聚居于热带、亚热带地区，以热带雨林为居，以毒蛇猛禽为邻，外伤及体表感染经常发生。《山神树的故事》说："远古的傣族是巢居野处的。"《傣族古歌谣》有《拔刺歌》《虎咬人》等记载。在长期与自然界斗争的过程中，傣族先民发现某些植物的叶片、花朵、果实、植株、块根等不仅可以果腹充饥，而且有止痛解毒、消肿排脓等作用。傣医文献《尼单莫雅》记述，在"橄榄时期"，出现了帕雅比萨奴、帕雅迪萨巴莫哈阿章、帕雅纳来等傣医药学家，他们研究创立了治疗风热毒邪所致疾病的方药"雅阿它纳来"。

【外科感染的分类】

（一）根据病菌种类和病变性质分类

根据病菌种类和病变性质可分为非特异性感染和特异性感染两大类。

1. 非特异性感染　又称化脓性感染或一般性感染，如疖、痈、丹毒、急性淋巴结炎、急性阑尾炎等，占外科感染的大多数。其特点如下。

（1）同一种致病菌能引起多种感染性疾病。如金黄色葡萄球菌能引起疖、痈、急性淋巴结炎、伤口感染等。

（2）不同的致病菌又可引起相同的感染性疾病。如金黄色葡萄球菌、链球菌、大肠埃希菌都能引起急性蜂窝织炎、软组织脓肿、伤口感染等。

（3）有红、肿、热、痛和功能障碍等化脓性感染的共同特征，病程演变、治疗原则也都相同。

2. 特异性感染　如结核病、破伤风、气性坏疽等。其特点如下。

（1）一种感染性疾病只会由特定的致病菌引起。

（2）其病程演变、临床表现、防治方法都各不相同。

（二）根据病程分类

根据病程可分为急性、亚急性和慢性感染三类。病变以急性炎症为主，病程在3周以内的为急性感染，非特异性感染多属此类；病程在两个月以上的为慢性感染，也可由急性感染迁延而来；病程在急性与慢性感染之间的为亚急性感染，除由急性感染迁延而来外，多与致病菌毒力虽弱但耐药性强或个体抵抗力差有关。

（三）其他分类

根据感染发生的条件、入侵的时间、来源等可分为原发性感染和继发性感染、条件感染、医院内感染、二重感染等。

【病因病机】

傣医学认为，热季是风塔、火塔偏盛的季节，气候炎热，病邪旺盛；加之过食香燥、饮酒、嗜烟等均可积毒于内，内外相合，人就容易感受热邪而发生外科感染。《巴腊麻他坦》云："爹卓塔都想（火塔过盛），身体内烧外烫，煽风淋浴都不感觉冷。"外科感染临床可出现发热，多汗，烦躁，口干舌燥，咽喉肿痛，颜面红赤，生疗长疖，口舌生疮等表现。

感染的发生与以下几种因素有关。

（一）致病菌的数量与毒力

毒力是指病原体形成毒素或胞外酶的能力以及入侵、穿透和繁殖的能力。致病菌靠黏附因子附着于人体细胞，靠荚膜或微荚膜抗拒吞噬细胞的吞噬和杀菌成分而在组织内生存繁殖。其致病作用在于所产生的胞外酶、外毒素或内毒素对组织细胞的直接破坏，或通过其神经血液毒性对机体造成损害。

（二）人体的抗感染免疫力

天然免疫包括人体皮肤和黏膜的屏障作用，可阻止病原体入侵；寄居口腔、肠道等处的正常菌群，能够阻止病原体在上皮表面的黏附和生长；吞噬细胞与自然杀伤（NK）细胞能够识别多种病原体的共同成分，吞噬、杀伤病原体或病原体感染的细胞；补体及细胞因子的多种抗感染作用等。获得性免疫包括 T 细胞免疫应答、B 细胞免疫应答产生的细胞、体液免疫功能及免疫记忆作用等。

（三）其他易感染的因素

1.局部因素 如创伤等造成的皮肤黏膜缺损使屏障破坏，病菌易于入侵；局部血液循环障碍，或有组织坏死、异物、血肿等使得吞噬细胞、抗体等不能到达病原体入侵部位，降低了组织防御和修复能力；留置导管处理不当也为病菌侵入开放了通道；管道阻塞使内容物淤积导致其中细菌繁殖、侵袭组织等。

2.全身因素 包括严重损伤、大面积烧伤；营养不良或过度疲劳；患有糖尿病、肾衰竭、恶性肿瘤；使用皮质激素、化疗、放疗等使机体全身抗感染能力降低。先天性或获得性免疫缺陷（艾滋病）因免疫障碍更易发生各种感染性疾病。

3.医源性因素 忽视无菌操作，违反外科原则，过分依赖抗生素、滥用抗生素等也是引起感染的原因。

【临床表现】

1.局部表现 急性炎症有红、肿、热、痛和功能障碍的典型表现。体表浅部的化脓性感染均有疼痛和触痛，局部肿胀、色红、温度增高；慢性感染多有局部肿块或硬结，但疼痛大多不明显；浅部脓肿形成时，触诊可有波动感。

2.全身表现 感染轻者可没有全身症状。感染重时常有发热、呼吸心跳加快、头痛乏力、全身不适、食欲减退等表现；严重脓毒症时可有尿少、神志不清、乳酸血症等器官灌注不足的表现，甚至出现休克和多器官功能障碍。病程长者可有贫血和营养不良。

【实验室检查】

1. 血常规检查　白细胞计数及分类是判断感染的重要检查手段，总数大于 $12×10^9/L$、小于 $4×10^9/L$ 或发现未成熟的白细胞，提示重症感染。

2. 病原体的鉴定　①脓液或病灶渗液涂片行革兰染色后，在显微镜下观察，可以分辨病菌的革兰染色性和菌体形态。②脓液、血、尿、痰或穿刺液做细菌培养（包括需氧菌、厌氧菌和真菌）以及药敏试验，必要时重复培养。③采用免疫学、分子生物学等特殊检测手段明确病因。

【治疗】

1. 外科感染的治疗原则

（1）消除感染病因。

（2）清除坏死组织和脓液等毒性物质。

（3）增强人体抗感染能力、促使组织修复。

（4）局部处理与全身治疗相结合，对于轻度感染，有时仅需局部治疗即可治愈。

2. 局部治疗

（1）保护感染部位　患部抬高或制动可减轻疼痛，有利于炎症局限和消退。不可用外力挤压，以防感染扩散。

（2）药物外用　局部可外用抗生素药膏，组织肿胀明显者可用 50% 硫酸镁溶液湿热敷。

（3）理疗　可采用湿热敷、超短波或红外线辐射等，以改善局部血液循环，促进炎症吸收、消散、局限。

（4）手术治疗　脓肿形成后应及时切开引流。深部脓肿可在超声、CT 引导下穿刺引流。对坏死的组织或器官要及时切除。

3. 全身治疗

（1）支持疗法　目的是改善患者全身情况和增加抵抗力，使各种疗法可以通过人体防御功能而发挥作用。①保证患者有充分的休息和睡眠，必要时用镇静、止痛药物。②选择易消化、高蛋白质、高热能、高维生素饮食。摄入不足时应从静脉补充，并注意纠正水、电解质代谢紊乱和酸碱平衡失调。③严重感染如有贫血、白细胞减少或低蛋白血症者，需适当予以成分输血；也可给予胎盘球蛋白、丙种球蛋白，以增加免疫能力。④对于感染引起过度炎症反应的重症患者，可考虑短程使用皮质激素或炎症介质抑制剂。

（2）对症处理　高热者应用物理或药物降温，体温过低时需注意保暖。

（3）抗生素使用　有针对性地使用抗生素，防止滥用而引起耐药性。不能单纯以抗生素的使用取代外科无菌原则。一般较轻的局限性感染可不用抗生素；能用单一抗生素控制感染的就不联合使用抗生素；能用窄谱抗生素的不用广谱抗生素。应根据细菌培养与药敏试验选用有效药物，在培养与药敏尚无明确结果时，一般以临床表现、脓液性状、感染部位初步判断致病菌种，选用适当抗菌药物。

傣医以四塔五蕴理论为指导，通过内服或外用治疗外科感染。如内服雅叫哈顿（五宝药散、胶囊）治疗疔、疮、疖、肿；选用广蒿休（蓬莱阁）、咪火哇（山大黄）、哈利（旋花茄根）等磨汁内服和外搽，治疗皮肤感染及毒蛇咬伤等。解法是傣医的内治法之一，血中有热毒、出血、呕血、便血、颜面及皮肤生疔长疮、黑斑疮痈等，可用雅解把龙（大解毒散）以解除邪毒。外治法众多，如暖雅（睡药疗法）、咱雅（拖擦药物疗法）、阿雅（洗药疗法）、难雅（坐药疗法）等均可用于治疗外科感染。

【预防】

1. 加强宣传教育，注意个人清洁和公共卫生，减少感染机会。

2. 做好劳动保护，预防创伤的发生；做好清创术，及时正确地处理各种新鲜伤口，清除污染的创面和异物。

3. 及时使用有效的特异性免疫疗法，如预防破伤风可用类毒素和抗毒素；预防狂犬病可接种疫苗与注射免疫球蛋白。

4. 糖尿病、肾衰竭、白血病、长期或大量使用激素疗法，以及恶性肿瘤的化疗、放疗等均可削弱人体抗感染的能力。要重视对这些患者的观察和护理，及时调整用药方案，以防严重感染的发生。

5. 预防医院内感染。院内感染的致病菌通常比医院外的同类菌有较强的毒性和耐药性。要认真落实医院各项规章制度，在施行手术、置管、注射和其他介入性操作时，要严格贯彻无菌原则，防止病菌侵入。

《档哈雅》记载了每季服用的防病处方。热季病邪旺盛，人感外邪后也易发生热性疾病，故应选用性凉而解毒、凉血除风之药，如"雅解"类，或多用苦味药物，应内服雅买永醒（香椿）、内管底（蔓荆子）、贺荒（大蒜）等制成的粉剂，通过清热、解毒、凉血等来预防疾病。

第二节 休章（急性毛囊炎）、洞休（疖）

一、概述

休章（急性毛囊炎）与洞休（疖）是临床常见的一组化脓性疾病。毛囊炎是整个毛囊细菌感染发生的化脓性炎症。疖是单个毛囊及其周围组织的急性细菌性化脓性炎症。二者有相似之处，疖的病变范围及深度较毛囊炎更大。本病多因平素体内塔菲（火）过盛，复感外在的帕雅拢皇（热风毒邪），内外毒邪相合而成。

临床表现二者略有不同。急性毛囊炎以毛囊性红丘疹、小脓疱，好发于头皮、颈部、胸背部、外阴或臀部为特征。疖的范围较毛囊炎更大，症状更为明显，以疼痛的半球形红色结节，好发于头、面、颈、臀等部位为特征。单个损害称为疖。多发而反复发作者称疖病。

傣医将本病分为风火偏盛型及风热水毒偏盛型二型。应先解后治，分别治以清火解毒、消肿散结，清火除风、利水解毒。

二、辨解帕雅（病因病机）

平素过食香燥麻辣性热之品，积热于内或局部洗浴不当，搔抓破损，复感外在的帕雅拢皇（热风毒邪）；体内塔菲（火）偏盛，塔喃（水）不足，水不足不能制火而发为本病。病程时间较长，反复不愈者，则体内塔喃（水血）流动不畅，内外风热水毒相合，郁积肌肤而发为本病。

本病的病原菌主要是金黄色葡萄球菌，在不清洁、搔抓及机体抵抗力低下时可诱发。

三、诊查要点

（一）临床表现

1. 休章（急性毛囊炎） 是临床常见的毛囊化脓性疾病，好发于头皮、颈部、胸背部、外阴或臀部，毛囊性丘疹，中间有毛发穿过，周围有炎性红晕，或为小脓疱。皮疹分批出现，互不融合，自觉痒痛（图 2-1）。

2. 洞休（疖） 多发生在肌肤浅表部位、范围较小，以肿势局限，范围多小于3cm，突起根浅，色红、灼热、疼痛，易脓、易溃、易敛为特征（图 2-2）。

根据好发部位（头皮、颈部、胸背部、外阴或臀部），典型皮损（毛囊性红丘疹、小脓疱为主要损害）可诊断。

（二）辅助检查

1. 血常规检查 毛囊炎患者一般血常规检查无明显异常，严重及多发性疖病患者血中白细胞总数可增高，中性粒细胞亦增高。

2. 组织病理 一般毛囊炎及疖，根据临床表现即可确诊，对于难以诊断的患者可进行组织病理学检查。早期表现为毛囊炎及毛囊周围炎，毛囊周围有密集的中性粒细胞和少数淋巴细胞浸润，以后形成脓疡，毛囊及皮脂腺均被破坏。

四、辨解帕雅多雅（病、证分类辨治）

（一）休章、洞休塔拢塔菲想（风火偏盛型急性毛囊炎、疖）

1. 夯帕雅（主症） 好发于头皮、颈部、胸背、外阴或臀部。皮损为毛囊丘疹，开始为毛囊口小脓疱，中间有毛发穿过，周围有炎性红晕，脓疱干涸或破溃后形成黄痂，痂皮脱落后痊愈，不留瘢痕，患者通常口干，心烦，大便干结，小便短赤，舌质红少苔或薄黄苔，三部脉（前额脉、手腕脉、足背脉）行快。

2. 辨解帕雅（病因病机） 平素嗜好香燥、辛辣、性热之品，体内塔菲（火）过盛，加之感受外在的帕雅拢皇（热风毒邪），或局部洗浴不当，搔抓破损，内外相合，导致塔都档细（四塔）、夯塔档哈（五蕴）功能失调，郁积肌肤而发。火热蒸于上盘，则发于头皮、颈部、胸背；蕴积下盘，则发于外阴或臀部。

3. 平然（治则） 清火解毒，消肿散结。

4. 多雅（治法）

（1）内治法

①雅解沙把（百解胶囊），每次 4 ～ 8 粒，每日 3 次。

②三味解毒消疮汤：雅解先打（傣百解）10g，哈吐崩（四棱豆根）10g，南埋洞荒（刺桐树皮）10g。水煎服，每日 3 次，每次 150mL。

③哈罕满（拔毒散根）、哈拉勐图（草决明根）各 15g，泡米汤内服，每日 3 次，每次 150mL。

④新鲜鱼腥草 100g，煮食。

（2）外治法

①芬雅（磨药疗法）、达雅（搽药疗法）：哈麻嘿（洗碗叶根），哈利（旋花茄根），几补（老虎楝），磨汁外搽。或辛蒋（小姜），毫命（姜黄），分别蘸水在小磨石上磨后取汁外搽，每日 2 ～ 3 次。

②果雅（包药疗法）：摆罕满囡囡（拔毒散叶）15 ～ 30g，捣烂（鲜品）外敷患处，每日 1 ～ 2 次。

（二）休章、洞休塔喃想（风热水毒偏盛型急性毛囊炎、疖）

1. 夯帕雅（主症） 多发于热季和雨季。皮损为毛囊丘疹，开始为毛囊口小脓疱，脓液较多，质稠，或破溃、渗出较多，舌红，苔黄腻，大便黏，小便短赤，三部脉（前额脉、手腕脉、足背脉）行快。

2. 辨解帕雅（病因病机） 平素嗜好香燥、辛辣、性热之品，体内塔菲（火）偏盛，或局部洗浴不当，搔抓破损，复感外在的帕雅拢皇（热风毒邪），导致塔都档细（四塔）、夯塔档哈（五蕴）功能失调，体内塔喃（水血）流动不畅，风热水毒内外相合，郁积肌肤则见脓疱、渗出较多。

3. 平然（治则） 清火除风，利水解毒。

4. 多雅（治法）

（1）内治法

①雅解沙把（百解胶囊），口服，每次 4 ～ 8 粒，每日 3 次。

②雅休章（痈疖消方）：雅解先打（傣百解）10g，哈吐崩（四棱豆根）10g，南埋洞荒（刺桐树皮）10g，水煎服，每日 3 次，每次 150mL。

（2）外治法

①芬雅（磨药疗法）、达雅（搽药疗法）：沙腊比罕（台乌），广好修（青竹标）各 30g，分别蘸水在小磨石上磨后取汁外搽，每日 2 ～ 3 次。

②阿雅（洗药疗法）：咪火哇（山大黄）15g，雅解先打（傣百解）15g，文尚海（百样解）15g，吻牧（苦藤）10g，解烘罕（大黄藤）15g，嘿赛仗（大叶羊蹄甲）15g，水

煎外洗，每日 1～2 次，也可分别蘸水在小磨石磨后取汁外搽患处，每日 2 次。

五、预防调护

1. 忌食香燥性热煎炸的食物，宜食新鲜蔬菜水果。

2. 注意个人卫生，勤洗澡，勤理发，勤修指甲，勤换衣服。

3. 养成良好生活习惯，保证充足睡眠，保持精神和情绪的稳定，避免工作学习过度紧张。

4. 保持大便通畅，养成良好排便习惯。

5. 女性洞休、休章与月经周期密切者，若月经不调应予药物调和。

6. 消暑降温，避免搔抓。

六、现代研究进展

本组皮肤病为凝固酶阳性金黄色葡萄球菌感染引起，偶可由表皮葡萄球菌、链球菌、假单胞菌属、大肠埃希菌等单独或混合感染，也可由真菌性毛囊炎（如糠秕马拉色菌）继发细菌感染所致。

虽然没有明确的流行病学数据，但是细菌性毛囊炎及疖均属于常见疾病，可以发生于任何年龄人群，下列因素会增加细菌性毛囊炎发病的风险：①患有糖尿病。②免疫力低下。③人类免疫缺陷病毒感染。④不注重卫生。⑤使用糖皮质激素类药物。⑥工作环境因素。由于特应性皮炎患者皮肤表面金黄色葡萄球菌的定植率更高，因此其患毛囊炎的危险性也增加。

对于毛囊炎部分患者可自愈，对于病情较重者可采用外用药治疗为主。疖及疖病患者可采用局部外用药物配合抗生素进行治疗。

局部外用药物：早期没有化脓者，可外用 20% 鱼石脂软膏、3% 碘酊，也可外用莫匹罗星软膏等抗生素软膏。

口服药物：当出现皮损较大或反复发作，局部治疗无效，皮损周围伴有蜂窝织炎等情况时，需要使用抗生素阻止疖的发展并促使其消退，可选用耐酶青霉素类、头孢类、大环内酯类或喹诺酮类抗生素，也可根据药敏试验选择抗生素，若患者合并糖尿病应遵医嘱服用降糖药物以控制血糖。

手术治疗：化脓破溃的疖可以行手术切开局部病灶，引出脓液。

七、傣医医案选读

岩某，男，32 岁。平素喜食煎炸烧烤之品。近月来，头皮时感痒痛，经常搔抓。诊见头皮毛囊丘疹，米粒至绿豆大小，色鲜红至暗红。散在小脓疱，中间有毛发穿过，周围有炎性红晕。口干，心烦，大便干结，小便短赤，舌质红，薄黄苔，脉行快。根据临床表现，傣医诊断为休章塔拢塔菲想（风火偏盛型急性毛囊炎），以先解后治的原则，予雅解沙把（百解胶囊），口服，每次 4～8 粒，每日 3 次。又取雅解先打（傣百解）15g，哈吐崩（四棱豆根）15g，南埋洞荒（刺桐树皮）10g。水煎服，每日 3 次，每次

150mL。取哈麻嘿（洗碗叶根）、哈利（旋花茄根）、几补（老虎楝）各适量，磨汁外搽。1周后显效。

思考题：

1. 毛囊炎的主要临床表现是什么？
2. 风热水毒偏盛型急性毛囊炎应如何治疗？

第三节　丁麦满（化脓性甲沟炎）

一、概述

丁麦满（化脓性甲沟炎），傣语"丁"指足趾，"麦"指手指，"丁麦满"是指（趾）甲周围红肿疼痛。

本病的发生因风火偏盛，热积于内，加之指（趾）甲异常生长嵌入肉中，或外伤感受外在的帕雅拢皇（热风毒邪），内外相合蕴结甲周发为本病。

临床表现以甲周组织红肿、疼痛、触痛及化脓为特征。

傣医将之分为丁麦满菲想（急性化脓性甲沟炎）和丁麦满哼遥（慢性化脓性甲沟炎）两类来论治。治疗分别以清热泻火、凉血解毒和清火解毒、排脓生肌为主；对于已成脓者应及时切开排脓，引流。急性期应积极治疗，防止转变为慢性。在劳动时注意保护手指（趾），对于手指（趾）的损伤及时治疗可防止本病的发生。

二、辨解帕雅（病因病机）

本病的发生主要为体内塔都档细（四塔）、夯塔档哈（五蕴）功能失调，风火偏盛，热积于内；加之指（趾）甲异常生长嵌入肉中，或修剪指（趾）甲不当，或竹木刺不慎刺伤等，感受外在的帕雅拢皇（热风毒邪），内外相合蕴结甲周而成。

病程后期由于患急性甲沟炎屡治不愈，火热毒邪蕴结于甲下；或指（趾）甲异常生长嵌入肉中，复感外在的帕雅拢皇（热风毒邪），内外相合而发为本病。

甲沟炎是皮肤沿指（趾）甲两侧形成的甲沟及其周围组织的炎症，常因甲周皮肤微小创伤如撕倒刺、咬甲，吮吸手指（趾），过度修甲或嵌甲等，导致正常皮肤屏障功能破坏继发微生物感染，其中以细菌感染最为常见。

三、诊查要点

（一）临床表现

丁麦满是常见的甲皱襞化脓性炎症，以指（趾）甲周组织红肿、疼痛、化脓为特征。根据病程长短可分丁麦满菲想（急性化脓性甲沟炎）和丁麦满哼遥（慢性化脓性甲沟炎）。

1. 丁麦满菲想（急性化脓性甲沟炎） 特点是甲周一侧或两侧红肿疼痛，触痛，化脓。本病病情发展较快，初始症状为指（趾）局部可见红、肿、热、痛，几天后开始化脓有波动感，炎症继续蔓延可形成甲下脓肿，引起化脓性指（趾）头炎（图 2-3）。

2. 丁麦满哼遥（慢性化脓性甲沟炎） 红肿，疼痛程度相对较轻，但症状也可突然加重，甲周皮肤和甲板会分离并出现甲板形态的变化，如隆起、沟槽变色、甲板肥厚等（图 2-4）。

（二）相关检查

1. 体温、脉搏、呼吸 一般正常。

2. 实验室检查 血常规检查多正常，少数白细胞总数和中性粒细胞增高。

3. 脓液细菌培养 对于化脓者可进行脓液培养以明确致病细菌。急性甲沟炎可培养出化脓性细菌。

4. 刮片直接镜检 可从病变处刮取小部分组织放到显微镜下检查，白假丝酵母菌引起的慢性甲沟炎，可见真菌孢子、假菌丝等。

5. 真菌培养 考虑白假丝酵母菌感染者，可取脓液或甲屑进行真菌培养，培养出白假丝酵母菌可诊断。

四、辨解帕雅多雅（病、证分类辨治）

（一）丁麦满菲想（急性化脓性甲沟炎）

1. 夯帕雅（主症） 指（趾）甲皱襞局限性红肿，伴有搏动性疼痛和压痛。有时在压痛区可见到脓点。一般数日后自行消退。少数患者炎症迅速扩展，可蔓延到全甲沟炎，指（趾）甲皱襞明显红肿，环绕甲板凸出，疼痛加剧。严重者可形成指（趾）甲下脓肿，甲板与甲床分离，指（趾）甲下见有黄绿色脓液，患者可出现发热、头痛等全身中毒症状。舌红苔薄黄，三部脉行快。

2. 辨解帕雅（病因病机） 体内塔都档细（四塔）、夯塔档哈（五蕴）功能失调，风火偏盛，热积于内；加之指（趾）甲异常生长嵌入肉中，或外伤感受外在的帕雅拢皇（热风毒邪），内外相合蕴结甲周而成。

3. 平然（治则） 清热泻火，凉血解毒。

4. 多雅（治法）

（1）内治法　雅解沙把（百解胶囊），口服，每次 4～8 粒，每日 3 次。

（2）外治法

①芬雅（磨药疗法）、达雅（搽药疗法）：雅解比（除毒止痛方）。哈嘎扎郎（紫花曼陀罗根）15g，哈沙梗（光叶巴豆根）10g。磨汁外搽，或鲜叶捣敷，或烘热敷，或鲜根、鲜果加火药熔化后取药液外搽，每日 2～3 次。

②果雅（包药疗法）：嘎贵吻（象腿蕉鳞茎）15g，捣烂加淘米水，猪油炒热取适量外包，每日 1 次。或摆扁（刺五加叶）15g，捣烂，加淘米水 100mL，猪油炒热取适量

外包，每日 2 次。或嘿央怀（白浆藤）、埋哈（羊屎果树）各 30g，捣烂，加童子尿炒热取适量外包，每日 2 次。或下肢无名肿痛，包药后破溃者，取勒（蚯蚓）7 条，芭蕉花 10g，捣烂取适量外包。

（二）丁麦满哼遥（慢性化脓性甲沟炎）

1. 夯帕雅（主症）　可由急性甲沟炎转化而来，也可一开始便表现为慢性经过。指（趾）甲沟有轻度红肿疼痛和压痛，挤压有少量脓液由甲沟流出，后期可见肉芽组织向外突出，不时分泌出脓液，易擦伤出血，部分甲板受损，指（趾）甲小皮剥脱，指（趾）甲的边缘变黑，指（趾）甲变形缩小，指（趾）甲上可见纵脊或横沟，指（趾）甲下有脓液潜行。严重时，指（趾）甲可以完全松动脱落，从发生到整个指（趾）甲受累历时数周到数月。

2. 辨解帕雅（病因病机）　由于患急性甲沟炎屡治不愈，火热毒邪蕴结于甲下；或指（趾）甲异常生长嵌入肉中，复感外在的帕雅拢皇（热风毒邪），以致水血不行，内外相合，化腐成脓，新肉不生而发为本病。

3. 平然（治则）　清火解毒，排脓生肌。

4. 多雅（治法）

（1）内治法　雅解沙把（百解胶囊），口服，每次 4～8 粒，每日 3 次。

（2）外治法

①果雅（包药疗法）：鲜毫命（姜黄）、毫命郎（莪术）各 10g，舂细取适量外包患处，每日 1 次。或摆扁（刺五加鲜叶）100g，捣烂取适量外包，每日 1 次。或摆罕满囡囡（拔毒散）100g，鲜品捣烂取适量外包患处，每日 1～2 次。

②芬雅（磨药疗法）、达雅（搽药疗法）：哈宾蒿（白花臭牡丹根）200g 磨汁外搽，每日 3 次。

五、预防调护

1. 注意劳动保护，防止甲受外伤。

2. 手指（趾）已受伤或有皲裂、冻疮等应及时进行治疗。

3. 禁食肥甘厚味、煎炸鱼腥、酒等性热之品。

4. 已成脓者及时切开排脓，引流。

5. 积极治疗丁麦满菲想（急性化脓性甲沟炎）。

六、现代研究进展

甲沟炎是外科门诊的常见病和多发病，病因较多，大致可分为三种：①由于不当修甲造成趾甲碎片进入两侧甲周；②穿过紧的鞋、运动多，脚趾长时间挤压造成血液循环不畅；③甲真菌病导致趾甲变形引起疼痛。

急性甲沟炎甲床受到微小创伤，继发细菌感染是急性甲沟炎的主要病因，如过度修甲，咬甲倒刺等微小创伤，破坏了甲周正常的皮肤屏障引起细菌，主要是金黄色葡萄球菌还包括化脓性链球菌、绿脓杆菌、普通变形杆菌等侵入，从而导致局部感染。慢性甲沟炎可能与长期接触刺激物或变异源有关，也可能是白假丝酵母菌感染所致。

目前临床上根据不同的病情采用保守或手术的方法治疗，轻度红肿热痛可予保守治疗。如治疗不及时可变成脓肿或经指（趾）甲根部蔓延至对侧，演变为甲周围炎或侵入指（趾）甲下成为甲下脓肿，需要手术治疗；甲沟炎及早就诊，通过保守治疗，可大大降低复发率及手术率。

七、傣医医案选读

玉某，女，35岁。近日做家务时不慎竹刺刺伤右拇指（趾）外侧缘，继而红肿疼痛。查体：右拇指（趾）外侧红肿，触痛。根据临床表现，傣医诊断为丁麦满菲想（急性化脓性甲沟炎），以先解后治的原则，予雅解沙把（百解胶囊），口服，每次6粒，每日3次。果雅（包药疗法）：取摆扁（刺五加叶）15g捣烂，加淘米水，猪油炒热取适量外包。7天后病情缓解。

思考题：

1. 急性甲沟炎应当如何治疗？
2. 慢性甲沟炎的病因病机是什么？

第四节　洞飞（急性蜂窝织炎）

一、概述

洞飞（急性蜂窝织炎）是指发生于皮肤和皮下组织的急性弥漫性化脓性炎症。

本病是火塔偏盛，内有热，水不足不能制火，加之外感帕雅拢皇（热风毒邪），内外相合蕴结肌肤而致。

本病临床以皮肤浸润性斑块，红肿蔓延成片，边界不清，灼热疼痛及压痛，随之中央软化、破溃，伴恶寒发热等全身症状为特征。

傣医将本病分为风火毒邪偏盛型急性蜂窝织炎和风火水毒瘀滞型急性蜂窝织炎两个证候进行论治，在治疗上根据先解后治的理论，分别治以泻火解毒、凉血透脓，泻火解毒、化瘀排脓。成脓后应进行切开排脓，并保持引流通畅。在治疗的过程中，应注意患者的情况，防止脓毒血症的发生。

二、辨解帕雅（病因病机）

本病初期主要因饮食不节，喜食香燥、肥甘厚味之品，使体内塔都档细（四塔）失调，火塔偏盛，内有热，水不足不能制火，加之外感帕雅拢皇（热风毒邪），内外相合蕴结肌肤；或局部疮疖治疗不当，挤压后毒邪蔓延。

病程后期主要因毒热壅滞日久，风、气、水血受阻，热盛肉腐而化脓。

本病系由溶血性链球菌和金黄色葡萄球菌感染引起，也可由皮肤局部创伤、异物进入皮肤及免疫功能低下而诱发。

三、诊查要点

（一）临床表现

本病好发于下肢、面部及外阴、肛周皮肤，境界不清的浸润性弥漫性斑块，红肿灼热，有自发痛及压痛，中心可软化、波动及破溃，严重者可有水疱或深在性脓肿，迅速向四周扩散。急性期常伴有寒战、高热等全身症状；可有淋巴结炎甚至败血症。复发性蜂窝织炎损害反复发作，全身症状一般较轻。本病临床特点为境界不清的红斑肿胀，有指压性水肿及压痛，皮疹中央先肿后软，波动、溃破等，伴灼热疼痛、寒战、高热（图2-5）。结合实验室以及影像学检查可确诊。

（二）相关检查

1. 血常规检查　白细胞总数和中性粒细胞增高。可出现核左移和中毒颗粒。

2. 药敏试验　药敏试验检查可为选用抗生素治疗提供指导。

3. 超声　蜂窝织炎超声显示病灶局部组织结构紊乱，中心部呈不均匀中低回声影，周围组织水肿明显，边界不清。

四、辨解帕雅多雅（病、证分类辨治）

（一）洞飞塔拢塔菲想（风火毒邪偏盛型急性蜂窝织炎）

1. 夯帕雅（主症）　好发于四肢、颜面、外阴或臀部。初起局部弥漫性暗红色肿胀，境界不清，并有显著的凹陷性水肿，严重者可有小水疱或深在性脓肿，迅速向四周扩散。局部发热、疼痛明显，常伴有寒战、高热和全身不适等症状。舌质红，苔黄厚腻，脉行快。

2. 辨解帕雅（病因病机）　平素体内塔菲（火）过盛，塔都档细（四塔）失调，水塔受伤，水不足不能制火，加之外感风热火毒之邪，内外相合蕴结肌肤；或局部疮疖治疗不当，挤压后毒邪蔓延而成。毒热壅滞日久，风气水血受阻，热盛肉腐化脓。

3. 平然（治则）　泻火解毒，凉血透脓。

4. 多雅（治法）

（1）内治法

①雅解沙把（百解胶囊），每次4～8粒，每日3次，连服3天。

②涛罕泻火解毒汤：解烘罕（大黄藤）30g，雅解先打（傣百解）10g，哈吐崩（四棱豆根）10g，南埋洞荒（刺桐树皮）10g，先勒（十大功劳）30g。水煎服，每日1剂，每日3次，每次150mL。

③楠宋锅（土连翘树皮），内麻桑（大树藤黄果），泡水服，每次150mL，每日1剂，

每日 3 次。

（2）外治法

①达雅（搽药疗法）：楠习列（黑心树皮）50g，辛（姜）10g，鲜品捣烂取汁混匀外搽，每日 2 次。

②芬雅（磨药疗法）、达雅（搽药疗法）：哈娜罕（羊耳菊根）100g 磨汁外搽，每日 3 次。或咪火哇（山大黄）100g 磨水搽患处，每日 3 次。

（二）洞飞塔拢塔喃巴如乃（风火水毒瘀滞型急性蜂窝织炎）

1. 夯帕雅（主症） 本症多突然起病，初起为一硬性炎性红肿，后演变为波动性脓疡，且迅速向四周组织扩展，发生进行性坏疽。好发于背部或腰骶部，有时发生于颈部、胸部或腹部，常伴有寒战、高热和全身不适等。舌质红，苔黄厚腻，脉行快。

2. 辨解帕雅（病因病机） 患者先天塔都档细（四塔）、夯塔档哈（五蕴）功能禀受不足，后天滋养不当，抗病能力较低下；或饮食不节，喜食香燥、肥甘厚味、酸辣之品，寒热水毒互结于内，引起体内四塔五蕴功能失调。火盛则热，水盛则肿，风、气、水、血受阻，热盛肉腐化脓，故见皮肤进行性坏疽。

3. 平然（治则） 泻火解毒，化瘀排脓。

4. 多雅（治法）

（1）内治法

①雅解沙把（百解胶囊），口服，每次 4～8 粒，每日 3 次。

②咪火哇（山大黄）15g，雅解先打（傣百解）15g，文尚海（百样解）15g，吻牧（苦藤）10g，解烘罕（大黄藤）15g，先勒（十大功劳）15g，水煎服，每日 1 剂，每日 3 次，每次 150mL。

（2）外治法

①芬雅（磨药疗法）、达雅（搽药疗法）：嘿赛仗（大叶羊蹄甲）、沙腊比罕（台乌）、嘿蒿莫（滑叶藤仲）、芽赶庄（重楼）各 30g，磨水外搽每日 3 次。

②阿雅（洗药疗法）：楠过缅（移依树皮）、楠楞嘎（木蝴蝶树皮）、嘿蒿莫（滑叶藤仲）各 30g，水煎外洗患处，每日 1～2 次。

五、预防调护

1. 忌食香燥性热煎炸食物。
2. 注意皮肤卫生，保持皮肤功能的完整性。
3. 加强营养，提高机体抵抗力，注意休息。
4. 高热时应卧床，宜食半流质饮食。
5. 患疮疖应积极处理，忌挤压。

六、现代研究进展

蜂窝织炎多由溶血性链球菌和金黄色葡萄球菌引起，少数可由流感杆菌、肺炎链球菌、大肠埃希菌等导致。可为局部化脓性炎症的并发症，或深部化脓灶穿破后所致。局部外伤、血循环不佳、挤压疖肿、放射治疗，以及化学物质直接注入皮内等均可诱发本病；外伤、足癣、糖尿病、肝功能受损，以及免疫力较差或使用免疫抑制剂也是发病诱因。

蜂窝织炎可出现多种并发症，如菌血症和败血症，故临床中应高度重视，加强监测并积极治疗，避免患者出现严重并发症。

蜂窝织炎的治疗主要是在及时使用大量抗生素的同时，配合支持疗法、加强营养、使用多种维生素及对症治疗。对于蜂窝织炎破溃后难以收口者，可辨证使用中药内服治疗以促进创口愈合。保持皮肤的完整性，增强身体抵抗力，积极治疗基础病是防治本病的首要措施。

（一）系统治疗

1. 抗菌药物 应及时、足量和足疗程使用。首选青霉素和头孢菌素类，一般疗程为 10～14 天。对青霉素和头孢菌素类过敏者，可用红霉素、喹诺酮类。

2. 补充维生素 如维生素 C、复合维生素 B 等。

3. 对症处理 如止痛、退热药等。

（二）局部治疗

1. 已化脓者 应及时切开引流。

2. 局部湿敷 用 50% 硫酸镁或生理盐水，也可外用 10% 鱼石脂软膏包扎。

3. 其他 发于下肢者，抬高患肢休息；局部可行紫外线照射或超短波等物理疗法治疗。

七、傣医医案选读

刀某，男，40 岁。平时双足底经常起小水疱，瘙痒。2 天前突然寒战、发热，全身不适，右足背肿痛。查体：体温 39℃，脉搏 100 次/分，呼吸 25 次/分。刻下症：右足弥漫性红肿，境界不清，压之凹陷，局部灼热，压痛。舌质红，苔黄厚腻，脉行快。血常规检查：白细胞总数和中性粒细胞增高。根据临床表现，傣医诊断：洞飞塔拢塔菲想（风火毒邪偏盛型急性蜂窝织炎）。治疗：以先解后治的原则，先服用雅解沙把（百解胶囊），口服，每次 8 粒，每日 3 次。同时取雅解先打（傣百解）10g，哈吐崩（四棱豆根）10g，南埋洞荒（刺桐树皮）10g，解烘罕（大黄藤）30g，先勒（十大功劳）30g，7 剂，每日 1 剂，水煎服。达雅（搽药疗法）：楠习列（黑心树皮）50g，辛（姜）10g，鲜品捣烂取汁混匀外搽，每日 2 次，治疗 7 天而愈。

思考题：

1. 急性蜂窝织炎的主要临床表现是什么？

2. 如何治疗风火毒邪偏盛型急性蜂窝织炎？

第五节　拢麻想菲（丹毒）

一、概述

拢麻想菲（丹毒）是由 A 族乙型溶血性链球菌感染引起的皮肤、皮下组织内淋巴管及其周围组织的急性感染性皮肤病。

本病是因体内塔都档细（四塔）功能失调，风火塔偏盛，复感热风毒邪，内外相合引起。

本病特点为局部皮肤红、肿、热、痛的水肿性红斑，境界清楚，多伴有头痛、发热恶寒等全身症状。

傣医将本病分为风火塔过盛型、水湿热毒过盛型及胎火蕴毒型三个证型论治。傣医在治疗上根据先解后治的理论，分别治以清火解毒，消肿止痛；解毒利水，消肿止痛；凉血清热解毒。

二、辨解帕雅（病因病机）

本病是由于平素喜食香燥性热之品，而致塔都档细（四塔）功能失调，火塔偏盛，水塔不足，不能制火，加之感受外界的帕雅拢皇（热风毒邪），内外相合，蕴积于内而成。或由于皮肤黏膜破损，热风毒邪乘虚而入，郁积于内，外发于皮下肌肉而致。

新生儿可因母亲喜食香燥性热之品，体内火塔偏盛，感受风热毒邪，内外相合，热风毒邪传于腹中胎儿，形成新生儿丹毒。

丹毒主要由 A 族乙型溶血性链球菌感染引起。细菌多由皮肤或黏膜破损处侵入，也可通过污染的敷料、用具和器械等间接接触感染或经血行感染。下肢慢性湿疹、小腿溃疡、足部及甲真菌病、鼻炎、全身营养不良、慢性肝病和糖尿病等抵抗力低下者都可诱发本病。

三、诊查要点

（一）临床表现

本病好发于头面部、下肢、足背，起病急骤，多为单侧性。皮损为境界清楚的片状红肿发硬的水肿性斑片，迅速向四周扩大而成为大片猩红色，表面紧张灼热，按之退色并有压痛（图 2-6、图 2-7）。可出现淋巴结肿大及畏寒、发热等不同程度全身症状。红斑消退后局部有轻微脱屑及色素沉着。发于头面者可伴头痛、恶心、呕吐等全身不适；发于婴儿者，有时可发生惊厥。

红肿的斑片上发生水疱、大疱或脓疱者分别称为水疱、大疱或脓疱型丹毒；炎症波及皮下较深层，引起皮肤坏疽，称为坏疽型丹毒，此型病情凶险；皮损一边消退，一边发展扩大，呈岛屿状蔓延，称为游走型丹毒；皮损在某个位置反复发作称为复发型丹毒；下肢丹毒反复发作，可导致皮肤淋巴管受阻，淋巴液回流不畅，受累组织可肥厚，日久形成象皮肿。

（二）相关检查

1.血常规检查　外周血中白细胞总数增高，其中中性粒细胞总数增高明显。

2.其他血液检查　红细胞沉降率和 C 反应蛋白升高。

四、辨解帕雅多雅（病、证分类辨治）

（一）拢麻想菲塔拢塔菲想（风火塔过盛型丹毒）

1.夯帕雅（主症）　好发头面部，皮肤焮红灼热，肿胀疼痛，甚至发生水疱，眼胞肿胀难睁，伴恶寒、发热、头痛，口渴咽干，大便干结，小便黄，舌质红，苔薄黄，脉快。

2.辨解帕雅（病因病机）　平素喜食香燥性热之品，而致塔都档细（四塔）功能失调，火塔偏盛，水塔不足，不能制火，加之感受外界的帕雅拢皇（热风毒邪），内外相合，蕴积于内而成。或由于皮肤黏膜破损，热风毒邪乘虚而入，郁积于内，外发于皮下肌肉而致。

3.平然（治则）　清火解毒，消肿止痛。

4.多雅（治法）

（1）内治法

①雅解沙把（百解胶囊），每次 4～8 粒，每日 3 次。

②三味解毒汤：哈利（旋花茄根）15g，哈帕湾（甜菜根）30g，贺补累（野姜根）15g。水煎服，每日 1 剂，每日 3 次，每次 150mL。也可碾细粉，开水送服。口渴咽干，大便干结者加哈拖崩（四棱豆根）、大黄各 10g。眼胞肿胀难睁者加哈累牛（野芦谷根）、楠楞嘎（木蝴蝶树皮）、解烘罕（大黄藤）各 10g。

（2）外治法　芬雅（磨药疗法）、达雅（搽药疗法）。取哈利（旋花茄根），贺故望（王冠蕨根茎）磨水外搽，每日 3 次。或取哈埋勇（椿树根）磨水外搽各 100g，每日 3 次。

（二）拢麻想菲塔喃想（水湿热毒过盛型丹毒）

1.夯帕雅（主症）　发于胸腹腰及下肢局部皮肤红肿，灼热疼痛，或见紫斑，甚至结毒化脓或皮肤坏死。或反复发作，可形成大脚风。伴发热，口干口苦，不思饮食，舌红，苔黄腻，脉行快。

2.辨解帕雅（病因病机）　平素喜食香燥性热之品，素体有热（塔菲想），日久热入血液，或在肌肤破损处（如鼻腔、耳道或头部等皮肤黏膜破伤，脚湿气糜烂，毒虫咬伤，臁疮等）湿热火毒之邪乘隙侵入，郁阻肌肤，拢麻想菲塔喃想（水湿热毒过盛）发于胸腹腰胯部者，多夹郁火；发于下肢者，多夹水毒。

3. 平然（治则） 解毒利水，消肿止痛。

4. 多雅（治法）

（1）内治法

①雅解沙把（百解胶囊），每次 4～8 粒，每日 3 次。

②西嘎解毒汤加味：嘿麻西嘎（大叶木鳖子藤）15g，楠楞嘎（木蝴蝶树皮）15g，楠夯板（余甘子树皮）15g，楠果缅（桫依树皮）15g，解烘罕（大黄藤）15g。水煎服，每日 1 剂，每日 3 次，每次 150mL，或煎汤外洗。见紫斑，甚至结毒化脓或皮肤坏死，或反复发作，可形成大脚风者加三匹货（三叶防己）、热麻泊（丝瓜络）、嘿涛勒（鸡血藤）各 15g。

（2）外治法　芬雅（磨药疗法）、达雅（搽药疗法）。罗爽龙（栀子花）、楠宋些（白粉藤树皮）各 30g，磨水外搽，每日 3 次。

（三）拢麻想菲号乃（胎火蕴毒型丹毒）

1. 夯帕雅（主症） 发生于新生儿，多见臀部，局部红肿灼热，常呈游走性；或伴壮热烦躁，甚则神昏谵语、恶心呕吐。

2. 辨解帕雅（病因病机） 平素孕妇喜食香燥性热之品，体内火塔偏盛，热蕴积于内，加之感受外界的帕雅拢皇（热风毒邪），内外相合，热风毒邪传于腹中胎儿所致。

3. 平然（治则） 凉血清热解毒。

4. 多雅（治法）

（1）内治法

①雅解沙把（百解胶囊），每次 1 粒，每日 3 次。

②雅害拎（凉血解毒丸），每次 1 粒，每日 3 次。

（2）外治法

①阿雅（洗药疗法）：摆管底（蔓荆叶）、撇反（小叶臭黄皮）、楠晚（三丫苦）各 15～30g 水煎外洗。

②芬雅（磨药疗法）、达雅（搽药疗法）：取哈赶巴（曲枝叶下珠根）、芽给怀（荷莲豆荚）各 30g，磨水外搽。

③芬雅（磨药疗法）：取哈沙海（香茅草根）、哈麻嘿（洗碗叶根）各 15g，磨于米汤内服或外搽。

五、预防调护

①饮食清淡，忌食辛香燥烈之品。

②注意皮肤卫生，保持皮肤完整清洁；若有破损，避免搔抓刺激。

③卧床休息。发于下肢丹毒者，减少久站久行，抬高患肢；发于面部者，注意查找皮损附近皮肤有无病灶，并给予相应处理。

④注意饮食生活起居，劳逸结合，增强体质。

六、现代研究进展

丹毒是由 A 族乙型溶血性链球菌引起的好发于单侧下肢的急性炎症。细菌多由皮肤或黏膜破损处侵入，也可通过污染的敷料、用具和器械等间接接触感染或经血行感染。慢性湿疹、小腿溃疡、足癣、甲真菌病，以及鼻炎都可诱发本病。营养不良、慢性肝病和糖尿病等抵抗力低下者是常见促发因素。

丹毒以系统治疗为主，同时辅以外用药物治疗。反复发作患者应注意寻找并积极处理附近慢性病灶（如足癣、溃疡、鼻窦炎及颜面部感染病灶等）。

（一）局部治疗

可用 50% 硫酸镁或 0.5% 呋喃西林溶液局部湿敷；外搽抗生素药膏如夫西地酸乳膏、莫匹罗星软膏、复方多黏菌素 B 软膏等；局部物理治疗如半导体激光、紫外线、红蓝光照射等。

（二）系统用药

1. 抗菌药物 早期、足量、足疗程使用抗生素。首选青霉素，连续治疗两周左右；也可选用头孢菌素类、喹诺酮类等。青霉素过敏者，可用红霉素或选用诺氟沙星类。

2. 支持治疗 病情严重者，应加强维生素及补液等。

3. 对症治疗 退热止痛等。

七、傣医医案选读

朱某，男，24 岁，工人。平素喜食辛香燥烈之品，不忌烟酒。2007 年 4 月初，后颈部发际处起一片状红肿硬结，灼热疼痛，触之不得。曾在私人诊所输液治疗，症状未缓解，为求傣医药系统治疗而于 2017 年 5 月 5 日来诊。刻下症：后颈部发际起一红肿发硬的水肿性斑片，红、肿、热、痛，伴畏寒发热，头身疼痛，口渴咽干，大便干结，小便黄。舌质红，苔黄腻，脉快而有力。视其病证傣医诊断为拢麻想菲（丹毒）。治疗：予雅解沙把（百解胶囊），每次 4～8 粒，每日 3 次。再取哈利（旋花茄根）水煎服，每日 3 次，每次 150mL。芬雅（磨药疗法）、达雅（搽药疗法）：贺故望（王冠蕨根茎）各 30g 磨水外搽。芬雅（磨药疗法）：另取哈沙海（香茅草根）、哈麻嘿（洗碗叶根）各 30g，磨于米汤内服。连用 7 天，后颈部红肿、疼痛明显减轻，硬肿稍软。守方续用 7 天获愈。

思考题：

1. 水湿热毒过盛型丹毒的主症是什么？
2. 丹毒患者应当如何进行预防和护理？

第六节　麻连火改泵（颈部淋巴结结核）

一、概述

麻连火改泵（颈部淋巴结结核），"麻连火"指颈部淋巴，"改泵"指肿大或者化脓。颈部淋巴结结核是一种发生于颈部的慢性化脓性疾病。

本病由塔菲（火）偏盛或感受冷风邪气，塔拎（土）壅滞，塔喃（水血）流动不畅，外染邪毒，内外相合蕴结颈部发为本病。

本病临床以颈部两侧结节，缓慢破溃，病程进展缓慢为特征。初起时结核如豆，不红不痛，缓缓增大，窜生多个，相互融合成串；成脓时皮色转为暗红，溃后脓水清稀，夹有败絮状物质。此愈彼溃，经久难敛，易成窦道，愈合后形成凹陷性瘢痕。多见于体弱儿童或青年。

傣医将之分为水血瘀滞型和风火过盛型两个证候进行论治，分别治以调补四塔，补水养血；清火解毒，消肿散结。

二、辨解帕雅（病因病机）

本病主要因患者素体火毒偏盛，加之饮食不洁或外界环境火热偏盛，导致体内塔菲（火）偏盛，塔拎（土）壅滞，塔喃（水血）流动不畅，或外染冷风、热风邪毒，内外相合蕴结颈部，风、气、水血受阻，形成团块。

病程后期，风、气、水血受阻日久，积毒于内，塔都档细（四塔）功能受损，塔菲（火）偏盛，塔喃（水）不足，水不能制火，毒邪结聚日久，最终可化腐成脓。

本病主要为人型结核分枝杆菌感染引起。结核菌可经上呼吸道或随食物在扁桃体、龋齿等处形成原发灶，然后通过其黏膜下丰富的淋巴网感染颈部的浅、深层淋巴结。一般多发生在颌下及胸锁乳突肌的后、前缘或下面。也可由于肺部原发结核灶经淋巴或血行播散所致；也可由纵隔淋巴结结核经淋巴管上行感染，此时主要累及锁骨上或胸锁乳突肌下段深部淋巴结。

三、诊查要点

本病多见于儿童或青年，好发于颈部的一侧或两侧，亦可延及颌下、缺盆、腋部，病程进展缓慢。部分患者发病前有肺结核病史。

（一）临床表现

1. 初期　颈部一侧或双侧结节，一个或数个不等，多为黄豆大小；局部皮色不变，按之坚实，推之能动，不热不痛。一般无全身症状。

2. 中期　结节增大，或皮核粘连。有的结节可互相融合成块，推之不动，渐感疼痛。如皮色渐转暗红，按之微热及有波动感者为内脓已成。或伴低热，食欲不振，全身乏力等。

3. 后期 溃后脓水清稀，夹有败絮样物，疮口呈潜行性空腔，疮面肉色灰白，四周皮肤紫暗，可形成窦道。如脓水转厚，肉芽转成鲜红色，则即将愈合。常伴潮热、咳嗽、盗汗等；或出现面色萎黄，精神倦怠，头晕，失眠，经闭等。

本病愈后可因体质虚弱或劳累而复发。若结核数年不溃，也无明显增大，推之可动，其病较轻；若初起结核即累累数枚，坚肿不移，融合成团，其病较重。临床也有结节、化脓、瘘管等表现同时出现者。

（二）相关检查

1. 血液学检查 血红细胞沉降率可增快。

2. 结核菌素试验 阳性反应提示有过结核菌感染，或已建立免疫力；强阳性反应提示体内有活动性结核病灶。

3. 脓液培养 取窦道排出脓液或干酪样坏死物直接涂片，查找结核分枝杆菌。有利于本病的诊断。

4. 组织病理学检查 若诊断有困难时，可行淋巴结穿刺或切除1至数个淋巴结做病理检查，有助于明确诊断。

5. X线检查 胸部X线检查及胸部CT，可排除肺结核的可能。

四、辨解帕雅多雅（病、证分类辨治）

（一）麻连火改泵勒拢巴（水血瘀滞型颈部淋巴结结核）

1. 夯帕雅（主症） 多见于初期，颈部结节，质地中等。肿大的淋巴结相互分离，可移动，压之无疼痛或稍痛。无明显全身症状。舌质淡，苔薄白，脉行细弱。

2. 辨解帕雅（病因病机） 本病的发生主要因为平素体弱或体内塔都档细（四塔）功能失调，塔喃（水血）运行不畅，久之结聚成块。塔拢（风、气）不足，塔拎（土）不运，故出现舌质淡白，薄白苔，脉弱而无力等。

3. 平然（治则） 调补四塔，补水养血。

4. 多雅（治法）

（1）内治法

①五宝药散5～10g，用红糖为引，煮鸡蛋食，每日2次。

②嫩嫩故罕补血汤：芽楠嫩（荷包山桂花）30g，故罕（小叶信桐子）15g，嘿涛勒（鸡血藤）30g。水煎服，每日3次，每次150mL。

③五宝药散5～10g，加入黑母鸡蛋中调匀，蒸熟食，每日3次。

④麻蜜旺（树波萝幼果）30～50g，锅拢浪（望江南）25～50g。煮鸡食。

（2）外治法 芬雅（磨药疗法）、达雅（搽药疗法）：雅解先打（傣百解）10g，哈吐崩（四棱豆根）10g，南埋洞荒（刺桐树皮）10g。取上药分别蘸水在小石磨上磨后取汁外搽，每日3次，或水煎服，每日1剂，每日3次，每次150mL。

（二）麻连火改泵塔拢菲想（风火过盛型颈部淋巴结结核）

1.夯帕雅（主症） 淋巴结继续肿大，相互融合成团，与皮肤和周围组织粘连，形成不规则团块。晚期形成寒性脓肿，局部皮肤发亮，呈紫红色，触之有波动感，继之破溃形成难愈之窦道或溃疡，排出混有豆渣样碎屑的稀薄脓液。窦道口或溃疡面具有暗红色、潜行的皮肤边缘和苍白的肉芽组织。伴低热、食欲不振、全身乏力等。舌质红苔少，脉行快。

2.辨解帕雅（病因病机） 风、气、水血受阻日久，积毒于内，塔都档细（四塔）功能受损，塔菲（火）偏盛，塔喃（水）不足，水不能制火，加之毒邪日久，故低热、乏力；塔拎（土）不运，故食欲不振；风火过盛，故舌质红苔少，脉行快。

3.平然（治则） 清火解毒，消肿散结。

4.多雅（治法）

（1）内治法

①雅解沙把（百解胶囊），口服，每次服 4～8 粒，每日 3 次。

②楠麻点（滇刺枣树皮）30g，楠拢良（腊肠树皮）30g，楠埋怀（鹊肾树皮）30g。水煎服，每日 1 剂，每日 3 次，每次 150mL。

（2）外治法　芬雅（磨药疗法）、达雅（搽药疗法）：雅解先打（傣百解）10g，哈吐崩（四棱豆根）10g，南埋洞荒（刺桐树皮）10g。取上药分别蘸水在小石磨上磨后取汁外搽，每日 3 次，或水煎服，每日 1 剂，每日 3 次，每次 150mL。

五、预防调护

1.多食营养补益之品，少食煎炸、酒等性热之品。

2.保持心情舒畅，情绪稳定。

3.劳逸结合，避免过度体力劳动，节制房事。

六、现代研究进展

颈部淋巴结结核是指结核分枝杆菌侵入颈部淋巴结所引起的慢性特异性感染性疾病，以颈部淋巴结肿大为特征，好发人群为儿童和青壮年，以女性居多。

在肺外结核中，颈部淋巴结结核占 80%～90%，主要表现为单侧或双侧颈部无痛性肿块，以胸锁乳突肌前、后缘为好发部位。肿大淋巴结呈串珠样改变，初期较硬，无痛，可推动；病变继续发展，可发生淋巴结周围炎，淋巴结与皮肤和周围组织粘连，各个淋巴结也可互相粘连，融合成不易推动的团块；晚期发生干酪样坏死、液化，形成寒性脓肿。脓肿破溃后，流出豆渣样脓液，最后形成经久不愈的窦道或慢性溃疡。上述不同阶段的病变，可同时出现在同一患者的各个淋巴结。随着患者抗病能力提高或经过恰当治疗，其结核病变可停止发展而钙化。少部分患者也可出现低热、盗汗、食欲不振、消瘦等症状。

根据结核病接触史、颈部淋巴结肿大，或已形成寒性脓肿、窦道等，可作出明确诊断。临床上大约 60% 颈部淋巴结结核患者均患有肺结核，所以要通过胸部 X 线或 CT 检查，明确有无肺结核。仅有颈部淋巴结肿大的，可行 B 超引导下淋巴结穿刺细胞学检查或淋巴结活检明确诊断。对儿童而言，结核菌素试验阳性也有较大参考价值。

目前认为，化疗对淋巴结结核疗效可靠，多数以淋巴组织增生、结节或肉芽肿为病理改变的初期肿胀型患者化疗可治愈。常用药物有异烟肼、利福平、吡嗪酰胺、乙胺丁醇、左氧氟沙星、阿米卡星、链霉素等。使用时应遵循如下原则。①早期：一旦确诊立即用药。②联用：应用 3 种或 3 种以上药物联合治疗，防止产生耐药，减少毒副作用。③适量：要根据患者体重确定治疗剂量。④规律：不能中断或遗漏。⑤全程：化疗疗程至少是 1 年，根据强化期、巩固期来制定用药方案。合理的化疗可使病灶全部灭菌，达到痊愈。

七、傣医医案选读

冯某，女，16 岁。因"颈部包块 1 年余"前来就诊。患者于 1 年前无明显诱因出现颈部可触及数个黄豆大小结节，未予重视，后结节逐渐增大，无压痛，结节互相粘连。为求进一步治疗，前来就诊。经过组织病理检查、结核菌素试验，颈部 CT 检查，确诊为颈部淋巴结结核。刻下症：颈部结节，质地中等。肿大的淋巴结相互分离，可移动，压之无疼痛或稍痛。无明显全身症状。舌质淡、苔薄白，脉行细弱。治疗予五宝药散 5～10g，以红糖为引，煮鸡蛋食。嫩嫩故罕补血汤，芽嫩嫩（荷包山桂花）30g，故罕（小叶信桐子）15g，嘿涛勒（鸡血藤）30g。水煎服，每日 1 剂，每日 3 次，每次 150mL。芬雅（磨药疗法）、达雅（搽药疗法）：雅解先打（傣百解）10g，哈吐崩（四棱豆根）10g，南埋洞荒（刺桐树皮）10g。取上药分别蘸水在小石磨上磨后取汁外搽，每日 3 次。配合异烟肼、利福平及乙胺丁醇口服。治疗 1 年后，肿块逐步消失，复查结核，结果为阴性。

思考题：

1. 颈部淋巴结结核好发于哪些人群？
2. 水血瘀滞型颈部淋巴结结核的平然（治则）是什么？

第三章　皮肤病及性传播疾病 ▷▷▷▷

【学习目的】

皮肤病及性传播疾病是临床常见的外科疾病，通过本章节的学习，应当掌握皮肤病及性传播疾病的临床特点、病因病机、诊查要点、病证分类辨治。同时能够对皮肤病与性传播疾病进行正确的治疗，并告知患者如何对所患疾病进行适当的预防调护。

【学习要点】

皮肤是人体最大的器官。皮肤病及性传播疾病是傣医外科学中重要的一部分，皮肤病是皮肤、黏膜及皮肤附属器的疾病，是严重影响人民健康的常见病、多发病，发病率高，涉及人群广。目前可以命名的具有不同临床特点的皮肤病多达 2000 余种。

皮肤病是皮肤受到内外因素的影响后，其形态、结构和功能均发生变化，产生病理过程，并相应地产生各种临床表现。皮肤病的发生与四塔五蕴功能偏盛或不足，同时感受外界毒邪，或由于塔拢（风）不足，运行不畅，塔喃（水血）瘀滞，皮肤失于濡养所导致。皮肤病及性传播疾病临床表现复杂，发病原因不尽相同，故是本章节学习的重点和难点。

第一节　皮肤病与性传播疾病概述

发生于人体皮肤黏膜及皮肤附属器的疾病，统称为皮肤病。主要通过性接触，类似性行为及间接接触传播的一组传染性疾病称为性传播疾病，简称为性病。皮肤病的病种很多，目前可以命名的具有不同临床特点的多达 2000 余种，临床常见的疾病有 200 余种。常见的性传播疾病有梅毒、淋病、生殖器疱疹等，目前已知的、可以通过性传播的疾病已经多达 50 余种。近年来，皮肤病与性传播疾病发病率逐年增加，国家及人民对皮肤病与性传播疾病也逐渐重视。由于篇幅所限，本章节主要论述临床常见的皮肤病及具有代表性的性传播疾病。

傣族人民通过长期医疗实践，在皮肤病与性病的诊疗方面积累了较为丰富的经验，探索出了一些治疗外伤、皮肤病的有效方药。如治疗皮肤疗、疮、肿、疖、毒蛇咬伤，选用广蒿休（蓬莱阁）、咪火哇（山大黄）、哈利（旋花茄根）等磨汁内服和外搽；雅拢旧（风痛丸）为经方，相传已有 2000 多年的悠久历史，能疏风活血、解痉止痛。雅叫哈顿（五宝药散、胶囊）用于治疗皮肤疗、疮、疖、肿等；雅鲁龙（除风大丸药）由 30 多味药组成，能治疗多种皮肤病。近年来，傣医在皮肤病与性传播疾病的诊疗中进行了新的探索，通过傣医学与西医学相结合，在皮肤病的治疗中取得了一些成就。

【病因病机】

过辽哈害（审症求因）乃傣医诊断的基本原则之一，是指在观察内外、查看局部与整体方法的基础上，将诊法收集到的全面而详细的临床资料（包括患者的自觉症状和体征），运用傣医的基本理论，加以分析、综合求得疾病的本质和原因所在，为临床治疗提供确切的依据。

傣医临床辨识疾病过程是以四塔、五蕴基础理论为依据，通过对诊法获得的病史、症状及环境等各种临床资料进行综合分析，明确病位、病性等辨证要素，辨明其内在联系和各症状之间的相互关系，抓住主要矛盾，判断其属于何病、何证，达到认识疾病本质的目的。在长期的临床实践过程中，傣医医家们运用直观的方法对人体健康和疾病状况进行观察和研究，总结医疗经验，创立了一系列独具特色的辨识疾病的方法。常用方法有塔都档细（四塔）辨病、夯塔档哈（五蕴）整体辨病、帕雅摆诺摆乃嘎皇（寒、热、外、内）辨病、脏腑辨病、三盘辨病等。其中又以四塔、五蕴辨病为主。病证分类上也逐步形成了塔都档细（四塔）病证、夯塔档哈（五蕴）病证、脏腑病证、三盘病证、帕雅摆诺摆乃嘎皇（寒热外内）病证和杂风病证（帕雅者恩）等傣医疾病分类体系。

皮肤病的病因比较复杂，风、火、水、土这四种特殊物质既是世间万物的构成要素，也是构成人体生命的物质基础。塔都档细（四塔）的盛衰，可以导致不同的皮肤疾病，出现不同的临床表现。

1. 塔拢（风）病证 塔拢（风）病证与皮肤病关系最为密切，风塔的病变可以导致皮肤出现多种病变。由于机体感受病邪，或四塔和脏腑功能异常，可以导致塔拢（风）偏盛及不足，引起色蕴受损，而导致皮肤病的发生。塔拢（风）偏盛的皮肤病可见：起病迅速，时起时消、瘙痒；皮损特点以风团、红斑为主；其临床代表疾病是闷慢皇兵迈（风热型急性荨麻疹）。帕雅拢皇（热风病）是皮肤病常见的致病因素，由于感受外界风热毒邪，或平素体内风火较盛，导致出现热（发热或局部温度高）、红、肿胀、疼痛、麻木、出血等表现。若感受帕雅拢嘎（冷风邪气）则见畏寒、皮疹色白，遇冷加重，遇热减轻。皮肤病的发病特点：起病缓慢，皮损经久不愈，可出现色素沉着斑、头发脱落、皮肤麻木不仁等表现。其常见疾病有贺乱（斑秃）等。"拢麻想乎"是引起皮肤病的常见原因，本病由于平素过食辛辣香燥之品，体内积热，风火内盛，又感受外界的风热毒邪，内外风火之邪相合，外发肌肤，壅滞于肌肤则肌肤红肿灼热。风气过盛，不能正常推动水液运行，水湿滋生则发为疱疹，或患处渗水；风水不通则痛；风塔亢盛，不能推动水塔正常流行，风火内蒸，血肉腐烂化为脓血则流脓、流血；风甚则瘙痒、脱皮。

2. 塔菲（火）病证 是指由于机体感受病邪，或四塔失调，五脏六腑功能障碍，火塔温煦和成熟一切之功能衰退或亢进所致的病理变化。塔菲（火）不足可导致病程日久，皮损表现：皮疹色淡或苍白，遇冷则加剧，此外还可有麻木冷感，肤色青紫，肿胀结块等临床症状。常见疾病：动嘎勒巴（血寒型冻疮）等。塔菲（火）过盛则起病迅速，皮损表现为红、肿、热、痒或痛，遇冷减轻。其常见的疾病是拢麻想害巴（带状疱疹）、拢麻想菲（丹毒）。

3. 塔喃（水）病证 是指由于机体感受病邪，体内塔都档细（四塔）失常，塔喃（水血）维持、运行、滋养和摄集的功能失调所致的病变。阿波塔都想（水塔过盛）是指因机体感受病邪，或塔都档细（四塔）失调及脏腑功能障碍，水塔不能正常运行和吸收所致水血潴留或渗出的病证。临床上常见肢体水肿，按之凹陷或周身麻木困重，颜面肿胀，皮肤溃烂等表现。塔喃（水血）不足病证是指由于塔喃（水血）减少，或因体内塔都档细（四塔）功能失调，塔喃（水血）不能充养机体导致不能滋养皮肤，临床可见指（趾）甲苍白，压之不红润，四肢末端发冷，肌肤干燥脱屑或干裂无华，毛发干枯、爪甲不荣。常见疾病有纳毫发（黄褐斑）。

4. 塔拎（土）病证 是指由于机体感受病邪，或因体内塔都档细（四塔）功能失调，所导致的塔拎（土）不足、过盛或衰败，土塔的病证虽然不直接导致皮肤出现病变，但是塔拎（土）为塔都档细（四塔）之本，是四塔中最重要的一个。人体内的塔拎（土）"能载万物"，脏腑、组织、皮肤的生化、生长及生理功能的维持，都要和土塔发生联系。塔拢（风、气），塔喃（水血），塔菲（火）作用正常发挥无不依靠塔拎（土）的作用。故塔拎（土）病证也能间接通过影响风塔、水塔及火塔导致皮肤发生病变。

【诊查要点】

皮肤病的常见症状 皮肤病在发病过程中可产生一系列的自觉症状和他觉症状，是皮肤病辨证与诊断的重要依据。

（1）自觉症状 即患者的主观感觉，皮肤病的自觉症状取决于原发病的性质，病变程度及患者的个体差异，最常见的症状是瘙痒，其次是疼痛，此外还有灼热、麻木、蚁行感。

①瘙痒：瘙痒是皮肤病中最为常见的症状，可由多种因素引起，一般急性皮肤病的瘙痒多由塔拢（风）所致，故其有流窜不定、泛发而起、起病迅速的特点。瘙痒的发生需根据皮损的情况具体进行辨别，若皮损色红而瘙痒，主要的病因为塔拢（风）及塔菲（火）的偏盛或感受外界的风热毒邪，若皮损色白，遇冷加重，则多为塔菲（火）功能不足或是感受外界帕雅拢嘎（冷风寒邪）。

②疼痛：皮肤病疼痛的症状不多见，一般多由于感受外界帕雅拢嘎（冷风寒邪）导致经脉不通或感受外界帕雅拢皇（风热毒邪）损伤经络引起。由帕雅拢嘎（冷风寒邪）所致的疼痛局部表现青紫，遇冷加剧，得温则减；帕雅拢皇（风热毒邪）所致的疼痛皮损发红、肿胀，局部皮温较高。

③灼热、麻木、蚁行感：是皮肤特殊的局部自觉症状。灼热感为塔菲（火）偏盛或感受外界帕雅拢皇（风热毒邪）灼伤肌肤的自觉感受，常见于急性皮肤病。蚁行感与瘙痒较为相似，但程度较轻，多由于塔都档细（四塔）夯塔档哈（五蕴）失调，肌肤失养所致。麻木为塔拢（风）停滞，或塔喃（水血）不足不能濡养肌肤所致。

（2）他觉症状　为皮肤病的客观体征，表现在患处的皮肤损害，因而对皮肤病最具有诊断意义。皮肤损害称为皮损或皮疹。分为原发性和继发性两大类，但有时二者不能截然分开。傣医治疗皮肤病时主要根据皮损的特点，分布的部位及患者的舌象、脉象进行综合的辨证治疗。

1）原发性皮损：是皮肤病在其病变过程中，直接发生及初次出现的皮损。包括斑疹、丘疹、风团、结节、疱疹、脓疱。

①斑疹：为局限性皮肤颜色的改变，与周围皮肤平齐，无隆起或凹陷，直径达到或超过 1cm 时，称为斑片。根据斑疹的颜色，可分为红斑、色素沉着斑、色素减退或色素脱失斑。红斑压之退色者多因风塔、火塔过盛，水塔不足，不能制火滋润肌肤引起，常见于拢麻想烂，汗（急性湿疹、慢性湿疹），洞烘（接触性皮炎）。色素沉着斑多因塔都档细（四塔）功能失调，塔喃（水）塔不足，塔拢（风）塔停滞，水血瘀阻而导致，常见于纳毫发（黄褐斑）。色素减退或色素脱失斑多因塔拢（风）不足，运行不畅，塔喃（水血）瘀滞，皮肤失于滋养，常见于拢烂蒿（白癜风）。

②丘疹：为高出皮面的实性丘形小粒，直径一般小于 1cm。丘疹互相融合而成扁平隆起的片状损害称斑块。丘疹多因体内塔菲（火）偏盛，塔喃（水）不足，水不足不能制火；或体内塔喃（水血）流动不畅，内外风热水毒相合，郁积肌肤而产生。丘疹常见于休章（急性毛囊炎）。

③风团：为皮肤上局限性水肿隆起，常突然发生，迅速消退，不留任何痕迹，发作时伴有剧痒。风团色红或红肿，遇热则加剧者多因塔菲（火）、塔拢（风）偏盛或外感的帕雅拢皇（风热毒邪）所致，常见于闷慢皇兵迈（风热型急性荨麻疹）风团。风团色淡或苍白，遇冷则加剧者多因塔都档细（四塔）夯塔档哈（五蕴）功能不足，塔菲（火）不制阿波塔（水），复感外在的帕雅拢嘎（冷风寒邪）所致，常见于闷慢嘎（风寒型荨麻疹）。

④疱疹：为内有腔隙、含有液体、高出皮面的损害。水疱直径一般小于 1cm，超过 1cm 者称为大疱。其分布可以是孤立的或群集性分布。疱内含有血样液体者称血疱。疱内含有脓液者称脓疱。疱内含有无色液体者称水疱。疱疹的发生，多与塔都档细（四塔）功能失调，塔菲（火）过盛，塔喃（水血）瘀滞，加之感受外界的帕雅拢皇（风热毒邪），内外相合塔喃（水血）蕴积于肌肤皮下而发病。疱疹常见于拢麻想害巴（带状疱疹）、湿疹（拢麻想烂、汗）等。

⑤脓疱：为局限性的皮肤隆起，内含脓液，其色呈浑浊或黄色，周围常有红晕，疱破后形成糜烂，溢出脓液，结脓痂。脓疱发生多与塔都档细（四塔）功能失调，塔拢（风）塔、塔菲（火）塔过盛，塔喃（水）塔不足，感受外界的帕雅拢皇（风热毒邪），内外相合，风热湿邪蕴积于肌肤而发病。脓疱常见于洞烂（脓疱疮）。

⑥结节：为大小不一、境界清楚的实质性损害，质较硬，深在皮下或高出皮面。结节的发生多与塔都档细（四塔）功能失调，体内塔拢（风）过盛、塔喃（水血）瘀滞不行，皮肤失养有关。结节常见于习亨（疥疮）、结节性痒疹等。

2）继发性皮损：由原发性皮损经过搔抓、感染、治疗处理和在损害修复过程中演变而成,有鳞屑、糜烂、溃疡、痂、抓痕、皲裂、苔藓样变、瘢痕、色素沉着、皮肤萎缩等。

①鳞屑:为表皮角质层的脱落,大小、厚薄不一,小的呈糠秕状,大的为直径数厘米或更大的片状。多由于病程后期,塔拢(风)过盛,塔喃(水血)不足,不能滋养皮肤所致。多种皮肤病后期均可见鳞屑的出现。

②糜烂:为局限性的表皮缺损,系由疱疹、脓疱的破裂,痂皮的脱落等露出的红色湿润面,多与塔拢(风)过盛、塔喃(水)偏盛,或感受外界的帕雅拢皇(风热毒邪)有关。糜烂因损害较浅,愈合较快,且不留瘢痕。糜烂常见于洞烂(脓疱疮),洞烘(接触性皮炎)等。

③溃疡:为皮肤或黏膜深层真皮或皮下组织的局限性缺损。溃疡大小不一,疡面有脓液、浆液或血液,基底可有坏死组织。早期属塔菲(火)偏盛,里有热,水不足不能制火。毒热壅滞日久,风、气、水、血受阻而化脓。病程后期创面日久不愈,风、火、水三塔功能严重受损,风、气、水、血受阻,致肌肤失养。导致溃疡形成的原因较多,常见于疮疖、皮肤肿瘤、外伤及感染等溃烂形成,愈后留有瘢痕。

④痂:皮肤损害处的渗液、滋水、渗血或脓液与脱落组织及药物等混合干燥后即形成痂。痂多属塔菲(火)偏盛,塔喃(水)不足所致。痂见于洞烂(脓疱疮)、拢麻想烂(急性湿疹)等多种皮肤病后期,提示之前局部出现破溃,机体在逐渐修复。

⑤抓痕:由搔抓将表皮抓破、擦伤而形成的线状损害,表面结成血痂,皮肤瘙痒,多由塔拢(风)塔、塔菲(火)塔过盛所致。

⑥皲裂:为皮肤上的线形皲裂,多由塔菲(火)偏盛、塔喃(水)不足不能滋养皮肤所致,常见于拢麻想汗(慢性湿疹)或丁麦毫(手足癣)皮损角化增厚者等。

⑦苔藓样变:为皮肤增厚、粗糙、干燥,皮纹加宽、增深,局限性边界清楚的大片或小片样损害,常为一些慢性瘙痒性皮肤病的主要表现,多由体内塔拢(风)过盛、塔喃(水血)不足,肌肤失养所致,常见于拢麻想汗(慢性湿疹)。

⑧色素沉着:为皮肤中色素增加所致,多呈褐色、暗褐色或黑褐色。色素沉着有的属原发皮损,如纳毫发(黄褐斑)等,多由塔都档细(四塔)功能失调,塔喃(水)不足,塔拢(风)停滞,水血不行引起;有的属继发皮损,如一些慢性皮肤病后期局部皮肤色素沉着,多因塔喃(水血)不足,肌肤失养所致。

【治疗方法】

多雅摆诺(外治法)　傣医治疗皮肤病的外治法具有悠久的历史,也是最具傣医特色的治疗方法。常用的治疗皮肤病的外治法有烘雅(熏蒸疗法)、暖雅(睡药疗法)、芬雅(磨药疗法)、阿雅(洗药疗法)、难雅(坐药疗法)、沙雅(刺药疗法)、果雅(包药疗法)、过(拔罐疗法)、咱雅(拖擦药物疗法)、闭诺(推拿按摩疗法)。

外用剂型:剂型指方剂组成以后,根据病情与药物的特点制成一定的形态,为适应治疗或预防的需要而制备的药物应用形式,称为药物剂型,简称剂型。傣医方剂的剂型历史悠久,有着丰富的理论和宝贵的实践制作经验。

临床决定方剂剂型主要有两大因素：一是根据病情需要决定剂型，如病有轻重缓急，剂型有汤、丸、散、膏等；二是根据药物特性而决定剂型，如某些药物只有用汤剂才能使有效成分充分地溶出，发挥药效，而某些药物只有用散剂或丸剂才能发挥治疗效果等。各种剂型的药效快慢、给药途径有所不同，因而必须根据临床需要及皮损特点选用。傣医治疗皮肤病的传统剂型有雅档（汤剂）、雅腊（茶剂）、劳雅（酒剂）、滇雅贯（膏滋剂）、雅哟（滴剂）、雅芬（磨剂）、喃满（油剂）、雅林（栓剂）、雅朋（散剂）、雅鲁（丸剂）、雅咪（片剂）、雅妞（膏剂）、雅罐（饼剂）、雅杆（条剂）、雅旺（灸剂）、雅爱欢（挂佩剂）、雅龙（闻剂）、烘（熏剂）。

第二节　拢麻想宋皇（单纯疱疹）

一、概述

拢麻想宋皇（单纯疱疹）是由单纯疱疹病毒感染引起的急性疱疹性皮肤病。傣医称为"拢麻想宋皇"，傣语"拢麻想"指热风毒邪，"宋皇"指皮肤起水疱、糜烂等。如果发生在口唇则称"皮说兵拢麻想宋皇"；鼻部或鼻周发生则称"浪兵拢麻想宋皇"；外阴发生则称"领哟兵拢麻想宋皇"。本病由于患者积热于内，塔菲（火）偏盛，蒸于上盘而致。

临床表现以皮肤黏膜交界处成簇小水疱，或痛或痒，容易复发为特征。

傣医学将之分为风热毒邪偏盛型单纯疱疹和水火过盛型单纯疱疹进行论治，傣医学在治疗上根据先解后治的理论，治以清火解毒为主，以内服、外用配合治疗。

二、辨解帕雅（病因病机）

本病的发生多因塔菲（火）、塔拢（风）过盛，塔喃（水）不足，风火毒邪内蕴，感受外界的帕雅拢皇（风热毒邪），侵犯皮肤而成。

本病是由单纯疱疹病毒引起的，发热、月经来潮、肠胃功能障碍等常为诱发因素。

三、诊查要点

（一）临床表现

好发于皮肤黏膜交界处，以唇缘、口角、鼻孔、生殖器等周围多见。初起局部皮肤发痒、灼热或刺痛，进而充血、红晕，后出现针头或米粒大小簇集水疱群，基底微红，水疱彼此并不融合，但可同时出现多簇水疱群。水疱壁薄，疱液清亮，短期自行溃破、糜烂、渗液，2～10天后干燥结痂，脱痂后不留瘢痕。

一般无全身不适。发病前，患处皮肤可有烧灼、痒痛感。发于口角唇缘或口腔黏膜者，可引起颌下或颈部淋巴结肿大（图3-1、图3-2）；发于外阴者，水疱易溃破糜烂，或伴有发热、便干、尿赤等症状。

根据簇集性水疱、好发于皮肤黏膜交界处、易复发等特点，一般可以作出诊断，必要时可进行实验室相关检查进一步明确诊断。

（二）相关检查

1. 病毒测定培养　病毒测定培养鉴定是诊断单纯疱疹感染的"金标准"。

2. 血清抗体测定　单纯疱疹感染后会刺激机体产生免疫应答反应，首先产生 IgM 型抗体，然后产生 IgG 型抗体，血清 HSV–IgM 型抗体检测有辅助诊断价值。而 IgG 型抗体对诊断价值不大，常用于流行病学调查。

3. 病毒 DNA 扩增　用免疫荧光法和 PCR 分别检测疱液中病毒抗原和单纯疱疹病毒 DNA 有助于明确诊断。

四、辨解帕雅多雅（病、证分类辨治）

（一）拢麻想宋皇塔拢菲想（风热毒邪偏盛型单纯疱疹）

1. 夯帕雅（主症）　口鼻周围等皮肤黏膜交界部位出现红斑基础上群集小水疱，灼热，或痒或痛；或口干渴，大便干，小便黄；舌红，苔黄，脉行快。

2. 辨解帕雅（病因病机）　体内塔都档细（四塔）功能失调，塔菲（火）、塔拢（风）过盛，塔喃（水）不足，风火毒邪内蕴，加之感受外界的帕雅拢皇（风热毒邪），内外相合，郁积上盘而致。

3. 平然（治则）　清火解毒，凉血止痛。

4. 多雅（治法）

（1）内治法

①雅解沙把（百解胶囊），口服，每次 4～8 粒，每日 3 次。

②雅叫哈顿（五宝胶囊），口服，每次 4～8 粒，每日 3 次。

③哈罕满龙（黄花稔根）30g，哈娜龙（艾纳香根）15g，哈娜妞（臭灵丹根）15g，哈哈（白茅根）15g。水煎服，每日 1 剂，每日 3 次，每次 150mL。

④南晚囡（小黄伞）、沙海（香茅草）、芽沙海藤（野香茅草）、摆埋丁别（灯台叶）各 15g。水煎服，每日 1 剂，每日 3 次，每次 150mL。

（2）外治法

①芬雅（磨药疗法）、达雅（搽药疗法）：取哈麻嘿（洗碗叶根）、帕利（旋花茄根）、几补（老虎楝）各 15g，磨汁外搽。

②阿雅（洗药疗法）：黄花荚竹桃叶、楠孩嫩（水杨柳树皮）、楠楞嘎（木蝴蝶树皮）、先勒（十大功劳）、麻补罗勐泰（泰国大风子）、摆管底（蔓荆叶）各 15g。水煎浸泡外洗。

（二）拢麻想宋皇塔喃菲想（水火过盛型单纯疱疹）

1. 夯帕雅（主症）　疱疹发于外阴，灼热痛痒，水疱易破糜烂；可伴有发热，尿赤、尿频、尿痛；苔黄，脉行快。

2. 辨解帕雅（病因病机） 体内塔都档细（四塔）功能失调，塔菲（火）过盛，塔喃（水）运行不畅，外染毒邪，积于下盘而致。

3. 平然（治则） 利水清火，解毒止痛。

4. 多雅（治法）

（1）内治法

①雅解沙把（百解胶囊），口服，每次 4 ～ 8 粒，每日 3 次。

②芽糯秒（肾茶）15g，嘿盖贯（倒心盾翅藤）30g，淡竹叶 15g。水煎服，每日 1 剂，每日 3 次，每次 150mL。

③咪火哇（山大黄）30g，先勒（十大功劳）15g，嘿赛仗（大叶羊蹄甲）15g，雅解先打（傣百解）15g，毫命（姜黄）15g。水煎服，每日 1 剂，每日 3 次，每次 150mL。

（2）外治法 阿雅（洗药疗法）：黄花莨竹桃叶、楠孩嫩（水杨柳树皮）、楠楞嘎（木蝴蝶树皮）、先勒（十大功劳）、麻补罗勐泰（泰国大风子）、摆管底（三叶蔓荆叶）各 15g。水煎浸泡外洗，每日 3 次。

五、预防调护

1. 饮食宜清淡，忌辛辣炙煿、肥甘厚味。

2. 多饮水，多进食蔬菜、水果，保持大便通畅。

3. 保持局部清洁，促使干燥结痂，防止继发感染。

4. 注意休息，避免诱发因素。

六、现代研究进展

单纯疱疹是世界范围内流行最为广泛的感染性疾病之一。单纯疱疹病毒依据病毒蛋白抗原性不同，可分为 1 型和 2 型。单纯疱疹病毒可存在于感染者的疱液、口鼻和生殖器分泌物中。病毒侵入皮肤黏膜后，可先在局部增殖，形成初发感染，然后沿神经末梢上行至支配皮损区域的神经节内长期潜伏，当受到某种诱因，如发热、劳累、机械刺激等情况下，潜伏病毒被激活，沿神经轴索移行至神经末梢分布的上皮，形成疱疹复发。发于外阴的生殖器疱疹属性传播疾病之一，约 90% 由单纯疱疹 2 型病毒感染引起。

本病治疗原则为缩短病程、防止继发细菌感染、减少复发和传播机会等。

体表皮肤黏膜局限性单纯疱疹病毒感染可仅采用局部用药治疗，对症状、皮损较重，或播散性感染，或重要脏器受累的患者则应给予全身性抗病毒用药及相应的对症支持治疗。

1. 局部治疗 以收敛、干燥、防止继发感染为主。可外用 3% 阿昔洛韦软膏局部涂搽，每日 3 次或 4 次即可。若有继发感染，可用 0.5% 新霉素软膏、0.5% 金霉素眼膏或莫匹罗星软膏、夫西地酸乳膏等。糜烂渗出时，可用 3% 硼酸溶液、1% 醋酸铝溶液局部湿敷，可以使皮损干燥、疼痛减轻或消失，缩短病程。

2. 全身治疗　目前认为核苷类药物是治疗单纯疱疹最有效的药物，包括阿昔洛韦片、伐昔洛韦片等。

七、傣医医案选读

严某，男，35岁。因"口唇部红斑、水疱伴疼痛2天"前来就诊。患者2天前因大量饮酒及食用烧烤后，口唇部出现红斑、水疱伴肿胀、疼痛。自服抗炎药病情无好转，疼痛加重。遂前来就诊。刻下症：口唇部红斑基础上簇集性水疱，灼热，疼痛；口干渴，大便干，小便黄；舌红，苔黄，脉行快。诊断为拢麻想宋皇塔拢菲想（风热毒邪偏盛型单纯疱疹），治以清火解毒，凉血止痛。予雅解沙把（百解胶囊），口服，每次6粒，每日3次。哈罕满龙（黄花稔根）30g，哈娜龙（艾纳香根）15g，哈娜妞（臭灵丹根）15g，哈哈（白茅根）15g。水煎服，每日1剂，每日3次，每次150mL。芬雅（磨药疗法）、达雅（搽药疗法）：雅解先打（傣百解）10g，哈吐崩（四棱豆根）10g，南埋洞荒（刺桐树皮）10g。水煎服，每日3次，每次150mL，外用取上药分别蘸水在小石磨上磨后取汁外搽，每日3次。嘱患者忌食辛辣发物，注意休息，多饮水。3天后皮疹消退，疼痛减轻。

思考题：

1. 单纯疱疹主要的临床特征是什么？
2. 水火过盛型单纯疱疹的多雅（治法）是什么？

第三节　拢麻想害巴（带状疱疹）

一、概述

拢麻想害巴（带状疱疹），属于傣医"拢麻想"病的范畴。因其疱疹似害巴（鱼卵）而称为"拢麻想害巴"，意为"似鱼卵的疱疹"。拢麻想害巴（带状疱疹）是由水痘-带状疱疹病毒引起的急性感染性皮肤病。

本病属塔都档细（四塔）夯塔档哈（五蕴）功能失调，塔菲（火）、塔拢（风）过盛，塔喃（水）运行不畅，复感外在的帕雅拢皇（热风毒邪），风火毒邪合而致病。

本病临床表现以成簇分布小水疱，沿某一周围神经呈带状排列，多发生在身体的一侧，一般不超过正中线，伴有明显的神经痛为特征。年龄愈大，神经痛愈重。

傣医将之分为风热毒邪偏盛型带状疱疹和水血瘀滞型带状疱疹进行论治。分别治以清火解毒、除风止痛，利水活血、解毒止痛。本病应当早期积极治疗，尽量避免后遗神经痛发生。

二、辨解帕雅（病因病机）

因患者体内塔都档细（四塔）夯塔档哈（五蕴）功能失调，塔菲（火）、塔拢（风）

过盛，塔喃（水）运行不畅，风火毒邪内蕴，加之感受外界的帕雅拢皇（风热毒邪），内外相合，郁积于肌肤所致。

病程后期塔都档细（四塔）功能失调，塔喃（水血）被伤，治疗不及时或年老体衰，邪气停留日久，致使塔拎（土）功能不足，塔喃（水血）运行不畅，故后期可出现疼痛不适。

带状疱疹是由水痘-带状疱疹病毒引起的急性感染性皮肤病。对此病毒无免疫力的儿童被感染后，发生水痘。部分患者被感染后成为带病毒者而不发生症状。由于病毒具有亲神经性，感染后可长期潜伏于脊髓神经后根神经节的神经元内，当劳累、病后体弱、感冒等导致抵抗力低下时，潜伏病毒可再次被激活，并沿神经纤维移行至皮肤，使受侵犯的神经和皮肤产生强烈的炎症。

三、诊查要点

（一）临床表现

发疹前可有轻度乏力、低热、纳差等全身症状，患处皮肤自觉灼热感或者神经痛，触之痛觉敏感，持续1～3天，亦可无前驱症状即发疹。好发部位依次为肋间神经、颈神经、三叉神经和腰骶神经支配区域。患处常首先出现潮红斑，很快出现粟粒至黄豆大小的丘疹，簇状分布而不融合，继之迅速变为水疱，疱壁紧张发亮，疱液澄清，外周绕以红晕，各簇水疱群间皮肤正常；皮损沿某一周围神经呈带状排列，多发生在身体的一侧，一般不超过正中线（图3-3）。神经痛为本病特征之一，可在发病前或伴随皮损出现，老年患者常较为剧烈。病程一般2～3周，水疱干涸、结痂脱落后留有暂时性淡红斑或色素沉着。

带状疱疹性神经痛：带状疱疹常伴有神经痛，在发疹前、发疹时及皮损痊愈后均可发生，但多在皮损完全消退后或者1个月内消失，少数患者神经痛可持续1个月以上，称为带状疱疹后遗神经痛。

特殊临床类型有以下几类。

（1）眼带状疱疹 多见于老年人，表现为单侧眼睑肿胀，也可表现为双侧；结膜充血，疼痛常较为剧烈，常伴同侧头部疼痛，可累及角膜形成溃疡性角膜炎（图3-4）。

（2）耳带状疱疹 系病毒侵犯面神经及听神经所致，表现为外耳道疱疹及外耳道疼痛。膝状神经节受累同时侵犯面神经和听神经时，可出现面瘫、耳痛及外耳道疱疹三联征，称为 Ramsay-Hunt 综合征（图3-5）。

（3）顿挫型带状疱疹 仅出现红斑、丘疹而不发生水疱。

（4）无疹型带状疱疹 仅有皮区疼痛而无皮疹。

（5）复发型带状疱疹 指非首次发生的带状疱疹，其在免疫正常人群中较为罕见，在免疫受抑者中复发率更高。

（6）中枢神经系统带状疱疹 侵犯大脑实质和脑膜时，发生病毒性脑炎和脑膜炎。

（7）内脏带状疱疹 侵犯内脏神经纤维时，引起急性胃肠炎、膀胱炎，表现为腹部绞痛、排尿困难、尿潴留等。

（8）泛发型带状疱疹　指同时累及两个及以上神经节，对侧或同侧多个皮节产生皮损。

（9）播散型带状疱疹　恶性肿瘤或免疫功能极度低下者，病毒经血液播散，导致除受累皮节外全身皮肤出现广泛性水痘样疹，常伴高热等全身中毒症状，还可出现视网膜炎、急性视网膜坏死及慢性进展性脑炎等并发症。约 10% 的播散型带状疱疹病例可合并内脏受累，病死率高达 55%。

本病根据典型临床表现即可作出诊断。实验室检查有助于确诊。

（二）相关检查

1. 血常规检查　白细胞总数和中性粒细胞基本正常。

2. 病毒 DNA 扩增　必要时可用 PCR 检测水痘－带状疱疹病毒 DNA 和病毒测定以确诊。

四、辨解帕雅多雅（病、证分类辨治）

（一）拢麻想害巴塔拢塔菲想（风热毒邪偏盛型带状疱疹）

1. 夯帕雅（主症）　发疹前常有发热、饮食不佳以及局部灼热、感觉过敏等前驱症状。水疱疱壁紧张、周围绕以红晕，灼热刺痛。可伴心烦易怒，口干口苦，大便干结，尿黄赤；舌质红，苔薄黄，脉行快。

2. 辨解帕雅（病因病机）　体内塔菲（火）、塔拢（风）过盛，塔喃（水）不足，风火毒邪内蕴，外犯肌肤故出现疱壁紧张，色红、灼热刺痛。风火偏盛，故出现心烦易怒、口干口苦，塔喃（水）不足，不能制火，故大便干结，尿黄赤。

3. 平然（治则）　清火解毒，除风止痛。

4. 多雅（治法）

（1）内治法

①雅解沙把（百解胶囊），口服，每次 4 ～ 8 粒，每日 3 次。

②除风解毒止痛汤：哈利（旋花茄根）30g，哈娜妞（臭灵丹根）30g，冰片叶树根 30g，文尚海（百样解）15g，先勒（十大功劳）30g。水煎服，每日 1 剂，每日 3 次，每次 150mL。

③喃晚（三丫苦）20g，娜罕（羊耳菊）20g，邓嘿罕（定心藤）15g，盖嘿（通血香）20g，嘎柏嘿（玉叶金花）。水煎服，每日 1 剂，每日 3 次，每次 150mL。

（2）外治法

①达雅（搽药疗法）：取雅哈摆（绞股蓝）两份等量，生（晒干）、熟（炒黄）各 30g，共碾细分，用生菜油或芝麻油调匀，涂搽患处，每日 3 次。

②芬雅（磨药疗法）、达雅（搽药疗法）：贺故望（王冠蕨根茎）60g，磨水外搽，每日 3 次。或西泻（儿茶）、达麻（槟榔仁）各 30g，磨取汁外搽，每日 3 次。

（二）拢麻想害巴喃勒巴乃（水血瘀滞型带状疱疹）

1. 夯帕雅（主症）　皮疹减轻或消退后，局部疼痛不止，放射到附近部位，或痛不可忍，坐卧不安，重者可持续数月或更长时间；舌质暗，苔白，脉行不畅。

2. 辨解帕雅（病因病机）　本病后期，塔都档细（四塔）功能失调，塔喃（水血）被伤，治疗不及时或年老体衰，邪气停留日久，致使塔拎（土）功能不足，塔喃（水血）运行不畅，不通则胀痛。

3. 平然（治则）　利水活血，解毒止痛。

4. 多雅（治法）

（1）内治法

①雅解沙把（百解胶囊），口服，每次 4～8 粒，每日 3 次。

②咪火哇（山大黄）15g，雅解先打（傣百解）15g，文尚海（百样解）15g，吻牧（苦藤）10g，解烘罕（大黄藤）15g，先勒（十大功劳）15g，芽英热（车前草）15g，盖嘿（通血香）15g。水煎服，每日 1 剂，每日 3 次，每次 150mL。

③喃晚（三丫苦）15g，娜罕（羊耳菊）15g，盖嘿（通血香）20g，邓嘿罕（定心藤）15g，波波罕（山乌龟）10g，嘿麻柳糯（飞龙掌血）10g，水煎服，每日 1 剂，每日 3 次，每次 150mL。

（2）外治法

①阿雅（洗药疗法）：除风活血止痛汤，摆习列（黑心树叶）、摆更方（苏木叶）、摆管底（蔓荆叶）、卵叶巴豆叶、芽沙板（除风草）、摆麻夯（酸角叶）、妹滇（珠兰）、毫命（姜黄）、补累（野姜）各 15g。水煎煮，取药液浸泡外洗患处，每日 2 次。

②咱雅（拖擦药物疗法）：咪火哇（山大黄）15g，雅解先打（傣百解）15g，文尚海（百样解）15g，吻牧（苦藤）10g，解烘罕（大黄藤）15g，先勒（十大功劳）15g，芽英热（车前草）15g，盖嘿（通血香）15g。将上药碾细粉，装进布袋，做拖擦药包，咱雅（拖擦治疗）每日 1 次。或者浓煎外搽，每日 2 次。

五、预防调护

1. 保持心情舒畅，树立健康心态，积极配合医生进行治疗。
2. 忌食肥甘厚味和鱼腥海味之物，饮食清淡，多食蔬菜水果，加强营养补充。
3. 注意保护皮损，忌用开水烫洗患处，内衣宜柔软宽松。
4. 忌用刺激性强的药膏。

六、现代研究进展

水痘–带状疱疹病毒（VZV）是引起水痘和带状疱疹的共同病原体。水痘–带状疱疹病毒为人类疱疹病毒 3 型，其对体外环境的抵抗力较弱，在干燥的痂内很快失去活性。人是 VZV 的唯一宿主，病毒经呼吸道黏膜进入血液后形成病毒血症，发生水痘（约 30%）或呈隐性感染（约 70%），病毒潜伏于脊髓后根神经节或颅神经感觉神经节内，当某些诱因如疲劳、体质虚弱、使用免疫抑制剂、创伤等，导致人体抵抗力下降时，潜伏病毒被激活，沿感觉神经轴索下行到达该神经支配区域的皮肤内复制，产生水疱；同时受累神经发生炎症、坏死，产生神经痛，引起带状疱疹。带状疱疹痊愈后可获得较持久的免疫，一般不复发。

带状疱疹有自限性，抗病毒、止痛、抗炎、防治后遗神经痛等并发症是其治疗的基本原则。早期、足量抗病毒治疗有利于减轻神经痛、缩短病程。治疗常用药物有阿昔洛韦、伐昔洛韦、泛昔洛韦等。

七、傣医医案选读

张某，女，68 岁，1 周前出现左侧腰腹部疼痛，曾在家拔罐治疗。2 天前疼痛部位出现水疱，皮疹逐渐增多，而前来医院就诊。查其左侧下腹至腰部皮肤可见粟粒至绿豆大小簇集性丘疱疹、水疱，疱液澄清、疱壁紧张，周围有红晕，皮损呈条索状排列，单侧分布。舌质红，苔黄厚腻，脉行快。傣医诊断：拢麻想害巴塔拢塔菲想（风热毒邪偏盛型带状疱疹）。治疗：根据先解后治之理论，首先给予雅解沙把（百解胶囊），口服，每次 6 粒，每日 3 次。再取哈利（旋花茄根）30g，哈娜妞（臭灵丹根）30g，冰片叶树根 30g，文尚海（百样解）15g，先勒（十大功劳）30g。水煎服，每日 1 剂，每日 3 次，每次 150mL；达雅（搽药疗法），外搽雅麻想（疮毒酊），每日 3 次。1 周后疼痛逐渐减轻。

思考题：

1. 风热毒邪偏盛型带状疱疹的主症是什么？
2. 试阐述水血瘀滞型带状疱疹的内治及外治法？

第四节　洞乎（疣）

一、概述

洞乎（疣）是由人类乳头瘤病毒（HPV）感染皮肤或黏膜所引起的良性新生物。

本病的发生主要是因人体内外各种致病因素，导致塔都档细（四塔）功能失调，复感风热毒邪，内外相合聚于局部，水血运行不畅，毒邪蕴结，外搏肌肤而发。

本病临床表现以皮肤上出现疣状赘生物为特征，可以发生在任何年龄及身体的各个部位，以面、手、足部好发。根据感染 HPV 病毒的型别、发生部位，临床可分为四型，即寻常疣、扁平疣、跖疣及尖锐湿疣。

傣医学中根据四塔辨病将之分为塔菲塔拢想洞乎（风热水毒偏盛型疣）、勒拢软洞乎（气血不足型疣）、比菲想洞乎（毒热蕴结型尖锐湿疣）三型论治。分别治以除风清火，解毒散结；益气补水，化瘀消结；泻火解毒，化瘀消结。本病具有一定传染性，故预防是关键，发现感染后，应尽量及时治疗。

二、辨解帕雅（病因病机）

患者先天塔都档细（四塔）夯塔档哈（五蕴）功能禀受不足，后天滋养不当，抗病能力较低下，或饮食不节，感受外界风热毒邪至风火偏盛，水血不行，内外毒邪相合聚于局部，以致不能滋养肌肤而出现新生物。

病程后期，风热毒邪损伤水血，以致水血不足，不能滋养肌肤，故见皮肤粗糙疣体逐渐增多。

疣是由 HPV 感染皮肤或黏膜所引起的良性新生物，主要通过皮肤的直接接触包括性接触传播，也可因自身接种而发生新损害，细胞免疫功能低下与本病的发生有关。

三、诊查要点

（一）临床表现

根据病史和皮损特点即可诊断，必要时行组织病理检查。不同类型的疣可由不同的 HPV 引起，潜伏期 6 周～ 2 年。好发于儿童及青少年。常见临床类型有以下几类。

1.寻常疣 好发于手背、手指、足背和甲缘等处，亦可见于身体其他部位。表现为硬固、突出皮面的小丘疹，呈灰黄、灰白、黄褐或淡黄色，表面粗糙角化。手部疣因磨损呈圆顶状，表面粗糙，质地坚硬。

发生于甲周者称甲周疣；发生于甲床者称甲下疣；发生于颈和眼睑，疣体因重力影响呈细长状突起并伴有顶端角化者称丝状疣（图 3-6）；头皮趾间部位的疣体呈指状突起，称指状疣。数目不定，可单个或多个。局部无症状或轻微痒感。

2.跖疣 为发生于足跖部位的寻常疣，诱因多为外伤和局部摩擦刺激，足部多汗可促使跖疣发生。皮损初起为角质性小丘疹，渐增大。疣体因受压而形成角化性扁平斑块，表面粗糙，中央微凹，境界清楚，压痛明显（图 3-7）。去除疣体表面角质层后，可见疏松性角质软芯及因毛细血管破裂出血而形成的小黑点。可有疼痛，常伴有压痛。

3.扁平疣 好发于面部手背及前臂等处，皮损为米粒至黄豆大小扁平隆起性丘疹，圆形或椭圆形，少数为多角形，表面光滑，正常肤色或淡褐色，散在或密集分布（图 3-8）。常于短期内突然出现，可自觉微痒，搔抓后皮损可沿抓痕呈串珠状排列，即自体接种反应。病程呈慢性经过，个别患者可自行消退，但可复发。

4.尖锐湿疣 属性传播疾病，是 HPV 感染引发的鳞状上皮疣状增生导致，多发于青年人，男女均易感，常伴发多种性传播疾病。典型表现：淡红色丘疹，乳头状、菜花状或鸡冠状肉质赘生物，男性好发部位为龟头、冠状沟、包皮内侧、包皮系带、尿道口及阴茎部，同性恋患者好发于肛周及直肠部，女性多发于大小阴唇、阴道、会阴、宫颈、肛周、肛门直肠、尿道甚至腹股沟等生殖器以外的部位（图 3-9）。本病易复发。

（二）相关检查

根据典型的皮损特点、好发部位即可诊断。

1. 皮肤镜及组织病理学检查　皮损不典型者可帮助诊断。

2. 组织病理检查　如果怀疑有患皮肤癌的风险，则必须对皮损处进行活检，不同类型的疣组织病理有所不同，但均有乳头瘤病毒感染的特点，即颗粒层、棘层上部细胞空泡化和电镜下细胞核内有病毒颗粒。伴有角化过度、角化不全棘层肥厚和乳头瘤样皮损增生。

3. 醋酸试验　尖锐湿疣醋酸试验为阳性。

4. DNA 扩增　核酸杂交可检出 HPV–DNA 相关序列，PCR 检测可见特异性 HPV–DNA 扩增区带等。

四、辨解帕雅多雅（病、证分类辨治）

（一）塔菲塔拢想洞乎（风热水毒偏盛型疣）

1. 夯帕雅（主症）　赘疣突起，呈乳头瘤样增生丘疹和结节，散在或密布，常有瘙痒，周围有红晕，表面光亮，色淡红；舌红、苔薄黄，脉快。

2. 辨解帕雅（病因病机）　患者因平素喜食香燥性热之品，加之感受外界邪毒，内外相合，风热毒邪蕴结在皮肤，则可见赘疣突起，呈乳头瘤样增生丘疹和结节，散在或密布，风火过盛，则见瘙痒，周围有红晕，表面光亮；舌红，苔薄黄，脉快。

3. 平然（治则）　除风清火，解毒散结。

4. 多雅（治法）

（1）内治法　雅解沙把（百解胶囊），口服，每次 4～8 粒，每日 3 次。

（2）外治法

①达雅（搽药疗法）：文尚海（百样解）、晚害闹（莪术）、雅解先打（傣百解）、哈帕利（旋花茄根）各适量，磨汁外搽。

②阿雅（洗药疗法）：取涛罕（大黄藤）、麻新哈布（藤苦参）、摆雅拉勐龙（对叶豆叶）、摆那龙（冰片叶）、楠过缅（多依树皮）、楠海嫩（水杨柳树皮）、楠勒嘎（木蝴蝶树皮）各等量，煎水浸泡或外洗患处每日 1～2 次。

（二）勒拢软洞乎（气血不足型疣）

1. 夯帕雅（主症）　皮损初起为角质性小丘疹，渐增大。疣体角化性扁平斑块，表面粗糙，中央微凹，境界清楚；后皮损为米粒至黄豆大小扁平隆起性丘疹，圆形或椭圆形，少数为多角形，表面光滑，正常肤色或淡褐色，散在或密集分布。可自觉微痒，少气懒言，舌质淡，苔薄白，脉沉缓。

2. 辨解帕雅（病因病机）　患者先天禀赋不足，塔都档细（四塔）夯塔档哈（五蕴）功能失调，后天滋养不当，抗病能力较低下，或饮食不节，加之感受外界的邪毒，内外相合，体内风气不足，推动气血运行无力，毒邪蕴结在皮肤，水血不足，肌肤失养，则皮损表面粗糙，丘疹呈淡褐色或白色，散在或密集分布。可自觉微痒，少气懒言，舌质淡，苔薄白，脉沉缓。

3. 平然（治则） 益气补水，化瘀消结。

4. 多雅（治法）

（1）内治法

①雅解沙把（百解胶囊），口服，每次4～8粒，每日3次。

②雅叫哈顿（五宝胶囊），口服，每次4～8粒，每日3次。

（2）外治法 阿雅（洗药疗法），取鲜毫命（姜黄）、毫命郎（莪术）、摆雅拉勐龙（对叶豆叶）、摆那龙（冰片叶）、楠龙埋三西双勒（夹竹桃水皮）各等量，煎水冲洗外阴或坐浴，每日1～2次。

（三）比菲想洞乎（毒热蕴结型尖锐湿疣）

1. 夯帕雅（主症） 有明确的不洁性交史，呈淡红色丘疹，或乳头状、菜花状、鸡冠状肉质赘生物，男性好发部位为龟头、冠状沟、包皮内侧、包皮系带、尿道口及阴茎部，同性恋患者为肛周及直肠部，女性多发于大小阴唇、阴道、会阴、宫颈、肛周、肛门直肠、尿道甚至腹股沟等生殖器以外的部位。舌质红，苔黄腻，脉紧而快。

2. 辨解帕雅（病因病机） 本病的发生是因房事不洁，感受污秽邪毒，毒气蕴结于下盘二阴而致。毒邪蕴结于内，热结犯肤，蕴积下盘二阴，致局部皮肤凸起，呈淡红色丘疹，或乳头状、菜花状、鸡冠状肉质赘生物。口干苦，舌质红，苔黄腻，脉紧而快。

3. 平然（治则） 泻火解毒，化瘀消结。

4. 多雅（治法）

（1）内治法 雅解沙把（百解胶囊），口服，每次4～8粒，每日3次。

（2）外治法 阿雅疗法（洗药疗法），取涛罕（大黄藤）、楠秀（白花树皮）、楠嘿涛莫（滑叶藤仲皮）、楠海嫩（水杨柳树皮）、咪火哇（山大黄）、楠麻过（嘎里啰树皮）、楠龙埋三西双勒（夹竹桃皮）、楠罕亮（红脑鱼藤树皮）各等量，煎水冲洗外阴或坐浴，每日1～2次。

五、预防调护

1. 避免搔抓摩擦疣体，以免因自身接种而致其波散，加重病情。

2. 注意局部皮肤的清洁，防止继发感染。

3. 坚持体育锻炼，增强体质，提高机体抗病能力。

4. 跖疣患者日常应穿宽松透气的鞋子，疼痛者可穿软底的运动鞋或在鞋子下面垫柔软的鞋垫，或将鞋垫掏空一个和疣体大小差不多的孔，避免穿高跟鞋等。

5. 加强营养。多食蔬菜水果，多饮水，忌食辛辣刺激食物。

六、现代研究进展

人类乳头瘤病毒（human papillomavirus，HPV）对皮肤和黏膜上皮细胞有高度亲嗜性，病毒通过皮肤黏膜的微小破损感染上皮细胞，导致该细胞异常分化和增生，形成乳头状的良性新生物。人是 HPV 唯一的自然宿主。本病传染源为患者和病毒携带者。

HPV 是寻常疣、跖疣、扁平疣的病原体，属于乳头瘤空泡病毒，为小 DNA 病毒，呈 20 面体，无包膜。HPV 的靶细胞是皮肤黏膜的上皮细胞，可通过皮肤黏膜的微小破损感染上皮细胞，导致该细胞异常分化和增生，形成良性新生物。目前已发现有 100 多种 HPV 亚型与人类疾病相关。与疣类皮肤病相关的有 1、2、3、4、6、10、11、16、18、28 等亚型。HPV16、18、31、33 等亚型还具有致癌性。

目前没有能够治愈 HPV 感染的特异性抗病毒治疗方法，现有的方法主要是破坏疣体，调节局部皮肤生长或全身免疫反应为主要手段，治疗的目的是去除疣体不产生瘢痕，诱导终身免疫，防止复发。治疗方法主要包括物理治疗和外用药物治疗。由于个体差异大，用药不存在绝对的最有效。常用的药物有 0.05% ～ 0.1% 维 A 酸软膏、氟尿嘧啶软膏、干扰素凝胶等。常用的外治法包括液氮冷冻治疗、电灼和激光等方法，适用于疣数量较少的患者。

七、傣医医案选读

岩某，男，27 岁，患者 3 月前有不洁性交史。近 1 周来龟头出现菜花状肉质赘生物。曾到诊所就诊（具体用药不详），症状未见缓解遂前来医院就诊。查体：龟头见菜花状肉质赘生物，色淡红，口干苦，舌质红，苔黄腻，脉紧而快。实验室检查：醋酸试验阳性，PCR 检测可见特异性 HPV–DNA 扩增区带。傣医诊断为比菲想洞乎（毒热蕴结型 – 尖锐湿疣）。治疗：根据先解后治理论，予雅解沙把（百解胶囊），口服，每次 6 粒，每日 3 次。治疗 1 月，疣体逐渐消失。

思考题：

1. 什么是疣，临床常见的疣包括哪几种？
2. 寻常疣的临床表现是什么？

第五节　洞烂（脓疱疮）

一、概述

洞烂（脓疱疮），是由金黄色葡萄球菌和（或）乙型溶血性链球菌感染所引起的一种儿童常见化脓性传染性皮肤病。

本病是塔都档细（四塔）失调，塔喃（水血）、塔拢（风气）运行失常，因感受外来病毒邪气致病，引起体内塔都档细（四塔）夯塔档哈（五蕴）功能失调，外邪侵犯上盘（皮肤），风火偏盛，水血不足，不能制火而发为本病。

本病临床以丘疹、水疱或脓疱，易破溃后成脓痂、蔓延迅速，多发于颜面等暴露部位为特征。本病具有接触传染和自体接种感染的特性，一般多见于热季及雨节，易在儿童中流行。

傣医将之分为风热毒邪蕴结型脓疱疮、风毒水湿蕴结型脓疱疮等二型来论治，治以清火解毒，除风敛疮；调补四塔，清火解毒。本病预防是关键，应注意个人卫生，保持皮肤清洁，及时治疗各种易引发本病的慢性疾病，改善营养，增强机体抗病能力。

二、辨解帕雅（病因病机）

皮肤为人体之屏障，有保护机体的作用。患者平素喜食香燥肥腻性热之品，积热于内，风、火塔偏盛，水塔不足，不能制火，加之感受外在的风热水毒，内外合邪蕴结于肌肤皮下而致。或患者先天四塔五蕴功能禀受不足，后天滋养不当，抗病能力较低下，或慢性皮肤疾病治疗不当，以致皮肤破损，感受外来风热毒邪而致病。

病程后期，因患者素体塔都档细（四塔）不足，无力排泄体内水湿之毒，毒邪内蕴，加之感染外在的风热水毒，内外相合发为本病。

西医学的发病机制，主要由凝固酶阳性的金黄色葡萄球菌感染引起，也可葡萄球菌、链球菌混合感染，偶尔由 A 组乙型溶血性链球菌引起，可发生于完整的皮肤，也可在慢性皮肤病变或轻微外伤后细菌黏附、侵入并导致感染。

三、诊查要点

根据病史和皮损特点即可诊断，必要时行疱液细菌学培养及组织病理检查。

（一）临床表现

儿童多见，好发于热季及雨季，以及面部、四肢等暴露部位。

根据皮疹特点不同分为以下 5 型。

1. 寻常性脓疱疮 又称接触传染性脓疱疮，主要致病菌是金黄色葡萄球菌。好发于面部，皮损初起为红斑或小水疱，迅速转变成脓疱，脓液浑浊，周围有红晕，疱壁薄，脓疱破后形成糜烂面，脓液干涸后形成蜜黄色厚痂，周围常有卫星灶（图 3-10）；痂皮脱落而自愈，愈后不留瘢痕；自觉瘙痒，严重者可引起败血症、急性肾小球肾炎。该型传染性强，热季好发，可在学龄前及学龄期儿童中流行。

2. 大疱性脓疱疮 儿童及成人可受累，好发于面部、躯干和四肢，皮损特征为壁薄大脓疱，内有黄色脓液坠积于疱底呈半月状，破溃后糜烂结痂，患者自觉瘙痒，愈后不留瘢痕。

3. 新生儿脓疱疮 为大疱性脓疱疮的异型。起病快，传染性强，多于出生后 4～10 天新生儿发病。常有上呼吸道感染病史，初期为多发性豌豆到蚕豆大水疱或脓疱，疱壁紧张，后松弛易破，形成红色糜烂面，尼氏征阳性；患儿可伴高热、腹泻等全身中毒症状，严重时可并发败血症、肺炎球菌脑膜炎而致死。

4. 深脓疱疮 又称臁疮。主要致病菌是溶血性链球菌。好发于小腿或足背部；皮损为脓疱，周围红肿明显，脓疱破后形成深在性碟状溃疡，边缘陡峭红肿，严重者可形成坏疽或深部组织感染；伴明显疼痛，可有发热，皮损附近淋巴结可肿痛。

5. 葡萄球菌性烫伤样皮肤综合征 由噬菌体Ⅱ组 71 型凝固酶阳性金黄色葡萄球菌引起，皮损初起常由面部、口周开始，迅速蔓延到四肢和躯干。特征性皮损是在红斑基础上出现松弛性水疱，或轻擦皮肤即有表皮大片剥脱，即尼氏征阳性，似烫伤样外观（图 3-11）。口周可见放射状裂纹，手、足皮肤可呈手套、袜套样剥脱，皮损疼痛和触痛，一般预后良好，1～2 周后痊愈，重症者可并发败血症死亡。

（二）相关检查

1. 血常规检查　外周血白细胞总数及中性粒细胞计数可增高。

2. 抗链球菌溶血素"O"　链球菌引起者，抗链球菌溶血素"O"增高。

3. 脓液及分泌物培养　脓液细菌培养可分离出致病菌。

4. 其他检查　葡萄球菌性烫伤样皮肤综合征（SSSS 综合征）患者血清中还可查到表皮松解毒素 A（采用酶联免疫吸附测定法）。

四、辨解帕雅多雅（病、证分类辨治）

（一）洞烂塔拢塔菲想（风热毒邪蕴结型脓疱疮）

1. 夯帕雅（主症）　发病急骤，脓疱密集，色黄，周围有红晕，破后糜烂面鲜红，多有口干，小便黄，大便干。伴有发热，舌红，苔黄腻，脉快等症状。

2. 辨解帕雅（病因病机）　患者先天塔都档细（四塔）、夯塔档哈（五蕴）功能禀受不足，后天滋养不当，抗病能力较低下，或慢性皮肤疾病治疗不当，致四塔五蕴功能失调所致；或平素喜食香燥肥甘厚味、辛辣性热之品，积热于内，体内风火偏盛，加之复感外在的帕雅拢皇（风热毒邪）而致。风热水毒偏盛，故皮肤出现红斑、水疱及脓疱。

3. 平然（治则）　清火解毒，除风敛疮。

4. 多雅（治法）

（1）内治法　雅解沙把（百解胶囊），口服，每次 2～4 粒，每日 3 次。

（2）外治法

①达雅（搽药疗法）：取解烘罕（大黄藤）、雅解先打（傣百解）各 30～50g 磨水（磨药疗法）外搽；或取贺麻年（苦卡拉或叶）30～50g，羊粪烧焦，捣细粉，加入乳汁调匀外搽。

②阿雅（洗药疗法）：取摆麻桂香拉（番石榴叶）、摆宾亮（红花臭牡丹叶）、摆帕利（旋花茄叶）、摆娜龙（艾纳香叶）各 30～50g 等量，加水煎煮外洗，每日 2 次。或楠楞嘎（木蝴蝶树皮）、楠过缅（多依树皮）、楠夯板（余甘子树皮）各等量水煎，外洗患处，每日 1～2 次。

（二）洞烂塔拢塔喃如乃（风毒水湿蕴结型脓疱疮）

1. 夯帕雅（主症）　脓疱稀疏，色淡白或淡黄，周围红晕不显，破后糜烂面淡红，多有饮食不佳，便溏，舌淡，苔薄微腻，脉沉而细弱。

2. 辨解帕雅（病因病机）　病程后期，因患者素体塔都档细（四塔）功能不足，风气不足推动无力，土不足水湿运化不利，火不足不能温化水湿，导致体内水湿过盛，湿邪之毒内蕴，加之感染外在的风热水毒，内外相合发为本病。若风热水毒强盛，以致毒邪损伤四塔，可造成四塔五蕴衰败，出现危急重症。

3. 平然（治则） 调补四塔，清火解毒。

4. 多雅（治法）

（1）内治法

①雅解沙巴（百解胶囊），口服，每次 2～4 粒，每日 3 次。

②雅叫哈顿（五宝药散），每次服 3～5g，每日 3 次。用米汤调服。

③取埋哦罗（大芦苇）、哈宾亮（赪桐根）、更拢良（腊肠树心）、嘿麻电（圆锥南蛇藤）、哈保冬电（薇籽根）各 10g，水煎内服，每日 3 次，每次 150mL。

（2）外治法

①达雅（搽药疗法）：取摆巴闷（冬瓜叶）30g，捣烂加淘米水、猪油炒热，取适量外搽。

②阿雅（洗药疗法）：取埋哦罗（大芦苇）、哈宾亮（赪桐根）、更拢良（腊肠树心）、嘿麻电（圆锥南蛇藤）、哈保冬电（薇籽根）各 30～50g 等量，水煎外洗。或摆芽拉勐龙（对叶豆叶）、楠晚（三丫苦）、摆管底（三叶蔓荆叶）各等量 30g 水煎，外洗患处每日 1～2 次。

五、预防调护

1. 注意个人卫生，保持皮肤清洁。

2. 注意避免搔抓，以免将病原菌带到其他部位再感染。

3. 已有的慢性皮肤病需要进行积极、及时的治疗。

4. 患者应适当隔离，患者接触过的衣服、毛巾、用具等，应予消毒。

六、现代研究进展

脓疱疮的病因主要由凝固酶阳性的金黄色葡萄球菌感染引起，也可由葡萄球菌、链球菌混合感染，偶尔由 A 组乙型溶血性链球菌引起，可发生于完整的皮肤，也可在慢性皮肤病变或轻微外伤后细菌黏附、侵入并导致感染。由金黄色葡萄球菌感染引起的常表现为大疱性脓疱疮，是由于该菌可产生并释放表皮剥脱毒素，表皮剥脱毒素与细胞表面的桥粒芯糖蛋白 1 结合，造成表皮细胞间黏附丧失，细胞松解，大疱形成。

本病的治疗以局部外用抗生素、口服抗生素及系统用药为主，莫匹罗星和夫西地酸是首选的一线用药。对于病变广泛、有系统症状及不能耐受外用抗生素者，建议根据脓液细菌培养及药敏试验选择敏感抗生素。若以经验用药选择抗生素，可选耐葡萄球菌青霉素者选阿莫西林／克拉维酸、头孢菌素，但不推荐使用青霉素 V、阿莫西林、杆菌肽和新霉素。若有可能发生链球菌性脓疱疮后肾炎，当细菌培养鉴定为链球菌感染时，宜系统应用敏感抗生素治疗。

七、傣医医案选读

王某，男，6 岁。3 天前，患儿下肢出现数个散在水疱，抓破后流出黄水，抓破之处露出湿润鲜红之创面。其家人曾用"皮炎平乳膏"涂抹，3 次 / 天，未见明显好转，并见口干，小便黄，大便干，发热，故来诊。查体：患儿体温 37℃，双下肢出现多处约黄豆大小之水疱和脓疱，脓疱密集，周围有红晕，有的脓疱已破溃，流出黄水，结有黄痂，患儿不时用手搔抓患处，舌红，苔黄腻，脉行快。诊断：洞烂拢沙龙菲想（风热毒邪蕴结型脓疱疮）。治以清火解毒，除风敛疮。予雅解沙巴（百解胶囊），口服，每次 2 粒，每日 3 次。取贵香拉（番石榴叶）、摆宾亮（红花臭牡丹叶）、摆帕利（旋花茄叶）、摆娜龙（艾纳香叶）各 15g，加水煎煮外洗，每日 2 次。连续用药 7 天而治愈。

思考题：

1. 脓疱疮的临床特征是什么？
2. 根据皮疹特点不同脓疱疮可以分为哪些类型？

第六节　贺毫（头癣）

一、概述

贺毫（头癣），是指累及头发和头皮的皮肤癣菌感染。

本病的发生与塔都档细（四塔）、夯塔档哈（五蕴）功能失调，感受外在的风热水毒虫邪，内外毒邪相合而引起。

本病临床以单个或多个脱发斑，伴有鳞屑为特征。严重时可出现瘢痕或永久性脱发。本病多累及少年儿童，成人少见。根据致病菌和临床表现的不同，分为黄癣、白癣、黑点癣、脓癣四种类型。

傣医将其分为塔菲塔拢想贺毫（风热水毒蕴肤型头癣）、拢想勒皇贺毫（风盛血燥型头癣）两个证型论治。分别治以凉血解毒，除风生发；解毒止痒，滋水生发。近年随着饲养宠物的增多，白癣、脓癣发病率有所增加。本病有一定传染性故应积极治疗，预防是本病的关键。

二、辨解帕雅（病因病机）

多因饮食不节，喜食香燥、肥甘厚味、酸辣、寒热之品，寒热水毒互结于内，加之感受外在的风热水毒虫邪，内外毒邪相合，引起体内塔都档细（四塔）、夯塔档哈（五蕴）功能失调所致。

本病主要通过与癣病患者或患畜、无症状带菌者密切接触而直接传染，或通过共用被污染的理发工具、帽子、枕巾等物品而间接传染。特别是当头皮因剃头等受外伤时更易被感染，故理发是传染途径之一。但是，真菌感染后不一定都引起头癣，这与机体对真菌的抵抗力密切相关。大多数成人对真菌抵抗力较强，而儿童较弱，所以头癣多见于儿童。

三、诊查要点

根据皮损是否存在炎症反应分为非炎症性头癣和炎症性头癣。根据致病菌和临床表现的不同，分为黄癣、白癣、黑点癣、脓癣四种类型。黄癣、白癣、黑点癣均可发生脓癣，故无论轻重应当积极治疗，部分患者因治疗不及时，还可继发皮肤细菌感染。

根据流行病学史、临床表现、毛发真菌镜检和（或）培养阳性即可以明确诊断，滤过紫外线灯检查和皮肤镜检查有助于头癣的诊断和观察疗效。

（一）临床表现

1. 黄癣 皮损初起为针尖大小的淡红色斑疹，后形成黄癣痂，毛发贯穿其中，除去痂皮可见潮红糜烂面，有特殊的鼠尿臭味，易形成永久性脱发。

2. 白癣 皮损初起为群集的红色小丘疹，后向四周扩大成灰白色的圆形或椭圆形鳞屑斑，毛发于高出头皮 2～4mm 处折断，毛发残根部包绕灰白色鳞屑菌鞘（图 3-12）。患者常有不同程度的瘙痒。本型不破坏毛囊，不造成永久性秃发，愈后不留瘢痕。

3. 黑点癣 此型较少见，儿童及成人均可发病。皮损初起为散在的鳞屑性灰白色斑，以后逐渐扩大成片。病发刚出头皮即折断，断发残根留在毛囊内呈黑点状（图 3-13）。瘙痒不明显。本型属发内感染，愈后可留局灶性脱发和点状瘢痕。

4. 脓癣 此型是由亲动物性皮肤癣菌引发的头皮强烈的感染性变态反应。近年来因饲养宠物增多而有发病增多趋势。皮损初起为成群的炎性毛囊丘疹，逐渐融合成隆起的炎性肿块，表面有蜂窝状排脓小孔，可挤出脓液。继发细菌感染后可形成脓肿，常伴耳后、颈、枕部淋巴结肿大、疼痛。本型可破坏毛囊，会引起永久性脱发和瘢痕。

（二）相关检查

1. 血常规检查 一般无异常。脓癣病情严重或继发感染时可出现白细胞和中性粒细胞升高。

2. 真菌直接镜检 可初步明确有无真菌感染，阳性者镜下可见菌丝、孢子，但易漏诊。

3. 真菌免疫荧光检测 检出率较高，阳性镜下黄癣发内可见链状菌丝（图 3-14）和关节孢子，白癣发外可见成堆排列的圆形小孢子，黑点癣发内可见链状排列的圆形孢子。

4. 真菌培养 可确定致病菌种。

5. 皮肤镜（毛发镜）检查 病发呈黑点、螺旋样、条形码状、折断发等（图 3-15）。

6. 滤过紫外线灯（Wood 灯）检查 黄癣可见暗绿色荧光，白癣见亮绿色荧光，黑点癣无荧光（图 3-16）。

四、辨解帕雅多雅（病、证分类辨治）

（一）塔菲塔拢想贺毫（风热水毒蕴肤型头癣）

1. 夯帕雅（主症） 头皮皮损初起为针尖大小的淡红色斑疹，后形成黄癣痂，毛发贯穿其中，除去痂皮可见潮红糜烂面，有特殊的鼠尿臭味；或皮损初起为成群的炎性毛囊丘疹，逐渐融合成隆起的炎性肿块，表面有蜂窝状排脓小孔，可挤出脓液。继发细菌感染后可形成脓肿，常伴耳后、颈、枕部淋巴结肿大、疼痛。易形成永久性脱发。舌质红，苔黄腻，脉快。

2. 辨解帕雅（病因病机） 平素喜食香燥、肥甘厚味、酸辣、性热之品，湿热水毒互结于内，湿热蕴结于"讷楠（皮内）"；久居湿热之地，感受外在的风热水毒虫邪，内外毒邪相合，引起体内塔都档细（四塔）夯塔档哈（五蕴）功能失调；风火偏盛，湿毒内生，故见头皮皮损呈红色斑疹；或黄癣痂，或糜烂，化脓等。甚者形成永久性脱发。

3. 平然（治则） 凉血解毒，除风生发。

4. 多雅（治法）

（1）内治法　雅解沙把（百解胶囊），口服，每次 4 ～ 8 粒，每日 3 次。

（2）外治法

①阿雅（洗药疗法）：楠秀（白花树皮）、涛喃（三开瓢）、楠说（云南石樟树皮）、蒿莫（滑叶藤）各 30g，水煎外洗患处，每日 1 ～ 2 次。

②达雅（搽药疗法）：景郎（黑种草籽）、内拉勐（草决明）各 15g，碾粉加芝麻油调合后，取适量外搽。或摆补（芦子叶）、摆扁（刺五加叶）各 15g，共春细取汁外搽。或孩别背扣（鸭蛋壳）1 个，毫命（姜黄）、补累（野姜）各 15g，捣烂加猪油调合后取适量外搽。或对叶豆叶、飞扬草各 15g，加入 75% 的乙醇溶液中浸泡后，少量外搽患处。

（二）拢想勒皇贺毫（风盛血燥型头癣）

1. 夯帕雅（主症） 失治误治病程迁延日久者，可见皮损初起为群集的红色小丘疹，后向四周扩大形成灰白色的圆形或椭圆形鳞屑斑，毛发于高出头皮 2 ～ 4mm 处折断，毛发残根部包绕灰白色鳞屑菌鞘；或皮损初起为散在的鳞屑性灰白色斑，以后逐渐扩大成片。病发刚出头皮即折断，断发残根留在毛囊内呈黑点状。不造成永久性脱发。舌燥少津，苔薄黄而干裂，脉深弱而无力。

2. 辨解帕雅（病因病机） 病程迁延日久失治误治、用药不当，塔都档细（四塔）失调，风气过盛，耗伤水血，水血不足，水不制火，风火交炽，水血不能荣润头皮皮肤而致。

3. 平然（治则） 解毒止痒，滋水生发。

4. 多雅（治法）

（1）内治法　雅解沙把（百解胶囊），口服，每次 4 ～ 8 粒，每日 3 次。

（2）外治法 达雅（搽药疗法）：内发（棉花籽）、贺荒（大蒜）、内乃麻禾巴（白花曼陀罗籽）、哟麻沙（毛瓣无患子嫩芽）、反帕嘎（苦菜籽）各15g，捣细加芝麻油或猪油炒热取适量外包或外搽。或贺荒（大蒜）、满勒（硫黄）、麻匹囡（胡椒）、辛蒋（小姜）各15g，捣烂加猪油调合后，取适量外搽，每日3次。或内管底（蔓荆子）、拉连贵的罕（干粉芭蕉叶）、些拎（金钢纂）各15g，捣烂加芝麻油调合后，取适量外搽，每日3次。

五、预防调护

1. 对患者应做到及早发现、积极治疗，并做好消毒隔离工作。

2. 对患癣家畜和宠物应给予相应处理。

3. 对托儿所、学校、理发店等应加强卫生宣传和管理；对污染物和污染环境应进行消毒除菌，防止再次感染及传播。

4. 加强个人卫生管理，不共用毛巾、梳子等用品。

六、现代研究进展

黄癣主要由许兰毛癣菌感染所致；白癣主要由犬小孢子菌、石膏样小孢子菌和铁锈色小孢子菌感染引起；黑点癣则主要由紫色毛癣菌和断发毛癣菌感染引起。本病发病机制明确，根据致病菌侵犯毛发方式不同分为发外型感染和发内型感染；根据致病菌属不同分为小孢子菌头癣和毛癣菌头癣。通过近10年来文献回顾分析，国内文献头癣中红色毛癣菌的分离率的数据是0.6% ～ 15.8%，英文文献的数据是0.8% ～ 28.8%。

目前的常规治疗方案，主要是口服抗真菌药物治疗，疗程为6 ～ 8周，难治者治疗时间可达12周。常用药物包括灰黄霉素、伊曲康唑、特比萘芬和氟康唑，一定要注意足剂量和足疗程。局部辅助外用抗真菌药物，尽可能将病发剪除，可用2%碘酊、联苯苄唑溶液或霜剂、5% ～ 10%硫磺软膏、特比萘芬霜等。

脓癣相较其他类型的头癣治疗时间更长，提倡早期短期使用糖皮质激素配合适当的抗真菌和抗细菌药物治疗，可减轻炎症反应并降低瘢痕的危险，脓肿切忌切开引流。对于难治性、耐药性真菌感染，与光动力联合治疗可以加快皮损消退，缩短患者的治疗时间。

七、傣医医案选读

岩某，男，19岁。因平素喜食喜香燥、肥甘厚味、性热之品，加之不注意个人卫生，10天前头皮皮肤呈片状皮损，初起为成群的炎性毛囊丘疹，逐渐融合成隆起的炎性肿块，表面有蜂窝状排脓小孔，可挤出脓液。未治疗，局部出现脓肿，伴耳后、颈、枕部淋巴结肿大、疼痛。为求傣医治疗前来医院就诊。症见：头皮皮肤呈片状皮损，伴炎性毛囊丘疹，融合成隆起的炎性肿块，表面有蜂窝状排脓小孔，可挤出脓液，伴耳后、颈、枕部淋巴结肿大、疼痛。舌质红，苔黄腻，脉快。傣医诊断为塔菲塔拢想贺毫（风热水毒蕴肤型头癣）。治疗：根据先解后治之理论，首先服用雅解沙把（百解胶囊），每次 6 粒，每日 3 次。方剂选用：①楠秀（白花树皮）、涛喃（三开瓢）、楠说（云南石樟树皮）、蒿莫（滑叶藤）各 30g，水煎 1500 ～ 2000mL 泡洗患处，每日 2 次。②取内发（棉花籽）、贺荒（大蒜）、内乃麻禾巴（白花曼陀罗籽）、哟麻沙（毛瓣无患子嫩芽）、反帕嘎（苦菜籽）各等量，捣细加芝麻油炒热取适量外包和外搽而获效。

思考题：

1. 头癣临床上可分为哪几类？
2. 如何确诊头癣？

第七节　丁麦毫（手足癣）

一、概述

丁麦毫（手足癣），是指发生于手掌、足跖及其指（趾）间的皮肤癣菌感染。本病一年四季均可发病，热季及雨季两季节气温高、湿度大，发病率较高；冷季气温较低，发病率相对较低。

本病是由于患者塔都档细（四塔）、夯塔档哈（五蕴）功能失调，或水塔、风塔不足，感受外在的风热水毒虫邪，内外毒邪相合，不能荣润肌肤而致。

本病以患部瘙痒、脱屑，可伴红斑、丘疹、水疱、皲裂、糜烂等为特征。临床根据不同的皮损特点分为水疱型、鳞屑型、糜烂型、角化型。

傣医将之分为风水湿毒蕴肤型手足癣、风热毒邪蕴肤型手足癣、风盛血燥型手足癣三个证型来论治。丁麦毫（手足癣）有一定传染性，可引起体股癣及甲癣，少数患者还可继发皮肤细菌感染，故应积极治疗。预防是本病的关键。

二、辨解帕雅（病因病机）

本病发生多因饮食不节，喜食香燥、肥甘厚味、酸辣、寒热之品，寒热水毒互结于内，加之感受外在的风热水毒虫邪，内外毒邪相合，引起体内塔都档细（四塔）、夯塔档哈（五蕴）功能失调；或病程迁延日久失治误治、用药不当，四塔失调，水塔、风塔不足，不能荣润肌肤而致。

手足癣的发生主要是由真菌感染引起的，因为所引起的真菌不同，发病季节或个体反应差异，临床上可出现不同表现。

三、诊查要点

（一）临床表现

1. 水疱型　原发水疱以小水疱为主，成群或散在分布，疱壁厚，内容物澄清，疱液吸收后，皮损部位干燥、脱屑（图 3-17）。自觉瘙痒而不可忍。患者常因搔抓致继发细菌感染而表现为小脓疱，可诱发丹毒、淋巴结炎或癣菌疹。

2. 丘疹鳞屑型 起病缓慢，开始为丘疹或水疱，疱壁易破而形成鳞屑痒感轻，很少并发细菌感染（图3-18）。此型是各种致病性真菌中引起足癣中最常见的类型。

3. 糜烂型 常发生于4～5和3～4指/趾间，多见于手足多汗，双足常浸泡水中，长期穿透气性差的运动鞋、水鞋、塑料鞋等者，热季多发或加重。皮损为指趾间浸渍发白、脱屑，去除松软鳞屑后见红色糜烂面或蜂窝状基底，有少量渗液（图3-19）。瘙痒剧烈，常因搔抓而继发感染。局部红肿、疼痛，可诱发丹毒、淋巴管炎、淋巴结炎等。

4. 角化型 皮损多见于掌跖，弥漫性增厚、脱屑、干燥，自觉瘙痒轻微（图3-20）。冷季易见皲裂、出血，行走不便。本型常发生于病程较长、年龄较大者。

（二）相关检查

1. 真菌直接镜检 载玻片刮起患处鳞屑，用10%～20%氢氧化钾液溶解鳞屑后，显微镜下可见菌丝、孢子即可确诊。也可用免疫荧光液溶解鳞屑后，在荧光镜检查，查见菌丝可确诊（图3-21）。

2. 真菌培养 可确定致病菌种。

3. 组织病理 角质层下可见菌丝。

四、辨解帕雅多雅（病、证分类辨治）

（一）塔拢塔喃想丁麦毫（风水湿毒蕴肤型手足癣）

1. 夯帕雅（主症） 手掌、足跖及其指（趾）间出现水疱，初发时仅见针帽大的水疱，搔破黄水外渗，水疱干涸脱皮，留下环状鳞屑，自觉痒而不可忍，舌质淡红，苔少，脉行表浅而快。

2. 辨解帕雅（病因病机） 因饮食不节，喜食香燥、肥甘厚味、酸辣、寒热之品，寒热水毒互结于内，加之感受外在的风热水毒虫邪，内外毒邪相合，引起体内塔都档细（四塔）、夯塔档哈（五蕴）功能失调。火盛则热，风盛则痒，水盛则肿，手掌、足跖及其指（趾）间出现皮肤出现水疱，搔破黄水外渗，水疱干涸脱皮，留下环状鳞屑，自觉奇痒而不可忍，舌质淡红，苔少，脉行表浅而快等。

3. 平然（治则） 利水解毒，除风止痒。

4. 多雅（治法）

（1）内治法 雅解沙把（百解胶囊），口服，每次4～8粒，每日3次。

（2）外治法

①阿雅（洗药疗法）：楠秀（白花树皮）、涛喃（三开瓢）、楠说（云南石樟树皮）、蒿莫（滑叶藤）各30g，水煎外洗患处，每日1～2次。

②达雅（搽药疗法）：景郎（黑种草籽）、内拉勐（草决明）各15g，碾粉加芝麻油调合后，取适量外搽。或摆补（芦子叶）、摆扁（刺五加叶）各15g，共舂细取汁外搽。或孩别背扣（鸭蛋壳）1个、毫命（姜黄）、补累（野姜）各15g捣烂加猪油调合

后取适量外搽。或对叶豆叶、飞扬草各 15g，加入 75% 的乙醇溶液中浸泡后，少量外搽患处。

（二）塔菲塔拢想丁麦毫（风热毒邪蕴肤型手足癣）

1. 夯帕雅（主症） 手掌、足跖及其指（趾）间出现皮疹，皮损多以趾间浸渍发白、脱屑，去除松软鳞屑后间红色糜烂面或蜂窝状基底，有少量渗液，瘙痒剧烈，或局部红肿、疼痛等。舌质红，苔黄，脉行快。

2. 辨解帕雅（病因病机） 因饮食不节，喜食香燥、肥甘厚味、酸辣，热毒内生，加之感受外在的风热水毒虫邪，内外毒邪相合，引起体内塔都档细（四塔）、夯塔档哈（五蕴）功能失调，火风过盛，互结生热，火盛肉腐则红肿、糜烂、疼痛；火盛耗伤水塔，水塔大伤，助风内动，风火互结则瘙痒剧烈，舌质红，苔黄，脉行快。

3. 平然（治则） 泻火解毒，除风止痒。

4. 多雅（治法）

（1）内治法　雅解沙把（百解胶囊），口服，每次 4～8 粒，每日 3 次。

（2）外治法

①阿雅（洗药疗法）：楠秀（白花树皮）、涛喃（三开瓢）、楠说（云南石樟树皮）、蒿莫（滑叶藤）各 30g，水煎外洗患处，每日 1～2 次。

②达雅（搽药疗法）：景郎（黑种草籽）、内拉勐（草决明）各 15g，碾粉加芝麻油调合后，取适量外搽。或摆补（芦子叶）、摆扁（刺五加叶）各 15g，共舂细，取汁外搽。或孩别背扣（鸭蛋壳）1 个，毫命（姜黄）、补累（野姜）各 15g，捣烂加猪油调合后取适量外搽。或对叶豆叶、飞扬草各 15g，加入 75% 的乙醇溶液中浸泡后，少量外搽患处。

（三）拢想勒皇丁麦毫（风盛血燥型手足癣）

1. 夯帕雅（主症） 失治误治病程迁延日久者，可见皮纹宽深，肥厚粗糙，皲裂痒痛相继而现，宛如鹅掌，自觉痒痛，舌燥少津，苔薄黄而干裂，脉深弱而无力。

2. 辨解帕雅（病因病机） 病程迁延日久失治误治，塔都档细（四塔）失调，风气过盛，耗伤水血，水血不足，水不制火，风火交炽，肌肤失濡润而致皮纹宽深，肥厚粗糙皲裂，风盛血燥，火热炽盛则瘙痒疼痛。

3. 平然（治则） 除风止痒，滋水润燥。

4. 多雅（治法）

（1）内治法　雅解沙把（百解胶囊），口服，每次 4～8 粒，每日 3 次。

（2）外治法　达雅（搽药疗法）：内发（棉花籽）、贺荒（大蒜）、内乃麻禾巴（白花曼陀罗籽）、哟麻沙（毛瓣无患子嫩芽）、反帕嘎（苦菜籽）各 15g，捣细加芝麻油或猪油炒热取适量外包或外搽。或贺荒（大蒜）、满勒（硫黄）、麻匹囡（胡椒）、辛蒋（小姜）各 15g，捣烂加猪油调合后，取适量外搽，每日 3 次。或内管底（蔓荆子）、拉连贵的罕（干粉芭蕉叶）、些拎（金钢篆）各 15g，捣烂加芝麻油调合后，取适量外搽，每日 3 次。

五、预防调护

1. 加强手足癣发生的基本知识的宣传，对预防及治疗有正确的认识。

2. 注意个人卫生，保持足部干燥，勤洗鞋袜。

3. 勿与他人共用洗脚盆。

4. 注意保护患处，切记不要过度搔抓，不用刺激性强的液体清洗。

六、现代研究进展

手足癣的病原菌主要是由红色毛癣菌、须癣毛癣菌、絮状表皮癣菌、玫瑰色毛癣菌等。近年有白假丝酵母菌及其他酵母菌感染的报道。发病与密切接触传染源有关，如接触有菌丝的公用木盆、拖鞋等。

皮肤真菌病属常见病多发病，由于科学技术的飞速发展，真菌镜检、免疫荧光直接镜检技术的应用，真菌培养鉴定、药敏测试、血清学和分子生物学诊断等技术的真菌实验室设立，为真菌病的诊断和治疗提供了可靠依据。

治疗用药根据真菌细胞膜、细胞壁、真菌核酸合成的不同靶点抗真菌药物的研发速度也在加快，新的药物和剂型层出不穷，如近些年在国内新上市的卢立康唑，其抗皮肤癣菌的体外最低抑菌浓度甚至优于特比萘芬，对酵母菌也有很好的抗菌活性。有较高的菌活性的药舍他康唑、奈替芬和酮康唑组成的复方药物抗菌谱宽，抗菌力强，已在临床广泛应用。

七、傣医医案选读

张某，女，40 岁。因平素喜食香燥、肥甘厚味、性热之品，1 个月前，双手足部出现针帽大的水疱，搔破黄水外渗，水疱干涸脱皮，留下环状鳞屑，瘙痒难忍，曾用"珊瑚癣净"外搽，效果不佳而前来医院就诊。刻下症：手足部水疱干涸脱皮，留下环状鳞屑，皮纹宽深，肥厚粗糙，皲裂痒痛相继而现，宛如鹅掌，奇痒疼痛，舌燥少津，脉深弱而无力。傣医诊断为丁麦毫帕雅拢想勒皇（风盛血燥型手足癣）。治疗：根据先解后治之理论，首先服用雅解沙把（百解胶囊），每次 6 粒，每日 3 次。方剂选用：楠秀（白花树皮）、涛喃（三开瓢）、楠说（云南石樟树皮）、蒿莫（滑叶藤）各 30g，水煎 1500～2000mL 泡洗患处，每日 2 次。取内发（棉花籽）、贺荒（大蒜）、内乃麻禾巴（白花曼陀罗籽）、哟麻沙（毛瓣无患子嫩芽）、反帕嘎（苦菜籽）各等量，捣细加芝麻油炒热取适量外包和外搽而获效。

思考题：

1. 手足癣的临床类型有哪些？

2. 手足癣的患者应当如何进行调护？

第八节　多毫（体癣、股癣）

一、概述

体癣指发生于除头皮、毛发、掌跖、甲板以外的一种皮肤癣菌感染。股癣指发生于腹股沟、会阴、肛门周围的皮肤癣菌感染，即发生于特殊部位的体癣。

本病是由于患者塔都档细（四塔）、夯塔档哈（五蕴）功能失调，或水塔、风塔不足，不能荣润肌肤而致。

本病临床以皮肤表面出现较狭窄隆起环状或同心圆样红斑，隆起的活动性边缘有丘疹、水疱、丘疱疹、鳞屑，以轻微的瘙痒和刺激感为特征。

傣医将本病分为风热犯肤型体股癣、湿热蕴肤型体股癣和风盛血燥型体股癣三个证型进行论治，分别治以清火解毒，除风止痒；清热解毒，除湿止痒；解毒除风，润燥止痒。本病有一定传染性，应当积极治疗。

二、辨解帕雅（病因病机）

本病多因饮食不节，喜食香燥、肥甘厚味、酸辣、寒热之品，寒热水毒互结于内，加之感受外在的风热水毒虫邪，内外毒邪相合，引起体内塔都档细（四塔）、夯塔档哈（五蕴）功能失调。

病程后期，病程迁延日久或失治误治，四塔失调，水塔、风塔不足，风热毒邪损伤水血，以致水血不足，不能滋养肌肤，故见皮肤粗糙、增厚。

体癣主要由真菌直接或间接接触被污染的澡盆、浴巾、有毛动物引起，也可由手癣、足癣、甲癣、头癣蔓延而致。免疫功能低下者较易发病。

三、诊查要点

（一）临床表现

1. 体癣　可以感染身体任何部位，但更常发生于暴露部位。原发损害为针头到米粒大丘疹、丘疱疹、水疱，从中心逐渐向周围等距离扩展蔓延，中心有自愈倾向，边缘由丘疹、丘疱疹、水疱、痂和鳞屑连接成狭窄隆起，呈环状排列倾向于活动性（图3-22）。中心部可再次出现第二、第三层同心圆样损害，伴有红斑、丘疹、脱屑，炎症轻时只有鳞屑（图3-23）。由于致病真菌不同及个体差异，皮损表现可有差异，如由亲人性皮肤癣菌引起的皮损常呈大片形，数目较少，愈后多有色素沉着；亲动物性和亲土性皮肤癣菌引起的皮损，炎症反应明显，常以疱疹为主，范围较小，皮损较多，自觉瘙痒。

外用糖皮质激素可降低机体的免疫功能，增强真菌致病力，使皮损失去原来的典型形态，称为难辨认癣。其表现为皮损周边的鳞屑红斑界限不清，炎症不显著，而中央失去自愈倾向，类似慢性湿疹、神经性皮炎、银屑病等样改变，真菌检查可见大量粗大菌丝和孢子。

2. 股癣　通常在大腿内侧出现一块或多块皮损，可单发或双侧同时发生，基本皮损与体癣相同。由于此部位温暖潮湿，易摩擦，常表现为下侧缘边界清楚，炎症明显，有反复发作倾向。病久者，皮损失去典型表现，或因搔抓致浸润肥厚、苔藓样变（图 3-24）。外用糖皮质激素后，皮损边界不清，易致误诊。较少见阴囊受累。有的向后累及肛周、臀间沟臀部皮肤，重者可从腹股沟向上蔓延至会阴、耻骨上部，形成边缘狭窄隆起的环状红斑。

（二）相关检查

1. 真菌直接镜检　同手足癣（图 3-25）。
2. 真菌培养　可确定致病菌种。
3. 组织病理　角质层下可见菌丝或孢子。

四、辨解帕雅多雅（病、证分类辨治）

（一）塔菲塔拢想多毫（风热犯肤型体股癣）

1. 夯帕雅（主症）　皮疹色红，如钱币，逐渐扩展，瘙痒无休，舌淡红，苔薄黄，脉快。

2. 辨解帕雅（病因病机）　因饮食不节，喜食香燥、肥甘厚味、酸辣、性热之品，积热于内，加之感受外在的风热水毒虫邪，内外毒邪相合，引起体内塔都档细（四塔）、夯塔档哈（五蕴）功能失调。火盛则热，风盛则痒，风火相搏则皮肤出现皮疹如钱币，逐渐扩展，瘙痒无休，舌淡红，苔薄黄，脉快。

3. 平然（治则）　清火解毒，除风止痒。
4. 多雅（治法）
（1）内治法　雅解沙把（百解胶囊），口服，每次 4～8 粒，每日 3 次。
（2）外治法
①阿雅（洗药疗法）：楠秀（白花树皮）、涛喃（三开瓢）、楠说（云南石樟树皮）、蒿莫（滑叶藤）各 30g，水煎外洗患处，每日 1～2 次。
②达雅（搽药疗法）：景郎（黑种草籽）、内拉勐（草决明）各 15g，碾粉加芝麻油调合后，取适量外搽。或摆补（芦子叶）、摆扁（刺五加叶）各 15g，共舂细，取汁外搽。或孩别背扣（鸭蛋壳）1 个，毫命（姜黄）、补累（野姜）各 15g，捣烂加猪油调合后取适量外搽。

（二）塔菲塔喃想多毫（湿热蕴肤型体股癣）

1. 夯帕雅（主症）　患处多潮湿，皮损呈环形红斑，伴有脓疱，渗流臭水或化脓，轻微疼痛，糜烂结痂，舌质红，苔黄厚腻，脉快。

2. 辨解帕雅（病因病机） 起居不慎，久居湿热之地，感受外界湿热毒邪和虫邪，加之平素喜食用肥甘厚腻之品，体内湿热过盛，内外相合，灼伤皮肤，肉腐则溃或化脓，故见皮损呈环形红斑，伴有脓疱，轻微疼痛，糜烂结痂，或伴有低热，形寒高热，舌质红，苔黄厚腻，脉快。

3. 平然（治则） 清热解毒，除湿止痒。

4. 多雅（治法）

（1）内治法 雅解沙把（百解胶囊），口服，每次4～8粒，每日3次。

（2）外治法

①阿雅（洗药疗法）：楠秀（白花树皮）、涛喃（三开瓢）、楠说（云南石樟树皮）、蒿莫（滑叶藤）各30g，水煎外洗患处，每日1～2次。

②难雅（坐药疗法）：嘿夯亮（红闹鱼藤）、嘿夯蒿（白闹鱼藤）各等量，水煎约3000mL，坐浴，每日1～2次。

③达雅（搽药疗法）：景郎（黑种草籽）、内拉勐（草决明）各15g，碾粉加芝麻油调合后，取适量外搽。或摆补（芦子叶）、摆扁（刺五加叶）各15g，共舂细取汁外搽。

（三）塔拢想勒皇多毫（风盛血燥型体股癣）

1. 夯帕雅（主症） 失治误治病程迁延日久者，可见皮疹肥厚粗糙、脱屑、皲裂，痒痛相继而现，瘙痒疼痛，舌燥少津，苔薄黄而干裂，脉浅弱而无力。

2. 辨解帕雅（病因病机） 病程迁延日久失治误治，塔都档细（四塔）失调，风气过盛，耗伤水血，水血不足，水不制火，风火交炽，肌肤失濡润而致皮疹肥厚粗糙、脱屑、皲裂，风盛血燥，火热炽盛则瘙痒疼痛。

3. 平然（治则） 解毒除风，润燥止痒。

4. 多雅（治法）

（1）内治法 雅解沙把（百解胶囊），口服，每次4～8粒，每日3次。

（2）外治法 达雅（搽药疗法）：内发（棉花籽）、贺荒（大蒜）、内乃麻禾巴（白花曼陀罗籽）、哟麻沙（毛瓣无患子嫩芽）、反帕嘎（苦菜籽）各15g，捣细加芝麻油或猪油炒热取适量外包或外搽。或贺荒（大蒜）、满勒（硫黄）、麻匹囡（胡椒）、辛蒋（小姜）各15g，捣烂加猪油调合后，取适量外搽，每日3次。或内管底（蔓荆子）、拉连贵的罕（干粉芭蕉叶）、些拎（金钢纂）各15g，捣烂加芝麻油调合后，取适量外搽，每日3次。

五、预防调护

1. 预防的关键在于对患者手癣、足癣、甲癣、头癣进行积极治疗，尽量避免和其他患者及患有癣菌的猫、狗等密切接触。

2. 避免接触他人的浴盆、浴巾，并对该类用具定期清洗消毒。注意保护患处，不用刺激性强的洗涤用品。

3. 股癣患者，因患处皮肤较娇嫩，治疗时勿用过于刺激的癣药水。

六、现代研究进展

真菌在自然界中广泛存在，已经记载的有 10 万种以上。真菌性皮肤病主要由三大类亲人性病原真菌所致，包括皮肤癣菌、皮肤马拉色菌和皮肤念珠菌。皮肤癣菌为一种亲角质蛋白的丝状真菌，绝大多数致病菌为红色毛癣菌，这是一种典型的亲人性癣菌，只在人际间传播。马拉色菌是一种嗜脂性酵母，在健康人皮肤的皮脂溢出区均可分离到，临床表现为花斑糠疹。念珠菌可在健康人体内如口咽、食管、肠道、阴道等部位黏膜上定植，能引起人体从浅至深的几乎所有组织的感染，当宿主免疫力低下时繁殖增多而致病。

体癣在我国主要是由红色毛癣菌、须癣毛癣菌、絮状表皮癣菌、犬小孢子等所引起。治疗以抗真菌治疗为主，常采用局部治疗，病情较为严重者，可配合系统药物治疗。由于科学技术的飞速发展，抗真菌药物的研发速度也在加快，新的药物和剂型层出不穷。近年在国内新上市的卢立康唑，对酵母菌也有很好的抗菌活性，舍他康唑除对皮肤癣菌有较强的抗菌作用外，还具有较高的抗念珠菌活性。

1.局部治疗 常用 1%～2% 咪唑类药物，如联苯苄唑、咪康唑、克霉唑、酮康唑、益康唑、舍他康唑、卢立康唑制剂等。1% 的丙烯胺类药物，如特比萘芬、萘替芬、布替萘芬制剂；皮损消退后应继续用药 1 周，以免复发。股癣、婴幼儿体癣宜选用温和的药物，如 1% 益康唑霜、2% 咪康唑、联苯苄唑、舍他康唑、特比萘芬霜等。

2.系统用药 对顽固性、泛发性体癣、皮肤癣菌性肉芽肿患者，可选用系统抗真菌治疗。可采用伊曲康唑 200mg/d，连续 7 天；特比萘芬 250mg/d，连续用 1～2 周；氟康唑 150mg/ 次，每周 1 次，连续 3～4 周。

七、傣医医案选读

刘某，女，24 岁，近 1 个月来常密切接触脱毛的猫，平素喜食喜香燥、甜品。近 1 周发现左前臂屈侧中上段出现偶有刺痒的红斑。刻下症：左前臂屈侧中上段红色环状斑，边缘由针头大水疱、丘疹、少许鳞屑。傣医诊断为塔菲塔拢想多毫（风热犯肤型体股癣）。治疗：根据先解后治之理论，首先服用雅解沙把（百解胶囊），每次 6 粒，每日 3 次。外用方剂：①楠秀（白花树皮）、涛喃（三开瓢）、楠说（云南石樟树皮）、蒿莫（滑叶藤）各 30g，水煎外洗患处，每日 1～2 次。②内发（棉花籽）、贺荒（大蒜）、内乃麻禾巴（白花曼陀罗籽）、哟麻沙（毛瓣无患子嫩芽）、反帕嘎（苦菜籽）各 15g，捣细加芝麻油或猪油炒热取适量外包或外搽。

思考题：

1. 体癣的主要临床特点是什么？
2. 如何治疗风盛血燥型体股癣？

第九节　列丁列么毫（甲真菌病）

一、概述

列丁列么毫（甲真菌病）是指由各种真菌引起的甲板和（或）甲下组织的感染，而甲癣特指由皮肤癣菌感染引起的甲病，俗称"灰指甲"。

本病是由于患者塔都档细（四塔）、夯塔档哈（五蕴）功能失调，或水塔、风塔不足，感受外在的风热水毒虫邪，内外毒邪相合，不能荣润甲板所致。

临床表现主要为甲板混浊，甲板变脆、增厚，甲下角化过度或甲分离，后期甲板表面凸凹不平或变形甚至甲结构完全丧失为特征。指甲增厚、破坏可影响手指精细活动，趾甲增厚、破坏可引起疼痛，或继发嵌甲、甲沟炎等。本病病程缓慢，一般无自觉症状，若不治疗可迁延终身，故应积极治疗。

傣医将之分为风热水毒蕴甲型、风盛血燥型两个证型论治。本病有一定传染性，可引起体股癣及甲癣，少数患者还可继发皮肤细菌感染，故应积极治疗。预防是本病的关键。

二、辨解帕雅（病因病机）

本病发生多因饮食不节，喜食香燥、肥甘厚味、酸辣、寒热之品，寒热水毒互结于内，加之感受外在的风热水毒虫邪，内外毒邪相合，引起体内塔都档细（四塔）、夯塔档哈（五蕴）功能失调；或病程迁延日久失治误治，四塔失调，水塔、风塔不足，不能荣润指甲而致。

本病主要是由于指（趾）甲受到真菌感染所致。甲真菌病在皮肤癣菌病中约占30%，手足癣患者中有大约50%可伴有甲真菌病，患病率随年龄增长而增高。本病多由手足癣直接传染，易感因素主要有遗传、糖尿病等内科疾病、局部血液或淋巴回流障碍、甲外伤或其他甲病等。

三、诊查要点

甲真菌病根据真菌侵犯甲的部位和程度不同，分为远端甲下型、近端甲下型、浅表白甲型和全甲破坏型四型。诊断主要依据临床表现和真菌学检查，包括真菌镜检和真菌培养，真菌培养可鉴定菌种。真菌检查反复阴性者可做甲病理检查协助诊断。

（一）临床表现

1. 远端甲下型　为最常见的类型，致病菌先侵入远端甲下甲床，破坏甲角质，致甲侧缘脱屑，甲床下角质增生、增厚，甲板呈白色至棕色改变，外观混浊，可伴有甲下出血。因甲床增厚，甲板上翘致甲分离，甲远端由于损伤甲缘不规则（图3-26）。病程长者，甲板远端蚕食状缺失、松脆，近端残甲似树桩样残留。

2. 近端甲下型　主要继发于念珠菌性甲沟炎，甲沟近端或甲侧皱襞开始出现红肿、疼痛及肿胀使甲小皮与甲板分离。念珠菌侵入近端和侧缘甲板，而出现指甲白色、绿色、黑色改变，后逐渐侵入甲板远端，出现甲板混浊、甲横沟、纵脊、点状凹陷，甲板变脆。压迫甲板时有疼痛。

3.浅表白甲型 90%以上由须癣毛癣趾间变种所致，也可由土曲霉、尖孢镰刀菌等引起。其可直接侵犯甲板表层，初起时为小于1mm的白色岛屿状，逐渐扩大融合成白色云雾状混浊，甲板表面凸凹不平或变形。

4.全甲破坏型 此型是各种类型甲真菌病发展的最终结局，真菌侵入整个甲板，甲结构完全丧失，甲母质和甲床呈乳头瘤样改变，其上覆盖不规则角化团块（图3-27）。原发性全甲破坏型见于慢性皮肤念珠菌病；艾滋病患者中也可以看到类似情况，应予注意。

（二）相关检查

1.真菌镜检 可初步明确有无真菌感染，阳性镜下可见菌丝、孢子，但容易漏诊。

2.真菌免疫荧光检测 检出率较高，阳性镜下可见折光率增高的菌丝、孢子。

3.真菌培养 可确定致病菌种。

四、辨解帕雅多雅（病、证分类辨治）

（一）塔菲塔拢想列丁列么毫（风热水毒蕴甲型甲真菌病）

1.夯帕雅（主症） 甲板色红，甲沟红肿，或有脓疱，瘙痒刺痛，可见甲远端或两侧黄白斑点，逐渐扩展至全甲及甲下，甲板增厚，变脆，凹凸不平，色泽不良，或甲板变薄，翘起，其下蛀空，舌红，苔黄腻，脉快。

2.辨解帕雅（病因病机） 平素喜食香燥、肥甘厚味、酸辣、性热之品，湿热水毒互结于内，湿热蕴结于指甲；久居湿热之地，感受外在的风热水毒虫邪，内外毒邪相合，引起体内塔都档细（四塔）、夯塔档哈（五蕴）功能失调；风火偏盛，甲板色红，瘙痒刺痛，湿热过盛则见甲沟红肿，或有脓疱，舌红，苔黄腻，脉快，均为风水湿毒过盛表现。

3.平然（治则） 清火解毒，除风止痒。

4.多雅（治法）

（1）内治法 雅解沙把（百解胶囊），口服，每次4～8粒，每日3次。

（2）外治法

①阿雅（洗药疗法）：楠秀（白花树皮）、涛喃（三开瓢）、楠说（云南石樟树皮）、蒿莫（滑叶藤）各30g，水煎外洗患处，每日1～2次。

②达雅（搽药疗法）：景郎（黑种草籽）、内拉勐（草决明）各15g，碾粉加芝麻油调合后，取适量外搽。或摆补（芦子叶）、摆扁（刺五加叶）各15g，共舂细取汁外搽。或孩别背扣（鸭蛋壳）1个，毫命（姜黄）、补累（野姜）各15g捣烂加猪油调合后取适量外搽。或摆芽拉勐龙（对叶豆叶）、芽喃默（飞扬草）各15g，加入75%的乙醇溶液中浸泡后，少量外搽患处。

（二）拢想勒皇列丁列么毫（风盛血燥型甲真菌病）

1. 夯帕雅（主症） 失治误治病程迁延日久者，可见甲板色泽苍白、增厚，或翘起，或蛀蚀呈蜂窝状，舌燥少津，苔薄黄而干裂，脉深弱而无力。

2. 辨解帕雅（病因病机） 病程迁延日久失治误治，塔都档细（四塔）失调，风气过盛，耗伤水血，水血不足，水不制火，风火交炽，水血不能荣润指甲而致甲板色泽苍白、增厚，或翘起，或蛀蚀呈蜂窝状。

3. 平然（治则） 解毒除风，滋水润甲。

4. 多雅（治法）

（1）内治法　雅解沙把（百解胶囊），口服，每次 4～8 粒，每日 3 次。

（2）外治法　达雅（搽药疗法）：内发（棉花籽）、贺荒（大蒜）、内乃麻禾巴（白花曼陀罗籽）、哟麻沙（毛瓣无患子嫩芽）、反帕嘎（苦菜籽）各 15g，捣细加芝麻油或猪油炒热取适量外包或外搽。或贺荒（大蒜）、满勒（硫黄）、麻匹囡（胡椒）、辛蒋（小姜）各 15g，捣烂加猪油调合后，取适量外搽，每日 3 次。或内管底（蔓荆子）、拉连贵的罕（干粉芭蕉叶）、些拎（金钢篡）各 15g，捣烂加芝麻油调合后，取适量外搽，每日 3 次。

五、预防调护

1. 做好个人卫生，减少与手足癣、体癣和头癣患者的接触。勿与他人共用洗脚盆、浴巾、鞋袜等。

2. 合并足癣、体癣者应及时就诊并积极治疗。

3. 对于免疫抑制的患者应该积极治疗基础病。

4. 避免甲部受到外伤。

5. 穿着透气鞋袜，袜子烫洗后暴晒。

六、现代研究进展

甲真菌病发病机制明确，引起甲真菌病的病原真菌包括皮肤癣菌、酵母菌和非皮肤癣菌性霉菌。我国甲真菌病病原学综合调查显示皮肤癣菌占甲真菌病病原菌的 65%～70%；酵母菌占 10%～30%；其他霉菌所致感染占 3%～12%；还存在两种或两种以上的病原真菌混合感染。皮肤癣菌嗜角蛋白，可侵犯人或动物的皮肤、毛发和甲板，在侵入甲板过程中释放各种酶，包括蛋白水解酶和酯酶。皮肤癣菌感染甲时也可形成生物膜。生物膜中的真菌往往毒力更强，而且对治疗抵抗。

由于甲的特殊结构，使得大多数药物外用难以渗透入甲板，无法发挥其抑菌或杀菌活性，故目前多选择口服抗真菌药，药物可通过甲母质、甲床到达甲板，使用必须足疗程。目前常用的口服抗真菌药有伊曲康唑、特比萘芬，一般指甲真菌病疗程为 6～9 周，趾甲真菌病疗程为 9～12 周。念珠菌感染可口服氟康唑 150mg/ 周，连用 3～6 个月。

外用抗真菌药物可通过甲板到达甲床，主要作为甲真菌病系统治疗的辅助用药。单独外用抗真菌药一般只用于感染部位表浅、单个甲感染面积小于 30% 及无甲母质受累的较轻感染。外用药物主要有 8% 环吡酮甲涂剂、5% 阿莫罗芬甲涂剂和 28% 噻康唑溶液。另外，1% 硝酸硫康唑溶液、1% 硝酸益康唑溶液和联苯苄唑在甲真菌病的治疗上也有一定的效果。外用药时尽量将患甲剪短和锉薄，指甲真菌病连用 6 个月，趾甲真菌病用 9 ～ 12 个月。

目前，将抗真菌药物与尿素软膏混合进行化学拔甲也取得了较好的临床疗效，常用的有 1% 联苯苄唑和 40% 尿素软膏混合制剂、2% 布替萘芬和 20% 尿素软膏混合制剂、2% 托萘酯和 20% 尿素软膏混合制剂。

对于临床上的难治类型，可采用内科疗法合并外科疗法、系统治疗合并局部治疗的联合疗法。

七、傣医医案选读

岩某，男，38 岁。因平素喜食香燥、肥甘厚味、性热之品，加之不注意个人卫生，半月前左足趾甲板色红，甲沟红肿，伴有脓疱，瘙痒刺痛，逐渐扩展至全甲及甲下，甲板浑浊，变脆，凹凸不平。未治疗，症状无缓解前来医院就诊。刻下症：左足趾甲板色红，甲沟红肿，伴有脓疱，瘙痒刺痛，逐渐扩展至全甲及甲下，甲板浑浊，变脆，凹凸不平，舌红，苔黄腻，脉快。傣医诊断为塔菲塔拢想列丁列么毫（风热水毒蕴甲型甲真菌病）。治疗：根据先解后治之理论，首先服用雅解沙把（百解胶囊），每次 6 粒，每日 3 次。外治方剂选用①楠秀（白花树皮）、涛喃（三开瓢）、楠说（云南石樟树皮）、蒿莫（滑叶藤）各 30g，水煎外洗患处，每日 1 ～ 2 次。②内发（棉花籽）、贺荒（大蒜）、内乃麻禾巴（白花曼陀罗籽）、哟麻沙（毛瓣无患子嫩芽）、反帕嘎（苦菜籽）各 15g，捣细加芝麻油或猪油炒热取适量外包或外搽。

思考题：

1. 甲癣的主要临床特征是什么？
2. 甲癣的主要临床类型有哪几种？

第十节　闷慢（荨麻疹）

一、概述

闷慢（荨麻疹），是皮肤黏膜由于暂时性血管通透性增加而发生的局限性水肿，是临床常见的一类变态反应性皮肤病。

本病的发生与塔菲（火）、塔拢（风）偏盛，复感外在的帕雅拢皇（风热毒邪）而致。或由于平素喜食酸冷性寒之品，损伤体内的塔拢（风、气）、塔菲（火）、塔拎（脾胃）之功能，复感冷风寒湿之邪，内外病邪相合而致。

其临床表现以局部或全身起风团，骤起骤消，瘙痒剧烈为特征。重症患者可出现呼吸困难，甚至休克，应特别注意。

根据病程长短分为急性荨麻疹和慢性荨麻疹。根据发病特点可将急性荨麻疹分为风热型、风寒型两型。风热型荨麻疹治以清火解毒、除风止痒；风寒型荨麻疹治以温通气血、除风止痒；慢性荨麻疹治以调补四塔、除风止痒。

二、辨解帕雅（病因病机）

本病由于各种内因和外因作用机体，导致体内塔都档细（四塔）夯塔档哈（五蕴）功能紊乱，如饮食不节、进食辛发之物，积热于内，塔菲（火）、塔拢（风）偏盛，加之复感外在的帕雅拢皇（风热毒邪）而致。或由于平素喜食酸冷性寒之品，损伤体内的塔拢（风、气）、塔菲（火）、塔拎（脾胃）之功能，加之复感冷风寒湿之邪，内外病邪相合而致。

病程后期由于平素体弱，四塔功能失调，塔拢（风），塔菲（火）不足则偏寒，寒盛者遇风寒则加剧而出现皮疹反复发作，故病情迁延不愈，形成慢性荨麻疹。

本病多数患者不能找到确切病因。主要因各种原因导致肥大细胞等多种炎症细胞活化，释放具有炎症活性的化学介质，引起血管扩张和血管通透性增加、平滑肌收缩及腺体分泌增加等，产生皮肤、黏膜、呼吸道和消化道等一系列局部或全身过敏症状。

三、诊查要点

（一）临床表现

闷慢（荨麻疹）典型临床表现为局部或全身出现大小不一的风团，骤起骤消，风团 24 小时之内可消退，消退后不留痕迹，瘙痒剧烈，严重者可出现呼吸困难甚至休克，故应特别注意。本病根据典型表现诊断较容易，但病因复杂，必须详细询问病史和进行检查，临床上可表现为不同类型。

1. 风热型荨麻疹 发病急骤，风团色红剧痒，遇热皮疹加重（图 3-28）。

2. 风寒型荨麻疹 疹块色淡或苍白，轻度痒感，遇冷则加剧，得温则减（图 3-29）。

3. 慢性荨麻疹 皮疹反复发作、迁延不愈。慢性荨麻疹是指风团每周至少发作两次，持续 ≥ 6 周。

（二）相关检查

1. 体温、脉搏、呼吸：一般正常，重症或合并感染时体温可升高。

2. 血常规检查：嗜酸性粒细胞增高（高于 5%），合并感染时白细胞总数及中性粒细胞百分比可升高（高于 9.5×10^9/L 和 75%）。

3. 皮肤划痕试验阳性（图 3-30）。

4. 必要时可进行过敏原检测。

四、辨解帕雅多雅（病、证分类辨治）

（一）闷慢皇兵迈（风热型急性荨麻疹）

1. 夯帕雅（主症） 发病急骤，风团色红剧痒，伴有发热恶寒、咽喉肿痛、腹痛呕吐，遇热皮疹加重，舌苔薄白或薄黄，脉行表浅而快。

2. 辨解帕雅（病因病机） 由于平素喜食香燥肥甘厚味、辛辣性热之品，积热于内，体内塔菲（火）、塔拢（风）偏盛，加之复感外在的帕雅拢皇（风热毒邪）而致。或饮食不节，误食禁忌如食鱼虾腥燥动风上火之品，或因花粉、粉尘、气候变化、冷或热刺激等引动体内风火，内外相合而致。风热毒邪外发皮肤则灼热剧痒、色红、成块成团、遇热皮疹加重；上犯上盘而见发热重、恶寒轻、咽喉肿痛、呼吸困难（咽喉水肿）；郁积中下二盘则出现恶心呕吐、腹痛腹泻；苔薄白或薄黄、脉行表浅而快，均为风热毒邪过盛之征象。

3. 平然（治则） 清火解毒，除风止痒。

4. 多雅（治法）

（1）内治法

①雅解沙把（百解胶囊），每次4～8粒，每日3次。

②香椿嫩尖切细炒肉食（猪肉）。

③麻补罗（大枫子）120g，麻尖（肉豆蔻）30g，贺哈（红豆蔻）40g，罗尖（丁香）30g、摆娜（冰片叶）40g、帕腊30g，坎力莫（小木香）、坎力麻（大木香）各30g，麻腊干（戴星草）、景郎（黑种草籽）、尖荒（降香）、多烈瓦（多荚草）各30g，晒干碾粉，用末汤拌匀制成核桃大小丸剂，每次服1丸，每日3次，同时可泡酒外搽。

（2）外治法　阿雅（洗药疗法）。三叶除风止痒汤：摆习列（黑心树叶）、摆管底（三叶蔓荆叶）、摆娜（冰片叶）、沙板阿（五色梅）、先勒（十大功劳）、楠秀（白花树皮）、楠孩嫩（水杨柳树皮）各30g，煎水，浸泡擦洗周身，每日1～2次。

（二）闷慢嘎兵迈（风寒型急性荨麻疹）

1. 夯帕雅（主症） 恶寒怕冷，身冷肢凉，疹块色淡或苍白，轻度痒感，遇冷则加剧，得温则减，口淡乏味，脘腹冷痛，舌淡苔薄白或白厚腻，脉行深而慢。

2. 辨解帕雅（病因病机） 由于平素喜食酸冷性寒之品，损伤体内的塔都档细（四塔）之功能，而使风、火、土之功能不足，火不制水，水湿内盛，寒湿内生，加之复感冷风寒湿之邪，内外病邪相合发为本病。

3. 平然（治则） 温通气血，除风止痒。

4. 多雅（治法）

（1）内治法

①雅解沙把（百解胶囊），口服，每次4～8粒，每日3次。

②雅叫哈顿（五宝药散），每次服3～6g，每日3次，用红糖水或米汤送服。

③哈孩嫩（纤穗柳根）10～15g水煎，冲服雅叫哈顿（五宝药散），每次服3～6g，每日3次。

（2）外治法

①阿雅（洗药疗法）：摆管底（三叶蔓荆叶）150g，罕好喃（水菖蒲）100g，哈哦（蛇蜕粉）15g，水煎浸泡外洗，每日1～2次，每次擦洗15～30分钟。

②达雅（搽药疗法）：非喃（水蓼）鲜品50～100g捣烂取汁加酒调搽，每日3次。

（三）闷慢凉（慢性荨麻疹）

1. 夯帕雅（主症）　皮疹反复发作，迁延不愈，体弱多病，皮肤干燥，口鼻不润，肤痒起屑，烦躁少寐，尿黄便结，头晕目眩，皮疹多发于夜间，口淡，舌红少津、脉沉细而快。或见恶风怕冷、四肢不温、疹块色淡或苍白、轻度痒感，遇冷则加剧，得温则减，口淡乏味，脘腹冷痛，舌淡苔薄白或白厚腻、脉行沉而慢。

2. 辨解帕雅（病因病机）　由于平素体弱，塔都档细（四塔）功能失调，塔拢（风）、塔菲（火）不足则偏寒，寒盛者遇风寒则加剧而出现皮疹反复发作，迁延不愈，畏风怕冷，四肢不温，疹块色淡或苍白，轻度痒感，遇冷则加剧，得温则减，口淡乏味，脘腹冷痛，舌淡苔薄白或白厚腻，脉行沉而慢。水血不足则偏热，偏热者遇风热则复发加剧，出现皮疹反复发作，迁延不愈，体弱多病，皮肤干燥，口鼻不润，肤痒起屑，烦躁少寐，尿黄便结，舌红苔薄黄而干，脉沉细而快等。

3. 平然（治则）　调补四塔，除风止痒。

4. 多雅（治法）

（1）内治法

①雅解沙把（百解胶囊），口服，每次4～8粒，每日3次。

②含毫（菖蒲）、毕亮（麻叶野花椒）各250g。煎水外洗周身，每日2次。

③水不足、风火偏燥者，宜取雅叫哈顿（五宝药散），每次服3～6g。或取文尚海（百样解）15g，邓嘿罕（定心藤）30g，嘿涛勒（鸡血藤）20g，芽喃嫩（荷包山桂花）15g，罕好喃（水菖蒲）15g，水煎服，每日1剂，每日3次，每次150mL。

④风火不足、水盛寒重者，取芽楠嫩（荷包山桂花）30g，罕好喃（水菖蒲）15g，哈累牛（野芦谷根）30g，辛（姜）10g，哈哦（蛇蜕粉）10g，哈咱（蝉蜕）10g，文尚海（百样解）15g，邓嘿罕（定心藤）30g，叫哈荒（生藤）10g。水煎服，每日1剂，每日3次，每次150mL。

（2）外治法　阿雅（洗药疗法）：摆管底（三叶蔓荆叶）150g，叫哈荒（生藤）30g，摆娜（冰片叶）100g，摆芽拉勐龙（对叶豆叶）50g，沙梗（光叶巴豆）100g。煎水外洗，每日1～2次。

五、预防调护

1. 避风寒，慎起居，避免过度劳累。

2. 禁用或禁食致敏药物和海鲜、牛肉、辛辣刺激等易过敏的食物。

3. 积极防治某些肠道寄生虫病。

4. 积极寻找诱发因素并去除。

六、现代研究进展

1. 急性荨麻疹外源性发病因素中以药物因素、感染因素及食物因素为主，尤其在儿童中以感染为主，而成人中感染及药物因素占比均较高。感染以急性上呼吸道感染和急性扁桃体炎最多见；药物因素以解热镇痛抗炎药、抗生素，以及清热解毒、活血化瘀药为多见；食物因素以海鲜、菌菇、蛋类、杧果、桃子为多见。祛除外源性诱发因素本病可迅速好转，且可明显减少复发。内源性发病因素中以合并慢性系统性疾病为主，最常见的是内分泌系统疾病如甲状腺功能亢进、甲状腺功能减退，以及各种疾病术后。

2. 慢性荨麻疹的发病机制较为复杂，尚无研究可证实其确切的发病机制。目前认为慢性荨麻疹的发病机制主要与自身免疫机制异常（如 Th1/Th2 细胞因子失衡、补体活化、嗜碱性粒细胞与肥大细胞的异常分布），自身免疫性疾病及相关免疫细胞因子等相关。

3. 目前对于顽固性荨麻疹、慢性荨麻疹，西医学常规治疗无法达到满意疗效者，可根据病情选择使用免疫抑制剂，如环孢素 A。近年生物制剂是本病治疗的热点，常用的有奥马珠单抗、度普利尤单抗。

七、傣医医案选读

李某，男，26 岁，近 1 周来遇热则皮肤起风团，痒甚，曾自服"息斯敏"，后皮疹时好时发，遂来医院就诊。刻下症：胸背及四肢皮肤散在不规则形红斑、风团、抓痕，皮肤划痕试验（++），舌质红，苔黄腻，脉行快。傣医诊断为闷慢皇兵迈（风热型急性荨麻疹）。治疗：根据先解后治之理论，首先予雅解沙把（百解胶囊），口服，每次 6 粒，每日 3 次。取更拢良（腊肠树）30g，广好修（青竹标）20g，文尚海（百样解）20g，吻牧（苦藤）30g，水煎服，每日 1 剂，每日 3 次，每次 150mL。3 天后痊愈。

思考题：

1. 荨麻疹的主要临床特点是什么？

2. 如何治疗慢性荨麻疹？

第十一节　拢麻想烂、汗（急性湿疹、慢性湿疹）

一、概述

本病属于傣医"拢麻想"病范围，湿疹是一种常见的由多种内外因素引起的表皮及真皮浅层的炎症性皮肤病，是复杂的内外因子引起的一种迟发型变态反应。

本病是由于内、外各种致病因素作用于人体，导致体内塔都档细（四塔）、夯塔档哈（五蕴）功能失调，加之感受外在的帕雅拢皇（热风毒邪），内外毒邪相合蕴积于肌肤皮下而致。

本病具有对称性、渗出性、瘙痒性、多形性和复发性等特征。本病可发生于任何年龄、任何部位、任何季节。急性期具渗出倾向，慢性期则浸润、肥厚。有些患者直接表现为慢性湿疹。

傣医将之分为拢麻想烂（急性、亚急性湿疹），拢麻想汗（慢性湿疹）进行辨治。拢麻想烂（急性湿疹）根据塔都档细（四塔）辨证，又将其分为塔菲塔拢想拢麻想烂（风火偏盛型急性湿疹），塔拢塔喃软拢麻想烂（风气水血不足型急性湿疹）。治疗分别以清火解毒，收敛止痒；益气补水，清火止痒；祛风清热润燥，补水解毒止痒为主。

二、辨解帕雅（病因病机）

患者先天塔都档细（四塔）、夯塔档哈（五蕴）功能禀受不足，后天滋养不当，湿毒内生；或情志失调，气血运行不畅，久郁生风化火；或平素喜食香燥、肥甘厚腻性热之品，风火偏盛，积热于内；或感受外在的帕雅拢皇（热风毒邪），导致体内四塔五蕴功能失调，内外毒邪相合蕴积于肌肤皮下而致，水血不足，不能制火而发为本病。

病程后期，风热毒邪损伤水血，以致水血不足，不能滋养肌肤，故见皮肤粗糙、增厚。

湿疹病因复杂，常为内外因相互作用结果，是复杂的内外因子引起的一种迟发型变态反应。

三、诊查要点

（一）临床表现

1. 拢麻想烂（急性、亚急性湿疹）　本病起病较快，皮损常为对称性、原发性和多形性（常有红斑、潮红、丘疹、丘疱疹、水疱、脓疱、流滋、结痂并存）。皮损初为多数密集的粟粒大小的丘疹、丘疱疹或小水疱，基底潮红，逐渐融合成片，由于搔抓，丘疹、丘疱疹或水疱顶端抓破后呈明显的点状渗出及小糜烂面，边缘不清（图3-31）。如继发感染，炎症更明显，可形成脓疱、脓痂、毛囊炎、疖等。自觉剧烈瘙痒。好发于头面、耳后、四肢远端、阴囊、肛周等，多对称分布。

2. 拢麻想汗（慢性湿疹）　慢性湿疹可发生于身体任何部位，常见于小腿、手足、肘窝、膝窝、外阴、肛门等处。表现为皮肤肥厚粗糙，触之较硬，色暗红或紫褐色，皮纹显著或呈苔藓样变（图3-32）。皮损表面常附有鳞屑伴抓痕、血痂、色素沉着，部分皮损可出现新的丘疹或水疱，抓破后有少量流滋。发生于手足及关节部位者，常易出现皲裂，自觉疼痛影响活动。患者自觉瘙痒，呈阵发性，夜间、精神紧张、饮酒、食辛辣发物时瘙痒加剧。病程较长，反复发作，时轻时重。

根据皮损累及的范围，又可分为局限性湿疹和泛发性湿疹两大类。

（1）局限性湿疹　仅发生在特定部位，即可以部位命名，如手部湿疹、女阴湿疹、阴囊湿疹、耳部湿疹、乳房湿疹、肛周湿疹、小腿湿疹等。

（2）泛发性湿疹　皮损多，泛发或散发于全身多个部位，如钱币性湿疹、自身敏感性湿疹、乏脂性湿疹。

无论急性、慢性湿疹均病程不定，易复发，可互相转换，经久不愈，自觉瘙痒剧烈。

（二）相关检查

1. 实验室检查　血常规检查。本病发生时血液中嗜酸性粒细胞可出现升高。部分患者血清 IgE 增高，对本病有一定意义。

2. 变应原检查　可选择可疑物质进行斑贴试验，阳性结果可有一定意义，有助于寻找可能的致敏原。

3. 斑贴试验　斑贴试验有助于查找可能引起湿疹的接触性致敏原或进行鉴别诊断，有助于疾病的治疗。

4. 细菌培养　可帮助诊断继发的细菌感染等。

5. 组织病理检查　对于不能明确诊断者可以进行组织病理检查。

四、辨解帕雅多雅（病、证分类辨治）

（一）拢麻想烂（急性、亚急性湿疹）

1. 夯帕雅（主症）　起病较快，皮损初为多数密集的粟粒大小的丘疹、丘疱疹或小水疱，基底潮红，逐渐融合成片，由于搔抓，丘疹、丘疱疹或水疱顶端抓破后呈明显的点状渗出及小糜烂面，边缘不清。皮疹呈多形性，对称分布，红肿显著，产生针头大小的丘疹和水疱，成群的局限于某一发病部位，边缘呈弥漫性，有明显渗出倾向，剧烈瘙痒，伴有心烦易怒，眠差，口干舌燥，口气臭，大便干，小便色黄混浊，舌质红，苔黄厚腻或白厚腻，脉深而快。

2. 辨解帕雅（病因病机）　患者先天塔都档细（四塔）、夯塔档哈（五蕴）功能禀受不足，后天滋养不当，平素喜食香燥、肥甘厚腻性热之品，风火偏盛，积热于内，导致体内四塔、五蕴功能失调，加之感受外在的帕雅拢皇（热风毒邪），内外毒邪相合蕴积于肌肤皮下而致，水血不足，不能制火而发。皮疹渗出较多，多由于风热水毒偏盛所致。

3. 平然（治则）　清火解毒，收敛止痒。

4. 多雅（治法）

（1）内治法

①雅解沙把（百解胶囊），口服，每次 4～8 粒，每日 3 次。

②解毒止痒汤：文尚海（百样解）10g，雅解先打（傣百解）10g，咪火哇（山大黄）15g，哈利（旋花茄根）30g，邓嘿罕（定心藤）15g，波波罕（山乌龟）10g，罕满囡（拔毒散）15g。水煎服，每日 1 剂，每日 3 次，每次 150mL。皮疹有明显渗出倾向，剧烈瘙痒，基底潮红者上方加哈累牛（野芦谷根）20g，楠过缅（多依树皮）15g，楠楞

嘎（木蝴蝶树皮）15g，水煎服，每日1剂，每次150mL，每日3次。

③雅叫哈顿（五宝胶囊），口服，每次3～6粒，每日3次，开水送服。

（2）外治法

①阿雅（洗药疗法）：楠秀（白花树皮）、楠说（云南石梓树皮）、涛喃（三开瓢）、嘿蒿莫（滑叶藤仲）、楠孩嫩（水杨柳树皮）、楠夯板（余甘子树皮）各100～150g等量。水煎煮，外洗全身，每日1～2次。或摆扁（刺五加叶）、沙板阿（五彩梅）、摆管底（三叶蔓荆叶）各100～150g等量，煎水，外洗全身，每日1～2次。

②达雅（搽药疗法）：沙腊比罕（台乌）15g，磨于开水中外搽，日搽数次。或雅麻想（疮毒酊），外搽每日2～3次。

（二）拢麻想汗（慢性湿疹）

1. 夯帕雅（主症） 多由于急性湿疹日久不愈，反复发作转变而来，皮疹常局限于小腿、手、足、肘窝、外阴、肛门等处。主要表现是局部皮肤增厚、浸润，表面粗糙、苔藓样变、呈暗红色或灰褐色，可有色素沉着，有少许脓液、抓痕和结痂。外围有散在的水疱和丘疱疹。在关节部位和活动部位可发生皲裂。慢性湿疹可因再刺激因素作用而急性发作。舌红少苔，脉细。

2. 辨解帕雅（病因病机） 本病的发生主要由于平素喜食香燥、肥甘厚腻性热之品，积热于内，风火偏盛，加之感受外在的帕雅拢皇（热风毒邪），内外毒邪相合而发为拢麻想菲（急性、亚急性湿疹）。又因失治误治、用药不当、屡治不效而发为麻想汗（慢性湿疹）。因此，四塔功能失调，风、火塔过盛，水塔不足，不能制火滋润肌肤，风热湿邪蕴积于皮下，是本病发生的根本原因。

3. 平然（治则） 祛风清热润燥，补水解毒止痒。

（1）内治法

①雅解沙把（百解胶囊），口服，每次4～8粒，每日3次，连服1个月。

②解毒止痒汤：文尚海（百样解）10g，雅解先打（傣百解）10g，咪火哇（山大黄）15g，哈利（旋花茄根）30g，邓嘿罕（定心藤）15g，波波罕（山乌龟）10g，罕满囡（拔毒散）15g。水煎服，每日1剂，每日3次，每次150mL。局部皮肤增厚、浸润、表面粗糙、苔藓样变者加芽楠嫩（荷包山桂花）15g，嘿涛勒（鸡血藤）20g。

③雅拢勒软洞烘（补水消风止痒方）：芽英热（车前草）15g，咪火哇（山大黄）15g，哈帕利（旋花茄根）30g，哈罕满（拔毒散根）30g，哈宾蒿（白花臭牡丹根）30g，文尚海（百样解）15g。水煎服，每日1剂，每日3次，每次150mL。

（2）外治法

①阿雅（洗药疗法）：楠秀（白花树皮）、楠说（云南石梓树皮）、涛喃（三开瓢）、嘿蒿莫（滑叶藤仲）、沙板阿（五彩梅）、摆管底（三叶蔓荆叶）、摆习列（黑心树叶）各100～150g等量，水煎煮，外洗全身，每日1～2次。

②达雅（搽药疗法）：雅喃满雅迪帕召（神药油），外搽，每日2～3次。

五、预防调护

1. 积极寻找病因，避免再接触致敏原。

2. 湿疹患者应避免剧烈搔抓和其他不良刺激，避免局部出现继发感染。

3. 治疗期间，注意休息，忌食螃蟹、虾、牛肉等易致敏食物。不宜食辛辣香燥的食品，多食清淡滋润之食物，少饮用浓茶、咖啡及含有乙醇饮品。

4. 尽量穿棉质衣服，衣着应较宽松、轻软。

5. 合理洗浴，避免过度清洗、不用热水烫洗皮肤。避免用去脂强的碱性洗浴用品。

6. 湿疹病程较长，容易反复发作，目前很难完全治愈，故需要长期治疗。

六、现代研究进展

湿疹是一种多因素引起的过敏性炎症性皮肤病，属于Ⅳ型变态反应。湿疹是一种具有明显渗出倾向的常见皮肤炎症反应，表现为红斑、丘疹、水疱、渗出（急性期），浸润和肥厚（慢性期），瘙痒剧烈，容易反复发作，其发病人群广，且不分年龄、性别和地域，对患者日常生活、工作、社交等方面具有严重影响。研究表明，我国一般人群湿疹患病率约为 7.5%，美国为 10.7%，且湿疹在我国的流行率有增高的倾向。

外用药是治疗湿疹的常用手段，治疗时应根据患者的年龄、皮损性质、部位及病情程度选择适当的剂型和药物。急性期皮损表现为红斑、丘疹、水疱、糜烂、渗液，自觉有灼热及瘙痒感，可用溶液湿敷，如3%硼酸溶液等。慢性期常出现浸润增厚斑片，表面干燥、粗糙、脱屑及色素沉着，边缘清晰，有阵发性剧痒，病程长、肥厚性、范围较小的皮损可选用软膏、硬膏或涂膜剂治疗；对一些顽固性局限性皮损可用皮质类固醇局部封闭的疗法。如有感染可适当选用抗生素软膏。

对于外用药不能控制的湿疹，可选择系统治疗。常用的药物①抗组胺药：具有抗过敏、抗炎作用，目前临床常用第二代抗组胺药（西替利嗪或左西替利嗪、氯雷他定或地氯雷他定、咪唑斯汀等）。②糖皮质激素类：一般不主张常规口服，对于疾病严重、泛发全身者等，为迅速控制症状，可短期使用。当症状控制后，需及时减量、停药。③免疫抑制剂：仅用于对糖皮质激素或其他疗法反应不佳或不适宜应用糖皮质激素的湿疹患者。使用时要注意其不良反应。

七、傣医医案选读

岩某，男，37岁，近3个月来皮肤起疹，未曾治疗，皮疹逐渐增多后自用"皮康王""肤轻松"等外搽，皮疹时好时发，前来医院就诊。双上肢皮肤散在绿豆至钱币大小斑、丘疱疹，部分轻度糜烂、结痂、脱皮、皮疹边界欠清。傣医诊断为拢麻想汗（慢性湿疹）。治疗：根据先解后治之理论，首先服用雅解沙把（百解胶囊），口服，每次6粒，每日3次，连服1个月。阿雅（洗药疗法）：楠秀（白花树皮）、楠说（云南石梓树皮）、涛喃（三开瓢）、嘿蒿莫（滑叶藤仲）、楠孩嫩（水杨柳树皮）、楠夯板（余甘子树皮）各100～150g等量。水煎5000mL，泡洗全身，每日1～2次。达雅（搽药疗法）：

雅麻想（疮毒酊），外搽每日 2～3 次，治疗 8 天而获效。

思考题：

1. 急性湿疹的主要临床特点是什么？
2. 慢性湿疹的病因病机是什么？

第十二节　洞烘（接触性皮炎）

一、概述

洞烘（接触性皮炎）是皮肤或黏膜接触某些物品后，在皮肤黏膜接触部位发生的急性或慢性炎症反应。

本病是由于接触生漆、膏药、塑料、皮革、酸碱及其他刺激物品又与风热毒邪相合，引起体内塔都档细（四塔）、夯塔档哈（五蕴）功能失调，风火偏盛，水血不足，不能制火而发为本病。

临床表现是以在接触部位出现红斑、丘疹、水疱为特征。一般起病较急，严重的可以出现表皮坏死、溃疡。少数反复接触致敏物的病例，皮损可呈亚急性、慢性皮炎的表现。

傣医将之分为风火毒邪偏盛型接触性皮炎、风热水毒偏盛型接触性皮炎、水血不足型接触性皮炎等三型来论治。分别治以清火解毒，除风止痒；清热利水，凉血解毒；祛风润燥，化瘀止痒。如能及早祛除病因，正确处理可以迅速治愈。本病预防是关键，发现致敏物质后，应尽量避免再次接触。

二、辨解帕雅（病因病机）

患者先天塔都档细（四塔）、夯塔档哈（五蕴）功能禀受不足，后天滋养不当，抗病能力较低下，或饮食不节，积热于内，加之接触生漆、膏药、塑料、皮革、酸碱以及其他刺激物品又与风热毒邪相合，引起体内塔都档细（四塔）、夯塔档哈（五蕴）功能失调，以致风火偏盛，水血不足，不能制火而发为本病。

病程后期，风热毒邪损伤水血，以致水血不足，不能滋养肌肤，故见皮肤粗糙、增厚。

根据发病机制不同，西医学可将本病分为原发性刺激性接触性皮炎和变态反应性接触性皮炎两类。

三、诊查要点

（一）诊断

本病根据接触史，在接触部位或身体暴露部位突然发生境界清晰的急性皮炎，皮疹多为单一形态，除去诱因后皮损很快消退，容易诊断。

（二）病史

常有明确的接触史。当病因不明或与数种接触物接触，需要寻找病因时，可做斑贴试验。

（三）临床表现

接触部位出现红斑、丘疹、水疱（图3-33）。一般起病较急，轻者仅有红斑和密集的小丘疹，轻度肿胀。重者发生大片水肿性红斑，有水疱糜烂甚至大疱。更严重的可以出现表皮坏死、溃疡。少数反复接触致敏物的病例，皮损可呈亚急性、慢性皮炎的表现。一个时期内常以某一种皮损为主。若为与强酸、强碱或其他强烈化学物质接触者，常可引起坏死或溃疡，若发生在组织疏松部位，如眼睑、包皮、阴囊处则表现为皮肤局限性水肿，皮肤光亮，表面纹理消失，无明确边缘。

皮疹好发于暴露部位，皮疹的范围、形状常与接触物的大小、形状一致，境界清楚。如果接触物是挥发性物质，如油漆、粉尘，则皮炎常呈弥漫性而无鲜明界限，但暴露部位皮炎常较为显著。

本病常见的自觉症状可有局部瘙痒、灼热感或胀痛感，少数严重病例由于皮疹泛发或机体反应性高，可以有畏寒、发热、头痛等全身症状。

（四）相关检查

1. 实验室检查　血常规检查。本病发生时血液中嗜酸性粒细胞可出现升高，对本病有一定意义。

2. 斑贴试验　对所接触的过敏物质不清楚时，可进行斑贴试验。一般在48～72小时观察结果，阳性结果用加号表示，（+）表示只有红斑;（++）表示有红斑与水肿;（+++）表示有红斑、水肿、丘疹及少数水疱;（++++）表示有红斑、水肿及多量水疱，有时甚至有溃疡。

四、辨解帕雅多雅（病、证分类辨治）

（一）洞烘菲拢想（风火毒邪偏盛型接触性皮炎）

1. 夯帕雅（主症）　起病较急，皮疹以红斑、丘疹、肿胀为主，边界清楚，皮损范围与灼热瘙痒，口干，大便干结，小便短赤，舌红苔黄，脉数。

2. 辨解帕雅（病因病机）　患者先天塔都档细（四塔）、夯塔档哈（五蕴）功能禀受不足，后天滋养不当，抗病能力较低下，或喜食香燥、肥甘厚味、性热之品，积热于内，加之接触生漆、膏药、塑料、皮革、酸碱以及其他刺激物品，又与风热毒邪相合，引起体内四塔五蕴功能失调，风火偏盛，水血不足，不能制火而发为本病。傣医学认为，火盛则热，风盛则痒，故见皮肤红斑，瘙痒明显，局部皮温较高，口干，大便干结，小便短赤，舌质红，苔黄，脉快等。

3. 平然（治则） 清火解毒，除风止痒。

4. 多雅（治法）

（1）内治法 雅解沙把（百解胶囊），口服，每次 4～8 粒，每日 3 次。

（2）外治法

①阿雅（洗药疗法）：摆扁（刺五加叶）、楠晚（三丫苦）、沙板阿（五彩梅）各 200g，煎水外洗，每日 1～2 次。或沙板阿（五彩梅）、摆管底（三叶蔓荆叶）、摆习列（黑心树叶）各 100～150g 等量。水煎 3000～5000mL，外洗全身，每日 1～2 次。

②达雅（搽药疗法）：哈沙梗（卵叶巴豆根）、磨于喃辛蒋（小姜汁）各 15g，外搽患处，每日 3 次。

（二）洞烘拢菲喃想（风热水毒偏盛型接触性皮炎）

1. 夯帕雅（主症） 起病较急，皮损面积广泛，颜色鲜红肿胀，上有水疱或大疱，水疱破后则糜烂渗液，自觉灼热、瘙痒；甚至伴发热。口渴，大便干结或稀烂不畅，小便短赤，舌红苔黄腻，脉行快。

2. 辨解帕雅（病因病机） 患者先天塔都档细（四塔）、夯塔档哈（五蕴）功能禀受不足，后天滋养不当，抗病能力较低下，或饮食不节，喜食香燥、肥甘厚味、酸辣、寒热之品，寒热水毒互结于内，加之接触生漆、膏药、塑料、皮革、酸碱及其他刺激物品，引起体内四塔、五蕴功能失调。漆毒、膏药毒侵袭皮肤，郁积易生湿化热化火，湿毒热盛而引起皮肤热痛、红肿胀痛、大疱、渗液不止、剧痒。

3. 平然（治则） 清热利水，凉血解毒。

4. 多雅（治法）

（1）内治法

①雅解沙把（百解胶囊），口服，每次 4～8 粒，每日 3 次。

②凉血解毒汤：咪火哇（山大黄）15g，文尚海（百样解）15g，哈罕满（拔毒散根）30g，芽英热（车前草）15g，哈帕利（旋花茄根）30g，哈宾蒿（白花臭牡丹根）30g。每日 1 剂，水煎服，每日 3 次，每次 150mL。

（2）外治法 阿雅（洗药疗法）：摆扁（刺五加叶）、楠孩嫩（水杨柳树皮）、楠夯板（余甘子树皮）、楠楞嘎（木蝴蝶树皮）、摆管底（三叶蔓荆叶）各 100～150g 等量。煎水外洗，每日 1～2 次。或楠秀（白花树皮）、楠说（云南石梓树皮）、涛喃（三开瓢）、嘿蒿莫（滑叶藤仲）各 100～150g 等量，水煎外洗，每日 1～2 次。

（三）洞烘塔喃软（水血不足型接触性皮炎）

1. 夯帕雅（主症） 病程较长，病情反复发作，皮损肥厚干燥有鳞屑，或暗红、色素加深、苔藓样变，剧烈瘙痒，有抓痕及结痂；舌质暗红或淡红，苔薄白，脉行沉而无力。

2. 辨解帕雅（病因病机） 风火毒邪偏盛型或风热水毒偏盛型接触性皮炎反复发作，屡治无效，导致塔都档细（四塔）功能严重失调，水血不足不能制风火，加之局部皮肤长期反复接触致敏物质，塔拢（风、气）不足血行不畅，风燥血瘀，肌肤失养而致皮肤暗红、色素加深、增厚、粗糙脱屑、苔藓样变、剧烈瘙痒、舌质暗红或淡红、苔薄白、脉行沉而无力等。

3. 平然（治则） 祛风润燥，化瘀止痒。

4. 多雅（治法）

（1）内治法

①雅解沙把（百解胶囊），口服，每次 4～8 粒，每日 3 次。

②凉血解毒汤：咪火哇（山大黄）15g，文尚海（百样解）15g，芽英热（车前草）15g，哈罕满（拔毒散根）30g，哈宾蒿（白花臭牡丹根）30g，哈帕利（旋花茄根）30g。水煎服，每日 3 次，每次 150mL。

（2）外治法 达雅（搽药疗法）。雅喃满雅迪帕召（神药油），外搽，每日 2～3 次。

五、预防调护

1. 不宜用热水或肥皂水洗澡，避免摩擦搔抓，禁用刺激性强的外用药物。

2. 多饮水，并予易消化的饮食，忌食辛辣、油腻、鱼腥等发物。

3. 明确病因，避免继续接触过敏物质。

4. 与职业有关者，应改进工序及操作过程，加强防护措施。

5. 本病预后较好，有自限性，一般祛除病因，经过适当治疗即可治愈，应防止再接触致敏物质而致复发。如再次接触该物质，可在约 12 小时后（一般不超过 72 小时）发生皮炎。若反复接触，可演变成慢性皮炎，则难以医治。

六、现代研究进展

接触性皮炎的病因和发病机制简单，至今已大致阐明。不同类型其病因不尽相同，根据发病机制的不同，可将病因分为原发性刺激物和接触性刺激物。

原发性刺激物：任何对皮肤具有较强刺激作用的物质与皮肤接触后均可引起接触性皮炎，如强酸、强碱及一切对皮肤具有刺激、腐蚀作用的动物性、植物性、化学性成分均可引起。任何人接触该物质均可发病。某些物质刺激性较小，但一定浓度下接触一定时间也可以致病。

变态反应：为典型的 Ⅳ 型超敏反应。接触物为致敏因子，所接触的物质本身对皮肤无刺激或刺激作用很弱，一般情况下不会引起皮肤损伤。多数人接触后不发病，但对具有过敏体质的患者，该接触物作为一种抗原性物质，通过变态反应机制可以引起接触性皮炎。

接触性皮炎的病因与接触物有密切关系，首要治疗措施是找出过敏原因，避免再次接触该种物质，治疗已出现的症状。

1. 全身治疗 内服抗组胺类药物，如西替利嗪、咪唑斯汀、依巴斯汀、地氯雷他定等；大剂量维生素 C 口服或静脉滴注；10% 葡萄糖酸钙注射液，静脉推注。面积广泛，糜烂和渗液严重者，可给予糖皮质激素。如口服泼尼松、曲安西龙或地塞米松；得宝松肌内注射。重症者也可先用氢化可的松或地塞米松静脉滴注，等症状减轻后，口服维持。

2. 局部治疗　局部治疗十分重要，应根据临床表现分别对待。

（1）急性阶段　以红斑、丘疹为主者，用洗剂、霜剂或油膏。如炉甘石洗剂、振荡洗剂、曲安奈德霜、氯氟舒松霜、氟轻松霜等，也可使用含有松馏油、糠馏油、氧化锌的油膏外涂。红肿明显，伴水疱、糜烂和渗液者可做开放性冷湿敷，湿敷溶液有 3% 硼酸溶液、1：2 醋酸铝溶液、1：8000 高锰酸钾溶液。

（2）亚急性或慢性阶段　以霜剂及油膏外用为主，可用皮质类固醇软膏，也可用松馏油膏、黑豆馏油膏、氧化锌油膏等。

七、傣医医案选读

邹某，女，25 岁，患者属过敏体质，对金属、塑料敏感。患者胸背、腰腹、臀部，以及内衣、内裤接触部位皮肤红斑、丘疹、肿胀 2 日，伴灼热瘙痒、口干、大便干、小便黄。曾在私人诊所输液 1 天（具体诊治不详），效果不佳。继而出现皮疹潮红、肿胀、水疱、糜烂、渗液，前来医院就诊。查体：舌质红，苔黄，脉快。傣医诊断为洞烘菲拢想（风火毒邪偏盛型接触性皮炎）。治疗：根据先解后治之理论，首先服用雅解沙把（百解胶囊），口服，每次 6 粒，每日 3 次。阿雅（洗药疗法）：摆扁（刺五加叶）、楠晚（三丫苦）、沙板阿（五彩梅）各 200g，煎水外洗，每日 1～2 次，3 天获效。

思考题：

1. 如何诊断接触性皮炎？
2. 接触性皮炎的临床特点是什么？

第十三节　匹雅楠稳（药物性皮炎）

一、概述

傣语"匹雅"是指药物对人产生不良反应，"楠稳"指皮肤急性炎症反应，如皮肤红肿、瘙痒、水疱等；匹雅楠稳（药物性皮炎）是指药物通过口服、注射或皮肤黏膜直接用药等途径，进入人体内所引起的皮肤或黏膜的急性炎症反应，亦称"药疹"。

本病是由于感受药物毒邪又与外界风热毒邪相合，引起体内塔都档细（四塔）、夯塔档哈（五蕴）功能失调，风火偏盛，水血不足，不能制火而发为本病。

本病临床以发病前有用药史，常突然发病，皮损形态多样，颜色鲜艳，呈全身性、对称性分布，泛发全身为特征。患者常自觉灼热瘙痒，伴有发热，倦怠，纳差等全身症状。

傣医将之分为风火毒邪偏盛型药物性皮炎、风热水毒偏盛型药物性皮炎、水血不足型药物性皮炎等三型来论治。治以清火解毒，除风止痒；清热利水，凉血解毒；祛风润燥，化瘀止痒。如能及早祛除病因，早做正确处理，可以迅速治愈。本病预防是关键，发现致敏药物后，今后应尽量避免再次接触。

二、辨解帕雅（病因病机）

患者先天塔都档细（四塔）、夯塔档哈（五蕴）功能禀受不足，后天滋养不当，抗病能力较低下，或饮食不节，积热于内，加之感受药物毒邪与风热毒邪相合，引起体内四塔五蕴功能失调，以致风火偏盛，水血不足，不能制火而发为本病。

病程后期，风热毒邪损伤水血，以致水血不足，不能滋养肌肤，故皮肤干燥、脱屑。严重者可出现四塔衰败危及生命。

本病是药物导致机体发生特异性过敏反应，引起皮肤黏膜或其他系统的炎症反应。

三、诊查要点

（一）诊断

1. 本病发病前有用药史。

2. 有一定的潜伏期，药物性皮炎多在使用致敏药物治疗开始后 7～10 天经致敏而出现。

3. 突然发病，自觉灼热瘙痒，伴有发热，倦怠，纳差，大便干燥，小便黄赤等全身症状。

4. 皮损形态多样，颜色鲜艳，分布为全身性、对称性。根据皮损表现，药物性皮炎可分为：

（1）荨麻疹样型　皮损同荨麻疹，但较一般荨麻疹色泽更红艳，持续不退，剧痒刺痛，重者出现口唇、包皮等皮肤黏膜疏松部位的血管神经性水肿。

（2）麻疹样或猩红热样型　皮疹为针头至米粒大小的丘疹或斑丘疹，稀疏或密集分布，有自上而下的发疹顺序，以躯干为主，也可扩展到四肢（图 3-34）。皮损焮红灼热，常有不同程度的瘙痒。

（3）多形红斑样型　皮疹为豌豆至蚕豆大圆形或椭圆形水肿性红斑或丘疹，中央常有水疱，边缘带紫色，对称性发于全身，以四肢为多，常伴有发热、关节痛、腹痛等全身症状（图 3-35）。严重者，口腔、外阴黏膜也出现水疱、糜烂，疼痛剧烈。

（4）固定红斑型　皮疹为局限性圆形或椭圆形水肿性红斑，颜色鲜红或紫红。重者中央有水疱，愈后留色素沉着，发作愈频则色素越深，再次服用同种药物后则在同一部位发生，也可同时增加新的损害，数目可单个或多个，皮疹可发生于全身任何部位，但以口唇及口周、龟头、肛门等皮肤黏膜为最常见（图 3-36）。

（5）湿疹皮炎样型　此型特殊，部分患者可因外用药物过敏引发接触性皮炎后，再经内服、注射、外用相同或类似药物后，导致发生泛发性或对称性湿疹样损害的皮疹，自觉剧烈瘙痒，或有发热不适等全身症状。

（6）剥脱性皮炎型　此型较为严重。起病较急，呈进行性加重。初期多为麻疹、猩红热样表现，继而全身皮肤潮红、肿胀，呈鲜红色或棕红色，大量脱屑，手足部可出现袜套样剥脱，脱屑大约持续 1 个月左右，重者毛发、指甲都可以脱落；可伴有恶寒、高热（39～40℃以上），烦躁口渴，甚至有肝肾损害而出现昏迷、衰竭。部分可出现糜烂、渗出、结痂。病程常超过1个月，甚至更长。

（7）大疱性表皮松解型　此型为本病中最严重的一种，死亡率高。其发病重，常伴有高热、烦躁，严重者可出现神昏谵语，甚至昏迷。皮疹为大片鲜红色或紫红色斑片，自觉灼痛，迅速出现松弛性水疱及大疱，形似烫伤，尼氏征阳性，大疱易擦破，创面为牛肉样红色。口腔、支气管、食管、眼结膜等黏膜，以及心、肝、肾等内脏均可同时受累。

（二）相关检查

1.血常规　常伴有嗜酸性粒细胞增高。如白细胞数增高，提示可能继发感染。

2.尿常规　肾脏受损者，可见尿蛋白、管型尿。

3.肝肾功能　若多脏器受累者，可见肝功异常，血清转氨酶增高；肾功能异常可出现血尿、蛋白尿，血尿素氮、肌酐增高。

四、辨解帕雅多雅（病、证分类辨治）

（一）匹雅楠稳菲拢想（风火毒邪偏盛型药物性皮炎）

1.夯帕雅（主症）　皮疹鲜红或紫红，甚则紫斑、血疱，灼热痒痛；伴高热，神志不清，口唇焦燥，口渴不欲饮，大便干结，小便短赤；舌红绛，苔少或镜面舌，脉洪数。

2.辨解帕雅（病因病机）　患者先天塔都档细（四塔）、夯塔档哈（五蕴）功能禀受不足，后天滋养不当，抗病能力较低下，或饮食不节，积热于内，加之感受药物毒邪与风热毒邪相合，引起体内四塔五蕴功能失调，以致风火偏盛，水血不足，不能制火而发为本病。

3.平然（治则）　清火解毒，除风止痒。

4.多雅（治法）

（1）内治法　立即停止使用引起过敏的药物。予雅解沙把（百解胶囊），口服，每次4～8粒，每日3次。

（2）外治法

①阿雅（洗药疗法）：摆扁（刺五加叶）、楠晚（三丫苦）、沙板阿（五彩梅）各200g，煎水外洗，每日1～2次。或沙板阿（五彩梅）、摆管底（三叶蔓荆叶）、摆习列（黑心树叶）各100～150g等量。水煎外洗全身，每日1～2次。

②达雅（搽药疗法）：哈沙梗（卵叶巴豆根）、磨于喃辛蒋（小姜汁）各15g，外搽患处，每日3次。

（二）匹雅楠稳拢菲喃想（风热水毒偏盛型药物性皮炎）

1.夯帕雅（主症）　皮疹为红斑、丘疹、风团、水疱，甚则糜烂渗液，表皮剥脱；

伴灼热剧痒，口干，大便燥结，小便黄赤，或有发热；舌红，苔薄白或黄，脉滑或数。

2.辨解帕雅（病因病机） 患者先天塔都档细（四塔）、夯塔档哈（五蕴）功能禀受不足，后天滋养不当，抗病能力较低下，或饮食不节，积热于内，加之感受药物毒邪与风热水毒之邪相合，引起体内四塔五蕴功能失调，以致风热水毒偏盛而出现红斑、丘疹、糜烂，或皮疹渗出较多。

3.平然（治则） 清热利水，凉血解毒。

4.多雅（治法）

（1）内治法

①立即停止使用引起过敏的药物。予雅解沙把（百解胶囊），口服，每次4～8粒，每日3次。

②凉血解毒汤：咪火哇（山大黄）15g，文尚海（百样解）15g，哈罕满（拔毒散根）30g，芽英热（车前草）15g，哈帕利（旋花茄根）30g，哈宾蒿（白花臭牡丹根）30g。每日1剂，水煎服，每日3次，每次150mL。

（2）外治法 阿雅（洗药疗法）：摆扁（刺五加叶）、楠孩嫩（水杨柳树皮）、楠夯板（余甘子树皮）、楠楞嘎（木蝴蝶树皮）、摆管底（三叶蔓荆叶）各100～150g等量。或楠秀（白花树皮）、楠说（云南石梓树皮）、涛喃（三开瓢）、嘿蒿莫（滑叶藤仲）各100～150g等量。水煎外洗，每日1～2次。

（三）匹雅楠稳塔喃软（水血不足型药物性皮炎）

1.夯帕雅（主症） 严重药物性皮炎后期大片脱屑，伴低热，神疲乏力，气短，口干欲饮；舌红，少苔，脉细数。

2.辨解帕雅（病因病机） 病程后期，风热毒邪损伤水血，以致水血不足，不能滋养肌肤，故皮肤干燥、脱屑。

3.平然（治则） 祛风润燥，化瘀止痒。

4.多雅（治法）

（1）内治法

①立即停止使用引起过敏的药物。予雅解沙把（百解胶囊），口服，每次4～8粒，每日3次。

②雅叫哈顿（五宝胶囊），口服5粒，每日3次。

③雅拢勒软洞烘（补水消风止痒方）：芽英热（车前草）15g，咪火哇（山大黄）15g，哈帕利（旋花茄根）30g。哈罕满（拔毒散根）30g，哈宾蒿（白花臭牡丹根）30g，文尚海（百样解）15g。水煎服，每日1剂，每日3次，每次150mL。

（2）外治法 达雅（搽药疗法）。雅喃满雅迪帕召（神药油），适量外搽，每日2～3次。

五、预防调护

1.预防本病发生的关键是合理用药。用药前必须询问患者是否有药物过敏史。对青霉素及抗毒血清制剂，用药前要做过敏试验。

2.用药过程中要注意观察用药后的反应，遇到全身出疹，瘙痒，要考虑药物性皮炎的可能，及时诊断，及时处理。

3.多饮开水，忌食辛辣、海鲜等发物。

4.注意保护皮肤，皮损忌用热水烫洗或搔抓。

5.重症药物性皮炎，应按危重患者进行抢救及护理。

6.已确诊为药物性皮炎者，应将致敏药物记入病历首页，或建立思考药物禁忌卡片，并嘱患者牢记，每次看病时应告诉医生勿用该药。

本病如果在初发时就积极治疗，症状可迅速控制，并逐渐好转；但部分患者失治误治可导致病情进一步加重，部分重症多形红斑型药物性皮炎、剥脱性皮炎型药物性皮炎及大疱性表皮松解型药物性皮炎的病例可出现生命危险；部分年纪较大、病情较重、治疗不及时的患者可进一步出现感染、电解质紊乱等相关症状，预后较差。

六、现代研究进展

本病发生的机制是有些药物是大分子物质，如异种血清、疫苗等，本身具有完全抗原的作用，可以直接导致过敏反应而发生药物性皮炎。但大多数药物及其降解产物或代谢分解产物是低分子化合物，属于半抗原，不具抗原性，需在体内与高分子量的蛋白质、多糖或多肽等载体共键结合后，才形成具有抗原性的完全抗原，而导致机体发生特异性过敏反应，引起皮肤黏膜或其他系统的炎症反应。

本病发作有一定潜伏期。初次发病多在用药后 5 ~ 20 天，重复用药常在 24 小时内发生，短者甚至在用药后瞬间或数分钟内发生。而且再次发作时，症状更重、病情发展更快。所以，避免再次接触致敏药物及与之化学结构类似的物质有重要的意义。

在本病的治疗上，预防药物性皮炎的发生是关键。临床中能够引起本病的药物很多，常见药物：①抗生素类，抗生素中有不少药物可导致药物性皮炎，以青霉素、氨苄西林、链霉素、氯霉素、土霉素、磺胺最多。②解热镇痛类，此类品种繁多，其主要成分大多是阿司匹林、氨基比林和非那西丁等，其中以吡唑酮类和水杨酸类（如阿司匹林）的发病率最高，保泰松引起的药物性皮炎也很常见。③催眠药、镇静药与抗癫痫药，如苯巴比妥、甲丙氨酯、氯普噻吨、苯妥英钠等，以苯巴比妥引起者最多。④异种血清制剂及疫苗等，如破伤风抗毒素、蛇毒免疫血清、狂犬病疫苗。⑤中药也可引起药物性皮炎，中药针剂较为常见，如双黄连、血塞通、清开灵。

本病的治疗首先停用一切可疑致敏药物及结构近似药物，鼓励患者多饮水，以加速致敏药物的排出，注意交叉过敏或多原过敏。轻型药物性皮炎停用致敏药物后，皮损多迅速消退。一般给予抗组胺剂、维生素 C 等。必要时口服中等剂量泼尼松（30 ~ 60mg/d），待皮疹消退后逐渐减量至停药。重型药物性皮炎包括全身剥脱性皮炎、重症多形红斑及大疱性表皮松解型药物性皮炎等，应及时抢救，加强护理，加强支持疗法，注意病室温暖、清洁，严防继发感染及交叉过敏发生。应及早使用皮质类固醇，待病情控制，体温下降，皮疹颜色减淡，无新疹发生，症状缓解后始可逐渐减量，并逐步换用口服剂。加强支持疗法，注意水、电解质平衡，注意蛋白质的摄入量，注意预防和治疗合并症。对原有疾病应改用不致敏药物维持其主要治疗。局部治疗应用无刺激性且具有保护性、有一定的收敛、抗炎作用的药物。

七、傣医医案选读

马某，男，23岁，患者既往属过敏体质。3天前，因"感冒"，咽喉疼痛，自服"消炎药"治疗。1天后，患者全身出现少量红斑、丘疹，伴灼热瘙痒。未予重视，继续服用"消炎药"。之后皮疹大量出现，泛发全身，皮疹颜色鲜红，伴有口干、大便干、小便黄。自行服用"依巴斯汀片"，但效果不佳。部分部位出现潮红、肿胀、水疱、糜烂、渗液，而前来医院就诊。查体：舌质红，苔黄，脉快。傣医诊断为匹雅楠稳拢菲喃想（风热水毒偏盛型药物性皮炎）。治疗：根据先解后治之理论，首先让患者停用"消炎药"，继而服用雅解沙把（百解胶囊），口服，每次6粒，每日3次。予凉血解毒汤：咪火哇（山大黄）15g，文尚海（百样解）15g，哈罕满（拔毒散根）30g，芽英热（车前草）15g，哈帕利（旋花茄根）30g，哈宾蒿（白花臭牡丹根）30g。每日1剂，水煎服，每日3次，每次150mL。外治予阿雅（洗药疗法）：楠秀（白花树皮）、楠说（云南石梓树皮）、涛喃（三开瓢）、嘿蒿莫（滑叶藤仲）各100～150g等量，水煎5000mL外洗，每日1～2次，3天获效。

思考题：

1. 药物性皮炎的临床特点是什么？
2. 预防药物性皮炎发生的关键是什么？

第十四节 拢麻想豪光（银屑病）

一、概述

拢麻想豪光（银屑病）是一种遗传与环境共同作用诱发的免疫介导的慢性、复发性、炎症性系统性疾病。傣语"拢麻想"是指热风毒邪，"光"指马鹿，"豪光"是指皮肤有红色斑块状、鳞屑，斑斑点点似马鹿身上的花纹。

傣族医学认为，本病的发生与塔都档细（四塔）、夯塔档哈（五蕴）功能的平衡与否，腊鲁（气候变化），迪沙档三（居处环境），阿夯（饮食嗜好），嘿帕雅档细（精神、情志、饮食方面）等关系密切。感受外界风热毒邪，风塔、火塔过盛，水塔不足，不能制火，蕴积于肌肤而发病。

临床表现以鳞屑性红斑或斑块，局限或广泛分布为特征。本病治疗困难，常终生罹患。根据临床表现可以分为寻常型、关节病型、脓疱型及红皮病型4型。

傣医学中根据临床表现，分为风火毒邪偏盛型银屑病、水湿毒邪偏盛型银屑病及水血不足型银屑病三个证型论治。分别治以清火解毒，除风止痒；清火解毒，利水消肿；

补水养血，润肤止痒。

二、辨解帕雅（病因病机）

本病是由于各种原因致塔都档细（四塔）功能失调，感受外界风热毒邪，以致风塔、火塔过盛，水塔不足，不能制火而使肌肤失于濡润，风热水毒蕴积于肌肤皮下故见皮肤红斑、鳞屑，伴有不同程度的瘙痒。

病程后期，风热毒邪损伤水血，以致水血不足，不能滋养肌肤，故见皮肤粗糙、斑块、鳞屑。

拢麻想豪光（银屑病）的具体发病机制尚不明确，普遍认为与免疫、遗传、环境等因素有关。

三、诊查要点

（一）临床表现

根据拢麻想豪光（银屑病）的临床特征可分为寻常型、关节病型、脓疱型及红皮病型，其中寻常型占99%以上，其他类型多由寻常型银屑病转化而来。

1. 寻常型　初起皮损为红色丘疹或斑丘疹，逐渐扩展成为境界清楚的红色斑块，可呈多种形态（如点滴状、斑块状、钱币状、地图状、蛎壳状等），上覆厚层银白色鳞屑，若刮除最上层的银白色鳞屑可观察到鳞屑呈层状，如刮蜡滴（蜡滴现象），刮去银白色鳞屑可见淡红色发光半透明薄膜（薄膜现象），剥去薄膜可见点状出血（Auspitz征），甲受累多表现为"顶针状"凹陷（图3-37）。患者多自觉不同程度瘙痒。由于头皮皮损鳞屑较厚，常超出发际，皮损处毛发由于厚积的鳞屑紧缩而成束状，犹如毛笔，称为"束状发"（图3-38）。

寻常型拢麻想豪光（银屑病）根据病情发展可分为三期。①进行期：旧皮损无消退，新皮损不断出现，皮损浸润炎症明显，周围可有红晕，鳞屑较厚，针刺、搔抓、手术等损伤可导致受损部位出现典型的银屑病皮损，称为同形反应。②静止期：皮损稳定，无新皮损出现，炎症较轻鳞屑较多。③退行期：皮损缩小或变平，炎症基本消退，遗留色素减退或色素沉着斑。

2. 关节病型拢麻想豪光（银屑病）　除皮损外可出现关节病变，后者与皮损可同时或先后出现，任何关节均可受累，包括肘膝的大关节、指趾小关节、脊椎及骶髂关节，可表现为关节肿胀和疼痛活动受限，严重时出现关节畸形，呈进行性发展。

3. 红皮病型拢麻想豪光（银屑病）　是一种少见的重症银屑病，多由银屑病在急性期某些因素刺激或治疗不当诱发，少数由银屑病急性加重演变而来。临床表现为全身弥漫性潮红、浸润肿胀并伴有大量糠状鳞屑，红斑几乎覆盖整个体表（图3-39）。因皮肤表面大量角蛋白脱失导致体温调节功能改变，患者常伴有全身症状如发热、畏寒等不适，并伴表浅淋巴结肿大、低蛋白血症等。

4. 脓疱型拢麻想豪光（银屑病）分为泛发性和局限性两型

（1）泛发性脓疱型拢麻想豪光（银屑病）　常急性发病，在寻常型银屑病皮损或无皮损的正常皮肤上迅速出现针尖至粟粒大小淡黄色或黄白色的浅在性、无菌性小脓疱，常密集分布，可融合形成片状"脓湖"，皮损可迅速发展至全身，伴有肿胀和疼痛感（图3-40）。常伴全身症状，出现寒战和高热，呈弛张热型。患者可有沟状舌，指（趾）甲可肥厚浑浊。一般1～2周后，脓疱干燥结痂，病情自然缓解，但可反复呈周期性发作；患者也可因继发感染、全身衰竭而死亡。

（2）掌跖脓疱病　皮损局限于手掌及足跖，对称分布，掌部好发于大小鱼际，可扩展到掌心，手背和手指跖部好发于跖中部及内侧。皮损成批发生，在红斑基础上的小脓疱，1～2周后脓疱破裂、结痂、脱屑，新脓疱又可在鳞屑下出现，时轻时重，经久不愈（图3-41）。甲常受累，可出现点状凹陷、横沟、纵嵴、甲浑浊、甲剥离及甲下积脓等。

（3）连续性肢端皮炎　这是局限性脓疱型银屑病的一种罕见类型。临床可见银屑病发生在指端，有时可发生在脚趾。脓疱消退之后可见鳞屑和痂，甲床也可有脓疱，而且甲板可能会脱落。

（二）相关检查

1. 血常规　白细胞计数、中性粒细胞比例升高，红细胞沉降率加快，抗链球菌溶血素"O"阳性，常见血白细胞增高及红细胞沉降率加快，脓疱型者细菌培养阴性。

2. 皮肤镜检查　可见红色背景上均匀分布的点状血管，并可见白色鳞屑。不同的放大倍数下可见不同的血管模式，如发卡状血管、环状血管或球状血管，其中发卡状血管和环状血管是银屑病皮损的特异性血管。

3. 影像学检查　可用于关节病型银屑病的诊断。

4. 组织病理检查　寻常型银屑病表现为角化过度伴角化不全，角化不全区可见Munro微脓肿，颗粒层明显减少或消失，棘层增厚，表皮突整齐向下延伸，真皮乳头上方棘层变薄，毛细血管扩张、延伸并迂曲，周围可见淋巴细胞、中性粒细胞等浸润。红皮病型银屑病的病理变化主要为真皮浅层血管扩张充血更明显，余与寻常型银屑病相似。脓疱型银屑病表现为Kogoj微脓肿。

四、辨解帕雅多雅（病、证分类辨治）

（一）拢麻想豪光塔拢塔菲想（风火毒邪偏盛型银屑病）

1. 夯帕雅（主症）　全身皮肤潮红、肿胀、灼热痒痛，大量脱皮，或有密集小脓疱，伴壮热、口渴、头痛、畏寒，大便干燥，小便黄赤；皮疹多呈点滴状，发展迅速，颜色鲜红，层层银屑，瘙痒剧烈，抓之血露；伴口干舌燥，咽喉疼痛，心烦易怒，大便干燥，小便黄赤；舌质红，苔薄黄，脉弦滑或数。

2. 辨解帕雅（病因病机）　由于各种原因致塔都档细（四塔）、夯塔档哈（五蕴）功能失调，体内塔拢（风塔），塔菲（火塔）偏盛，同时感受外界（帕雅拢皇）风热毒邪，风热毒邪蕴积于肌肤，塔喃（水塔）不足，不能制火，故见全身皮肤潮红、肿胀、灼热痒痛，大量脱皮，或有密集小脓疱，口干舌燥，咽喉疼痛，心烦易怒等。

3. 平然（治则）　清火解毒，除风止痒。

4. 多雅（治法）

（1）内治法

①雅解沙把（百解胶囊），口服，每次 4～8 粒，每日 3 次。

②解毒止痒汤：文尚海（百样解）10g，雅解先打（傣百解）10g，咪火哇（山大黄）15g，哈利（旋花茄根）30g，邓嘿罕（定心藤）15g，波波罕（山乌龟）10g，罕满囡（拔毒散）15g。水煎服，每日 1 剂，每日 3 次，每次 150mL。皮肤潮红、咽喉疼痛者加楠楞嘎（木蝴蝶树皮）20g、哈帕湾（甜菜根）15g。

（2）外治法

①阿雅（洗药疗法）：楠秀（白花树皮）、楠说（云南石梓树皮）、嘿涛喃（三开瓢）、嘿涛莫（滑叶藤仲）、楠孩嫩（水杨柳树皮）、楠夯板（余甘子树皮）各 100～150g 等量。水煎外洗全身，每日 1～2 次。

②阿雅（洗药疗法）：摆扁（刺五加叶）、沙板阿（五彩梅）、摆管底（三叶蔓荆叶）各 100～150g 等量，煎水，外洗全身，每日 1～2 次。

③达雅（搽药疗法）：雅麻想（疮毒酊），外搽，每日 2～3 次。

④达雅（搽药疗法）：雅喃满雅迪帕召（神药油）外搽患处，每日 2～3 次。

（二）拢麻想豪光塔喃想（水湿毒邪偏盛型银屑病）

1. 夯帕雅（主症）　皮损多发生在腋窝、腹股沟等皱褶部位，红斑糜烂，痂屑黏厚，瘙痒剧烈；或掌跖红斑、脓疱、脱皮；或伴关节酸痛、肿胀、下肢沉重；舌质红，苔黄腻，脉滑。

2. 辨解帕雅（病因病机）　由于各种原因致塔都档细（四塔）、夯塔档哈（五蕴）功能失调，体内塔菲（火塔）偏盛，同时感受外界风热水毒邪，以致塔菲（火塔），塔喃（水塔）偏盛。风热水毒蕴积于肌肤皮下故见皮肤出现红斑、脓疱，或关节酸痛、肿胀。

3. 平然（治则）　清火解毒，利水消肿。

4. 多雅（治法）

（1）内治法

①雅解沙把（百解胶囊），口服，每次 4～8 粒，每日 3 次。

②解毒止痒汤：文尚海（百样解）10g，雅解先打（傣百解）10g，咪火哇（山大黄）15g，哈利（旋花茄根）30g，邓嘿罕（定心藤）15g，波波罕（山乌龟）10g，罕满囡（拔毒散）15g。水煎服，每日 1 剂，每日 3 次，每次 150mL。关节酸痛、肿胀、下肢沉重者解毒止痒汤加哈累牛（野芦谷根）20g、芽糯妙（肾茶）15g；皮疹红斑糜烂，痂屑黏厚者解毒止痒汤加楠过缅（多依树皮），楠楞嘎（木蝴蝶树皮）各 15g。

（2）外治法

①阿雅（洗药疗法）：楠秀（白花树皮）、楠说（云南石梓树皮）、嘿涛喃（三

开瓢）、嘿涛莫（滑叶藤仲）、楠孩嫩（水杨柳树皮）、楠夯板（余甘子树皮）各100～150g等量。水煎外洗全身，每日1～2次。

②达雅（搽药疗法）：雅喃满雅迪帕召（神药油）外搽患处，每日2～3次。

（三）拢麻想豪光塔喃软（水血不足型银屑病）

1.夯帕雅（主症） 病程较久，日久不愈伤及体内塔喃（水塔），皮疹多呈斑片状，颜色淡红，鳞屑减少，干燥皲裂；自觉瘙痒，伴口咽干燥；舌质淡红，苔少，脉沉细。

2.辨解帕雅（病因病机） 病程后期，风热毒邪损伤水血，以致水血不足，不能滋养肌肤，故见皮肤粗糙、斑块、鳞屑。

3.平然（治则） 补水养血，润肤止痒。

（1）内治法

①雅叫哈顿（五宝胶囊），口服，每次4～8粒，每日3次，开水送服。

②雅拢勒软洞烘（补水消风止痒方）：芽英热（车前草）15g，咪火哇（山大黄）15g，哈帕利（旋花茄根）30g，哈罕满（拔毒散根）30g，哈宾蒿（白花臭牡丹根）30g，文尚海（百样解）15g。水煎服，每日1剂，每日3次，每次150mL。皮肤暗红，色素加深，增厚，粗糙脱屑，苔藓样变较重者，加嘿涛勒（鸡血藤）20g。干燥皲裂重者加芽媚嫩（荷包山桂花）15g。

（2）外治法 达雅（搽药疗法）。雅喃满雅迪帕召（神药油）外搽患处，每日2～3次。

五、预防调护

1. 不宜饮酒及食用有刺激性的食物。

2. 避免物理性、化学性物质和药物的刺激，防止外伤和滥用药物。

3. 寻常型银屑病不系统使用糖皮质激素制剂。

4. 应注意消除精神创伤，解除思想顾虑，使患者树立与疾病做斗争的决心和战胜疾病的信心。

5. 重视银屑病的科普宣传、心理疏导及心理治疗，促进健康。

6. 避免受潮着凉，患者应尽量避免大冷大热刺激皮肤，保持居住场所通风干燥。

7. 保护皮肤屏障功能：治疗过程中每日涂抹润肤霜保护皮肤屏障。

六、现代研究进展

拢麻想豪光（银屑病）的发病率在世界各地差异很大，与种族、地理位置、环境等因素有关。与欧美等地1%～3%的发病率相比，我国银屑病的发病率较低。据2022年中国6省市银屑病流行病学调查结果，我国银屑病发病率约为0.47%，依此推算，中国银屑病患者约在600万以上。

本病的发生与以下因素有关：

1.遗传因素 流行病学资料和遗传学研究均支持银屑病有遗传倾向。

2. 环境因素　环境因素在诱发或加重银屑病，或使病情迁延不愈中起着重要作用，包括感染、精神紧张、不良嗜好（如吸烟、酗酒）、创伤、某些药物反应等。

3. 免疫异常　T 淋巴细胞异常活化，在表皮或真皮层浸润为银屑病的重要病理生理特征，表明免疫系统参与该病的发生和发展过程。

银屑病治疗的难点在于防止复发，故长期的皮肤护理不仅能辅助治疗银屑病，更重要的是通过皮肤保湿护理能改善皮肤屏障功能，从而预防银屑病的复发。皮肤保湿护理主要包括皮肤清洁和润肤剂的使用。润肤剂是银屑病的基础治疗。银屑病使用润肤剂有助于修复皮肤屏障功能、增加皮肤含水量、软化角质、减少鳞屑、减轻瘙痒、改善皮肤渗透性、提高局部外用药物的疗效、辅助治疗疾病、降低复发的频率。选择合适的皮肤清洁用品，采用正确的清洁方式能改善皮肤干燥情况，避免对皮肤屏障功能的损伤。

外用药主要包括激素类、维生素 D 衍生物、钙调神经酶抑制剂等。

全身治疗：①维 A 酸类药物，临床上最常用的为阿维 A，疗效可，需较长时间持续用药，一般联合外用制剂如卡泊三醇等治疗。②氨甲蝶呤：采取间断性低剂量治疗方案，皮损清除后逐渐减少药物剂量至停用，防止病情反跳。③环孢素，本药起效快，通常 4 周内可观察到疗效，停药后较易复发。④雷公藤多苷：疗效与阿维 A 相似，可有效清除皮损。⑤其他免疫抑制剂，当不能使用上述系统疗法时，可选用硫唑嘌呤和他克莫司等。⑥生物制剂：生物制剂用于银屑病的治疗取得了较大突破，目前用于银屑病的生物制剂主要有 TNF-α、IL-12/23、IL-17 抑制剂，主要应用于中重度斑块型银屑病。⑦光疗：包括 UVA、UVB、NB-UVB。临床应用最广泛的是 NB-UVB，适用于中重度寻常型银屑病、关节病型银屑病。UVA 联合光敏剂补骨脂素（PUVA），308nm 准分子光可用于局限性顽固皮损的治疗。

七、傣医医案选读

张某，男，32 岁，因"全身皮疹伴瘙痒反复发作两周"前来就诊。患者两周前无明显诱因躯干、头部出现红斑，上覆白色鳞屑，Auspitz 征（剥去薄膜可见点状出血）阳性，自觉瘙痒。傣医诊断为拢麻想豪光塔拢塔菲想（风火毒邪偏盛型银屑病），以先解后治的原则，予雅解沙把（百解胶囊），口服，每次 6 粒，每日 3 次。解毒止痒汤：文尚海（百样解）10g，雅解先打（傣百解）10g，咪火哇（山大黄）15g，哈利（旋花茄根）30g，邓嘿罕（定心藤）15g，波波罕（山乌龟）10g，罕满图（拔毒散）15g。水煎服，每日 1 剂，每日 3 次，每次 150mL。阿雅（洗药疗法）：摆扁（刺五加叶）、沙板阿（五彩梅）、摆管底（三叶蔓荆叶）各 100～150g 等量，煎水，3000～5000mL 外泡洗全身，每日 1～2 次，治疗 3 周，皮疹基本消退。

思考题：

1. 银屑病主要的临床特征是什么？
2. 银屑病临床可分为哪几型？

第十五节 拢麻想（玫瑰糠疹）

一、概述

拢麻想（玫瑰糠疹）是一种常见的以红斑、丘疹、鳞屑为表现的急性炎症性皮肤病。

本病是因体内塔都档细（四塔）功能失调，塔菲（火）、塔拢（风）过盛，塔喃（水）不足，风火毒邪内蕴，加之感受外界的帕雅拢皇（风热毒邪），内外相合，郁积于肌肤而致。

临床表现以躯干和四肢近端为主的分散性泛发性椭圆形玫瑰色斑疹，皮疹长轴与皮纹平行，病程有自限性和不易复发等特征。

傣医将之分为风热毒邪偏盛型玫瑰糠疹、水塔不足型玫瑰糠疹二型来论治。分别治以清火解毒，除风止痒；补水养血，润肤止痒。

二、辨解帕雅（病因病机）

本病由于患者先天塔都档细（四塔）、夯塔档哈（五蕴）功能禀受不足，后天滋养不当，抗病能力较低下，或饮食不节，积热于内，加之外感风热毒邪，引起体内四塔五蕴功能失调，以致风火偏盛，水血不足，不能制火而发为本病。

病程后期，风热毒邪损伤水血，以致水血不足，不能滋养肌肤，故见皮肤粗糙、色素沉着。

本病病因不明，目前有病毒感染包括人类疱疹病毒 6 型（HHV-6）、人类疱疹病毒 7 型（HHV-7）、人类疱疹病毒 8 型（HHV-8）、EB 病毒、巨细胞病毒、自身免疫、变态反应、遗传性过敏等各种学说。

三、诊查要点

拢麻想（玫瑰糠疹）典型临床表现为以躯干和四肢近端为主的分散性泛发性椭圆形玫瑰色斑疹，皮疹长轴与皮纹平行，本病不难诊断。有时需与点滴型银屑病、二期梅毒疹、脂溢性皮炎、体癣、花斑癣等相鉴别。

（一）临床表现

本病多累及中青年，春秋季多见。约 5% 的患者有前驱症状，包括全身不适、轻度发热、头痛、咽痛、关节痛、胃肠道不适和浅表淋巴结肿大等。初起皮损为孤立的玫瑰色淡红斑，椭圆形或环状损害，直径可迅速扩大至 2～3cm，边界清楚，上覆细小鳞屑，称为前驱斑或母斑，常发生于躯干或四肢近端（图 3-42）。1～2 周会相继出现比母斑小的子斑，也称继发斑，直径 0.2～1cm，常呈椭圆形，边缘覆圈状游离缘向内的细薄鳞屑，长轴与皮纹平行。常伴不同程度的瘙痒。本病有自限性，病程一般为 6～8 周，也有数月或数年不愈者，少数患者在治愈后出现复发。

（二）相关检查

1. 皮肤镜检查 外周分布的白色鳞屑，即"领圈征"；黄色背景，不规则分布或簇集分布的点状血管和线状血管。

2. 组织病理检查 对于诊断不清的患者，可进行皮肤组织病理检查以帮助与其他疾病鉴别。其表现为非特异性炎症。真皮浅表性血管周围炎细胞浸润，主要为淋巴细胞，偶尔由嗜酸性粒细胞和组织细胞组成。

四、辨解帕雅多雅（病、证分类辨治）

（一）拢麻想塔拢塔菲想（风热毒邪偏盛型玫瑰糠疹）

1. 夯帕雅（主症） 发病急骤，皮损呈圆形或椭圆形淡红斑片，中心有细微皱纹，表面有少量糠秕状鳞屑；伴心烦口渴，大便干，尿微黄；舌红，苔白或薄黄，脉行快。

2. 辨解帕雅（病因病机） 因平素喜食辛香性热之品，或情志抑郁化火，体内塔菲（火塔）过盛，热伤水塔，水不足而化燥生风，又复感帕雅拢皇（风热外邪），内外合邪，风热凝滞，郁闭肌肤，闭塞腠理而发病。

3. 平然（治则） 清火解毒，除风止痒。

4. 多雅（治法）

（1）内治法

①雅解沙巴（百解胶囊），口服，每次 4～8 粒，每日 3 次。

②雅洞烘（肤痒方）：麻补罗勐泰（泰国大风子）10g，蒿莫（大节株）30g，嘿麻电（圆锥南蛇藤）30g，水煎服，每日 3 次，每次 150mL。痒甚者，加蒿嫡（三开飘）、蒿莫（滑叶藤）各 15g。

（2）外治法

①达雅（搽药疗法）：雅麻想（疮毒酊），外搽患处，每日 2～3 次。

②阿雅（洗药疗法）：雅洞烘（肤痒方）、加楠说（云南石梓树皮）、楠秀（白花树皮）各 100～150g 等量，水煎煮，外洗全身，每日 1～2 次。

（二）拢麻想塔喃软（水塔不足型玫瑰糠疹）

1. 夯帕雅（主症） 皮疹为鲜红斑片或紫红，鳞屑较多，皮损范围大，瘙痒较剧，伴有抓痕、血痂等；舌红，苔少，脉紧而快。

2. 辨解帕雅（病因病机） 因平素喜食辛香性热之品，或情志抑郁化火，体内塔菲（火塔）过盛，热伤水塔，塔喃（水塔）不足，又复感帕雅拢皇（风热外邪），内外合邪，风热凝滞，郁闭肌肤，闭塞腠理而发病。

3. 平然（治则） 补水养血，润肤止痒。

4. 多雅（治法）

（1）内治法

①雅叫哈顿（五宝胶囊），口服，每4～8粒，每日3次。

②雅洞烘（肤痒方）：麻补罗勐泰（泰国大风子）10g，蒿莫（大节株）30g，嘿麻电（圆锥南蛇藤）30g，水煎服，每日1剂，每日3次，每次150mL。鳞屑较多，瘙痒较剧者，加雅婻嫩芽楠嫩（荷包山桂花）30g，嘿涛勒（鸡血藤）30g等。

（2）外治法

①达雅（搽药疗法）：雅麻想（疮毒酊）或雅喃满雅迪帕召（神药油），外搽患处，每日2～3次。

②阿雅（洗药疗法）：雅洞烘（肤痒方）、加摆管底（三叶蔓荆叶）、摆习列（黑心树叶）、摆娜（冰片叶）各100～150g等量，水煎煮，外洗全身，每日1～2次。

五、预防调护

1. 注意局部护理，在急性期忌热水洗烫和肥皂外洗。

2. 饮食清淡，忌食辛辣发物。

3. 避免搔抓刺激，禁用刺激性较强的外用药。

4. 穿着柔软的衣物，以减少对皮损的摩擦。

六、现代研究进展

本病病因尚未明确。因为本病呈季节性发作，皮疹有自限性，很少复发，初起为前驱斑，又未发现任何确定的变态反应性的物质引起本病，因此多数人认为本病的发生与病毒感染有关。研究结果提示玫瑰糠疹的发病与柯萨奇B组病毒感染有直接关系。此外，真菌、细菌或螺旋体等其他微生物的病源说法也未被证实。也有人认为是某种感染的一种免疫反应或胃肠中毒的皮肤表现。

本病有自限性，治疗目的主要是减轻症状和缩短病程。羊毛、出汗、热水与肥皂过度擦洗等可刺激皮损，故在急性期应避免。可局部外用炉甘石洗剂或糖皮质激素。瘙痒明显者可口服抗组胺药物，病情严重或病程较长者可酌情口服泼尼松30～60mg/d。照射UVB能促进皮损消退，缩短病程。

随着医学的发展，窄谱中波紫外线治疗玫瑰糠疹得到了广泛的应用，窄谱中波紫外线对皮肤免疫系统能够起到抑制作用，在安全照射剂量内，紫外线（UVB）有较强的穿透力，避开了DNA的吸收峰值，减少DNA的变异，不容易引起其他疾病，安全系数比较高。总体来讲，以窄谱中波紫外线为物理治疗手段，联合傣药或西药进行治疗成为玫瑰糠疹的主要新型治疗手段，据报道效果不错，但最大的缺陷为缺少循证医学证据支持。

七、傣医医案选读

朱某，男18岁，因"全身红斑、鳞屑1周"前来就诊。患者1周前轻度畏寒、发热后，腹部出现红斑，边界清楚，轻度瘙痒，未予重视，后皮疹逐渐增多，泛发全身，瘙痒加重，曾服用"息斯敏"无明显好转。刻下症：躯干大量圆形或椭圆形淡红斑片，中心有细微皱纹，表面有少量糠秕状鳞屑；伴心烦口渴，大便干，尿微黄；舌红，苔白或薄黄，脉行快。诊断为拢麻想塔拢塔菲想（风热毒邪偏盛型玫瑰糠疹）。治疗：清火解毒，除风止痒。予雅解沙巴（百解胶囊）口服，每次5粒，每日3次。雅洞烘（肤痒方）加味：麻补罗勐泰（泰国大风子）10g，蒿莫（大节株）30g，嘿麻电（圆锥南蛇藤）30g，蒿嫡（三开飘）15g，蒿莫（滑叶藤）15g。水煎服，每日1剂，每日3次，每次150mL。1周后皮疹消退。

思考题：

1. 玫瑰糠疹的主要临床特点是什么？
2. 风热毒邪偏盛型玫瑰糠疹如何治疗？

第十六节 习亨（疥疮）

一、概述

习亨（疥疮），是由疥螨寄生于人体皮肤表皮层所致的传染性皮肤病。

本病由于感受外界风热虫毒，以致风塔偏盛，水塔不足，皮肤失去滋养，而出现瘙痒。

临床表现以皮肤皱褶部位出现丘疹、水疱伴奇痒、夜间尤甚、传染性强为特征。

傣医学将之辨为风热虫毒偏盛型进行论治。治以除风清火，杀虫止痒。主要以外用药物治疗为主。本病具有一定传染性，故预防是关键，发现感染后，隔离治疗，共同感染者需共同治疗。

二、辨解帕雅（病因病机）

本病的发生是感受外界风热虫毒，以致塔都档细（四塔）、夯塔档哈（五蕴）功能失调。风塔偏盛，水塔不足，不能制火，受蕴受损，故见皮肤瘙痒难耐。

病程后期，风热虫毒日久，损伤机体四塔五蕴功能，水塔不足，不能制约风塔及火塔。水血不行，故可见皮肤出现结节及苔藓样改变。

本病是由人型疥螨通过直接接触（包括性接触）或间接接触而传染所致。

三、诊查要点

（一）临床表现

疥螨侵犯皮肤，皮损多对称，表现为丘疹、丘疱疹及隧道。丘疹约米粒大小，淡红色或正常肤色，可有炎性红晕；丘疱疹约小米粒大，多见于指缝、腕部等处；隧道为灰白色或浅黑色浅纹，弯曲微隆起，末端可有丘疹和小水疱，为雌虫停留处，有的因搔抓或继发性病变如感染、湿疹化及苔藓样变者不易见到典型隧道；在阴囊、阴茎、龟头等处发生直径 3～5mm 暗红色结节，称疥疮结节，为疥螨死后的异物反应（图 3-43、图 3-44）。高度敏感者皮损泛发，可有大疱。病程较长者可表现为湿疹样、苔藓样变，易继发细菌感染而发生脓疱、毛囊炎、疖、淋巴结炎等。瘙痒剧烈，夜间尤甚。

还有一种特殊类型的疥疮，称之为挪威疥，又称为角化型疥疮或结痂型疥疮，是一种严重的疥疮，多发生于身体虚弱或免疫功能低下的患者。表现为大量鳞屑、结痂、红皮病或疣状斑块，可累及面部，患者身上可寄生很多疥螨，传染性极强。

根据有传染病接触史和好发部位，尤其以指间有丘疹、丘疱疹、隧道，夜间痒剧，家中或集体单位常有同样患者，一般可诊断。但近年来，由于糖皮质激素的广泛使用，使许多疥疮患者症状已不典型，易造成误诊而被延误。

（二）相关检查

1. 血常规检查　白细胞总数和中性粒细胞正常，合并感染时白细胞总数和中性粒细胞可升高。

2. 直接镜检法　刮取皮损，一份标本滴加一滴荧光染色液，置于荧光显微镜下观察有无疥螨（卵、幼虫、若虫、成虫、卵壳、疥粪等）。

3. 皮肤镜检查　可观察到典型的蛇行隧道和隧道顶端的"三角滑翔翼"改变（图 3-45）。

四、辨解帕雅多雅（病、证分类辨治）

（一）习亨塔拢菲想（风热虫毒偏盛型疥疮）

1. 夯帕雅（主症）　皮损多见于指缝、腕屈面、肘窝、腋窝前缘、股内侧女性乳房下、小腹、臀部、男子生殖器等处。皮疹初起为针尖大小的丘疹或水疱，并可看到条状黑线（疥虫隧道），久病可遍及全身，有抓痕、结节、水疱、黑色斑点，甚至感染起脓疱，奇痒，遇热及夜间尤甚。舌质红、苔白，脉行快。

2. 辨解帕雅（病因病机）　本病的发生是感受外界疥虫之毒邪，以致四塔五蕴功能失调。体内风塔偏盛，水塔不足，不能制火，受蕴受损，故见皮肤瘙痒难耐。病程后期，风热虫毒日久，损伤机体四塔五蕴功能，水塔不足，不能制约风塔及火塔，水血不行，故可见皮肤出现结节及苔藓样改变、粗糙肥厚，夜间瘙痒剧烈。

3. 平然（治则）　除风清火，杀虫止痒。

4. 多雅（治法）

（1）内治法

①雅解沙把（百解胶囊），口服，每次 4～8 粒，每日 3 次。

②体弱多病者，取雅叫哈顿（五宝胶囊）口服，每次 4～8 粒，每日 3 次。

（2）外治法

①达雅（搽药疗法）：多烈瓦（多荬草）全草、麻补罗勐泰（泰国大风子）各 20g，

取鲜品捣压，取汁加少量酒调外搽患部，1日数次。或嘿拖法（野刀豆藤）、毫命（姜黄）各15g。捣烂外搽，每日3次。或麻喝巴（白花曼陀罗）捣烂蜂蜜调合后，取适量外搽，每日3次。

②果雅（包药疗法）：麻献（野花椒）25g，加少量食盐捣烂如泥状包于患部，每日换药1次。

③阿雅（洗药疗法）：摆习列（黑心树叶）、麻喝巴（白花曼陀罗）、摆管底（三叶蔓荆叶）各100～150g等量，水煎泡洗周身。

五、预防调护

1. 注意个人卫生，勤洗澡，勤换衣，勤晒被褥。

2. 一旦确诊应立即隔离治疗，一同感染者应同时治疗。

3. 不与患者同居、握手，不要和患者的衣物放在一起。

4. 注意消毒，患者换下的衣物要煮沸杀虫，不能煮汤者，用塑料袋包扎1周，待疥螨饿死后再清洗。

5. 避免过度搔抓刺激，以免继发感染。

六、现代研究进展

疥螨又称疥虫，是一种永久性寄生螨，分为人型疥螨和动物疥螨，人的疥疮主要是由人型疥螨引起。疥螨大小0.2～0.4mm，体小呈圆形或卵圆形，黄白色。疥螨易侵入前臂、下腹部、臀部及皮肤薄嫩部位，如指缝、手腕、肘窝、腋窝、脐周、外生殖器等。成人很少累及头面和面部，但免疫受损者和婴儿可累及所有皮肤。

本病在集体宿舍或家庭内易发生流行，先后有多人共患此病。疥螨离开人体后仍可存活2～3天，可通过气味和体温寻找新的宿主。因此也可通过患者使用过的衣物而间接传染。动物疥螨也可感染人，但因人的皮肤不合适其栖息，人感染后症状较轻，有自限性。

本病治疗以外用杀疥虫的制剂为主。凡集体发生或家庭成员共患者应同时治疗。疗程结束时再用热水、肥皂洗澡。及时更换衣被，并将换下衣被用水煮沸消毒或烫洗曝晒。

1. 药物治疗

（1）外用药物　①10%硫磺软膏（儿童5%硫磺软膏），3%水杨酸软膏。②1%γ-666乳剂或软膏，注意神经毒性。③10%～25%苯甲酸苄酯洗剂或乳剂。④10%克罗米通乳剂或搽剂。涂药方法：涂药时应从颈部以下行全身涂抹药物，皮疹集中的部位应反复涂药。每日早晚各1次，连用3～4天为1个疗程。

凡上述外用药物治疗后，应观察两周，如无新皮损出现，方可认为痊愈。

（2）疥疮结节的治疗　①皮损内注射糖皮质激素（曲安奈德）。②曲安奈德新霉素贴膏局部外贴。③冷冻治疗。

（3）内服药物　瘙痒严重者酌情选用抗组胺药，继发感染者加用抗生素。

七、傣医医案选读

李某，男，16 岁。四肢躯干起疹伴瘙痒 1 月余。夜间及遇热后瘙痒加剧，未曾治疗。查体：手指缝及其两侧、腕屈侧、肘窝、脐周、下腹部、外阴部、腹股沟、大腿内侧散发丘疹、丘疱疹，抓痕、血痂。舌质红、苔薄黄，脉微快。傣医诊断为习亨（疥疮）。治疗：按先解后治的原则，予雅解沙把（百解胶囊），口服，每次 6 粒，每日 3 次，连服 3 天。取雅鲁龙（除风大丸药），泡水内服，每次 0.5g，每日 3 次。阿雅（洗药疗法）：摆习列（黑心树叶）、麻喝巴（白花曼陀罗）、摆管底（三叶蔓荆叶）各 100～150g 等量，水煎泡洗周。治疗 1 周获效。

思考题：

1. 疥疮的发病原因是什么？
2. 如何诊断疥疮？

第十七节　缅货楠稳（虫咬皮炎）

一、概述

缅货楠稳（虫咬皮炎），傣语"缅"指各种虫。"货"指叮咬，"楠"指人的皮肤，"稳"指皮肤过敏引起的红肿瘙痒等不适。缅货楠稳（虫咬皮炎）是被致病虫类叮咬，接触其毒液或虫体的毒毛而引起的一种皮炎，较常见的有隐翅虫、刺毛虫、蠓、螨、跳蚤、虱类、臭虫、飞蛾、蜂等。

本病是由于感受毒虫毒液，风热毒邪偏盛，引起体内塔都档细（四塔）、夯塔档哈（五蕴）功能失调，风火偏盛，水血不足，不能制火而发为本病。

本病临床以皮肤上呈丘疹样风团，上有针尖大小的瘀点、丘疹或水疱，呈散在性分布，多见于昆虫孳生的雨季及热季，好发于暴露部位为特征。一般无全身不适，严重者可有畏寒发热、头痛恶心、胸闷、呼吸困难等全身中毒症状。

根据临床表现将之分为风火毒邪偏盛型虫咬皮炎、风热水毒偏盛型虫咬皮炎二型来论治。分别治以清火解毒，除风止痒；清热利水，凉血解毒。

二、辨解帕雅（病因病机）

患者先天塔都档细（四塔）、夯塔档哈（五蕴）功能禀受不足，后天滋养不当，抗病能力较低下，毒虫毒液进入人体，又与风热毒邪相合，引起体内四塔五蕴功能失调，以致风火偏盛，水血不足，不能制火而发为本病。

若毒液毒性强烈，则导致体内四塔、五蕴功能失调。风毒偏盛者，可致水血损伤，轻则气血运行不畅，重则水血瘀阻，风火毒邪偏盛者，毒邪传于脏腑导致四塔衰败，而致病情严重，皮疹泛发全身。

虫咬皮炎是因虫类叮咬，昆虫将口器刺入皮肤吸血，或将毒汁注入体内，或接触其毒液及虫体的毒毛所致。本病预防蚊虫叮咬是关键，应及早祛除病因，并对局部皮损进行正确处理，可以迅速治愈。

三、诊查要点

诊疗过程中需详细询问病史、发病过程，仔细检查皮损才能避免误诊。

（一）临床表现

本病多见于昆虫孳生的雨季及热季，好发于暴露部位，尤以小儿及青少年多见。患者自觉奇痒，灼热红肿或疼痛，一般无全身不适，严重者有畏寒发热、头痛、恶心、胸闷、呼吸困难等全身中毒症状。因虫类不同，其皮损表现也有差异。

1. 隐翅虫皮炎　隐翅虫皮炎是由毒隐翅虫所致的线条状、点状或片状皮肤炎症。多见于雨季和热季，雨后闷热天气尤多。本病以暴露部位为多见，如面、颈、胸、四肢等，也可累及外阴部。皮损多呈条状水肿性红斑，其上有密集针头大小的脓疱，部分损害中心可融合成片，表面稍下陷呈灰褐色，抓破可致糜烂及结痂（图 3-46）。轻者有瘙痒及烧灼感，重者剧痛。皮损严重及范围广泛者，可有头痛、头晕、发热、局部淋巴结肿大等。1～2 周痊愈后，常留有色素沉着。

隐翅虫皮炎皮损呈条带状红斑、有集聚性脓疱，灼痒痛明显，极易误诊为外伤（如抓伤、擦伤）、带状疱疹等，因为外阴部皮肤薄嫩、皱褶多，极易出现糜烂、脓性分泌物，一般先有明显瘙痒、继则疼痛难忍，小片皮损易误诊为生殖器疱疹、梅毒疹、软下疳等，使患者产生较严重的心理负担。

2. 桑毛虫皮炎　皮损为绿豆至黄豆大小的红色斑丘疹、丘疱疹或风团，剧痒（图 3-47）。

3. 松毛虫皮炎　皮损为斑疹、风团，间有丘疹、水疱、脓疱、皮下结节等。不少患者伴有关节红肿疼痛，甚至化脓，但脓液培养无细菌生长。

4. 螨虫皮炎　粟米至黄豆大小的红色丘疱疹，或为紫红色的肿块或风团，有时可见到虫咬的痕迹，或因搔抓而有抓痕和血痂。

5. 蠓虫皮炎　叮咬后局部出现瘀点和黄豆大小的风团，奇痒，个别发生水疱，甚至引起丘疹性荨麻疹。

6. 蜂蜇皮炎　伤处有烧灼感，或显著的痛痒感，如被群蜂同时蜇伤，可发生大面积的肿胀。可伴有头晕、恶心、呕吐等症状，严重者可晕厥。

（二）相关检查

对疑似桑毛虫、松毛虫皮炎患者，可用解剖显微镜直接检查，或以透明胶纸粘贴皮疹后用低倍显微镜检查，找到毒毛则可确诊。

四、辨解帕雅多雅（病、证分类辨治）

（一）缅货楠稳塔拢菲想（风火毒邪偏盛型虫咬皮炎）

1. 夯帕雅（主症） 皮肤暴露部位呈丘疹样风团，上有针尖大小的瘀点、丘疹或水疱，呈散在性分布。无全身不适，舌质红，苔黄厚腻，脉行快。

2. 辨解帕雅（病因病机） 平素体内塔都档细（四塔）、夯塔档哈（五蕴）功能不足，塔菲（火）过盛，感受外界风热毒邪，水塔受伤，水不足不能制火，加之外感虫毒，内外相合蕴结肌肤。

3. 平然（治则） 清火解毒，除风止痒。

4. 多雅（治法）

（1）内治法

①雅解沙把（百解胶囊），口服，每次4～8粒，每日3次。

②解毒止痒汤：文尚海（百样解）10g，雅解先打（傣百解）10g，咪火哇（山大黄）15g，哈利（旋花茄根）30g，邓嘿罕（定心藤）15g，波波罕（山乌龟）10g，罕满囡（拔毒散）15g。水煎服，每日1剂，每日3次，每次150mL。

（2）外治法

①阿雅（洗药疗法）：摆扁（刺五加叶）、沙板阿（五彩梅）、摆管底（三叶蔓荆叶）各100～150g等量，煎水，外洗全身，每日1～2次。

②达雅（搽药疗法）：哈沙梗（卵叶巴豆根）、喃辛蒋（小姜汁）各100g磨汁外搽。

（二）缅货楠稳塔拢喃想（风热水毒偏盛型虫咬皮炎）

1. 夯帕雅（主症） 皮肤暴露部位丘疹样风团，上有针尖大小的瘀点、丘疹或水疱，面积较广泛，自觉灼热、瘙痒；甚至局部破溃，形成糜烂或溃疡。严重者可有畏寒发热、头痛恶心、胸闷、呼吸困难等全身中毒症状。口渴，大便干结，小便短赤。舌质红，苔黄厚腻，脉行快。

2. 辨解帕雅（病因病机） 患者先天塔都档细（四塔）、夯塔档哈（五蕴）功能禀受不足，后天滋养不当，饮食不节寒热水毒互结于内，引起体内四塔、五蕴功能失调。虫毒侵袭皮肤，郁积易生湿化热化火，湿毒热盛而引起皮损较重，面积较广泛、自觉灼热、瘙痒；甚至伴发热等全身症状。

3. 平然（治则） 清热利水，凉血解毒。

4. 多雅（治法）

（1）内治法

①雅解沙把（百解胶囊），口服，每次4～8粒，每日3次。

②凉血解毒汤：咪火哇（山大黄）15g，文尚海（百样解）15g，哈罕满（拔毒散根）30g，芽英热（车前草）15g，哈帕利（旋花茄根）30g，哈宾蒿（白花臭牡丹根）30g。水煎服，每日1剂，每日3次，每次150mL。局部破溃，形成糜烂或溃疡者加上方加

哈累牛（野芦谷根）20g、楠过缅（多依树皮）15g、楠楞嘎（木蝴蝶树皮）15g。

（2）外治法

①阿雅（洗药疗法）：摆扁（刺五加叶）、楠孩嫩（水杨柳树皮）、楠楞嘎（木蝴蝶树皮）、摆管底（三叶蔓荆叶）各 100 ～ 150g 等量。煎水外洗。

②阿雅（洗药疗法）：楠秀（白花树皮）、楠说（云南石梓树皮）、涛喃（三开瓢）、嘿蒿莫（滑叶藤仲）各 100 ～ 150g 等量。水煎，泡洗周身，每日 1 ～ 2 次。

五、预防调护

1. 保持环境清洁卫生，消灭害虫。

2. 衣服、被褥应勤洗勤晒，防虫藏身。

3. 儿童户外玩耍时要涂防虫叮咬药物。

4. 隐翅虫具有明显的向光性（特别是对荧光）和向高性，在家中安装纱门、纱窗，以及夜晚关灯睡觉可预防隐翅虫侵袭。当隐翅虫附着于皮肤时，不用手指揉捏或拍打，最好用嘴吹掉或用器物拨落后踩死。

5. 桑毛虫引起的接触性皮炎暴发和流行的报道较多，桑毛虫脱皮带着毒毛一起掉入水中，严重污染水源，居民直接接触被污染的水可导致接触性皮炎的暴发。避免用凉水洗澡，改用热水洗澡后发病率迅速下降。

6. 发病期间忌海鲜鱼腥发物，多饮水，多食蔬菜、水果，保持大便通畅。

六、现代研究进展

本病以预防为主，发病后以外治为主，轻者外治可愈，重者内、外合治。

1. 隐翅虫皮炎：治疗原则为镇痛、抗炎、止痒，防治继发感染，及时彻底地清洗掉受害部位的毒液。

及时用肥皂水洗净皮肤或涂 10% 氨水，局部一般可湿敷，或搽炉甘石洗剂，云南白药加水调成糊状外敷，亦可用蛇伤急救散或蛇药片以食醋或水调合后，取适量外搽；皮损广泛者，可口服蛇药片或短期内服糖皮质激素。

2. 松毛虫、桑毛虫皮炎可用橡皮膏粘去毛刺，外涂 5% 碘酊。

3. 蜂螫皮炎应先拔去毒刺，火罐吸出毒汁，消毒后用紫金锭磨水外涂。

4. 外涂炉甘石洗剂或樟脑乳膏以止痒。

5. 内服可选抗组胺药物。

6. 少数松毛虫皮炎患者可于 10 天～ 2 月后出现关节炎，急性期可选用糖皮质激素类及抗炎镇痛类药物。

七、傣医医案选读

夏某，男，7 岁，因"双手皮疹伴瘙痒 1 天"前来就诊，患者 1 天前外出游玩，不慎接触毛虫，双手出现大量红色丘疹、瘙痒剧烈，外用"花露水"后病情无好转，遂来就诊。刻下症：双手大量红色丘疹、丘疱疹，可见抓痕及结痂。无全身不适，舌质红，苔黄厚腻，脉行快。诊断：缅货楠稳塔拢菲想（风火毒邪偏盛型虫咬皮炎）。治疗：予雅解沙把（百解胶囊），口服，每次 2～3 粒，每日 3 次。解毒止痒汤：文尚海（百样解）10g，雅解先打（傣百解）10g，咪火哇（山大黄）15g，哈利（旋花茄根）30g，邓嘿罕（定心藤）15g，波波罕（山乌龟）10g，罕满囡（拔毒散）15g。水煎服，每日 1 剂，每日 3 次，每次 150mL。阿雅（洗药疗法）：摆扁（刺五加叶）、沙板阿（五彩梅）、摆管底（三叶蔓荆叶）各 100g 等量，煎水 3000mL，外洗全身，每日 1～2 次。3 日后皮疹消退。

思考题：

1. 虫咬皮炎的临床特点是什么？
2. 如何预防虫咬皮炎的发生？

第十八节 帕雅楠烘（瘙痒症）

一、概述

帕雅楠烘（瘙痒症），傣语"帕雅"是指病或者症，"楠烘"指皮肤瘙痒。瘙痒症是一类无明显原发性皮肤损害而以瘙痒为主要症状的皮肤病。

本病的发生是由于先天塔都档细（四塔）、夯塔档哈（五蕴）功能禀受不足，后天滋养不当，或饮食不节，积热于内，加之皮肤护理不当，与风热毒邪相合，引起体内四塔五蕴功能失调，风塔偏盛，水不能制火，或病久水血同时不行，感受外界的风热邪气或风寒邪气，肌肤失去滋养而导致。

本病临床以皮肤阵发性瘙痒，搔抓后常出现抓痕、血痂、色素沉着和苔藓样变等继发性损害为特征。局限性者以阴部、肛门周围最为多见，泛发性者可泛发全身。

傣医将之分为风火毒邪偏盛型瘙痒症、四塔不足型瘙痒症二型来论治。分别治以清火解毒，祛风止痒；补益四塔，祛风止痒。

二、辨解帕雅（病因病机）

本病的发生是由于先天塔都档细（四塔）、夯塔档哈（五蕴）功能禀受不足，后天滋养不当，或饮食不节，积热于内，加之皮肤护理不当，与风热毒邪相合，引起体内塔都档细（四塔）、夯塔档哈（五蕴）功能失调，风塔偏盛，水不能制火，肌肤失去滋养而导致。

病程后期，四塔五蕴功能失调，水血不行，感受外界的风热邪气或风寒邪气，以致肌肤失养而发为本病。

其致病因素比较复杂，有内因和外因两方面。常见的内因有内分泌疾病（如糖尿病）、肝胆疾病、肿瘤、感染性疾病、神经障碍性疾病、妊娠等；常见的外因有环境因素、物理或化学性刺激等。若因系统疾病导致的皮肤瘙痒，需积极治疗原发疾病。

三、诊查要点

根据初发时仅有瘙痒，而无原发性皮损即可确诊。为寻找病因，应详细询问病史，做全面的体格检查和必要的实验室检查。

（一）临床表现

本病好发于老年及青壮年人，多见于冷季，少数也有热季发作者。主要表现为瘙痒剧烈，常呈阵发性，以夜间为著。无原发性皮肤损害，由于经常搔抓，患处皮肤常伴抓痕、血痂，也可有湿疹样变、苔藓样变及色素沉着等继发性损害（图 3-48）。根据发生部位可分为全身性瘙痒症和局限性瘙痒症。前者见于因皮肤干燥引起的老年性皮肤瘙痒症，与季节关系明显的季节性瘙痒症；后者见于肛门瘙痒症、外阴瘙痒症等。

（二）相关检查

需完善相关检查除外内分泌疾病（如糖尿病），肝胆疾病、肿瘤、感染性疾病、神经障碍性疾病等导致的皮肤瘙痒。

四、辨解帕雅多雅（病、证分类辨治）

（一）帕雅楠烘塔菲拢想（风火毒邪偏盛型瘙痒症）

1. 夯帕雅（主症） 起病较急，皮肤瘙痒剧烈。遇热加重，口干，大便干结，小便短赤。舌红苔黄，脉行快。

2. 辨解帕雅（病因病机） 患者先天塔都档细（四塔）、夯塔档哈（五蕴）功能禀受不足，后天滋养不当，或喜食香燥、肥甘厚味、性热之品，积热于内，皮肤护理不当，又与风热毒邪相合，引起体内四塔五蕴功能失调，风火偏盛，水血不足，不能制火而皮肤瘙痒剧烈，口干，大便干结，小便短赤，舌质红，苔黄，脉行快等。

3. 平然（治则） 清火解毒，除风止痒。

4. 多雅（治法）

（1）内治法

①雅解沙把（百解胶囊），口服，每次 4～8 粒，每日 3 次。

②解毒止痒汤加减：文尚海（百样解）10g，雅解先打（傣百解）10g，咪火哇（山大黄）15g，哈利（旋花茄根）30g，邓嘿罕（定心藤）15g，波波罕（山乌龟）10g，罕满囡（拔毒散）15g。水煎服，每日 1 剂，每日 3 次，每次 150mL。

（2）外治法

①达雅（搽药疗法）：哈沙梗（卵叶巴豆根）、磨喃辛蒋（小姜汁）外搽，每日 1～2 次。

②阿雅（洗药疗法）：沙板嘎（五彩梅）、摆管底（三叶蔓荆叶）、摆习列（黑心树叶）各 100～150g 等量。水煎，外洗全身。

（二）帕雅楠烘塔都软（四塔不足型瘙痒症）

1.夯帕雅（主症） 皮肤瘙痒日久，可伴抓痕、血痂、湿疹样变、苔藓样变及色素沉着。形瘦体弱，面色苍白，精神不佳，少气懒言。舌淡苔白，脉行细弱而无力。

2.辨解帕雅（病因病机） 本证为年老久病塔都档细（四塔）皆不足，肌肤失养，则见皮肤瘙痒、皮肤干燥、湿疹样变、苔藓样变，形瘦体弱，面色苍白，精神不佳，少气懒言，舌淡苔白，脉行细弱而无力等。

3.平然（治则） 补益四塔，养血止痒。

4.多雅（治法）

（1）内治法

①取雅解沙巴（百解胶囊），口服，每次4～8粒，每日3次。

②雅漂胖婉娜（滇冬养颜丸）：几龙累（滇天冬）20g，吻牧（苦藤）20g，沙干（辣藤）20g，麻匹因（胡椒）、辛蒋（小姜）、哥腊（岩盐）各1g。碾细粉，用柠檬汁调匀搓成小丸药，每丸重1g，每次服3～6丸，每日3次。也可水煎服，每日3次，每次150mL。

③取雅叫哈顿（五宝药散），口服，每次5～10g，用黑母鸡汤冲服，每日3次。

（2）外治法　阿雅（洗药疗法）。摆芽拉勐龙（对叶豆叶）、楠晚（三丫苦）、摆管底（三叶蔓荆叶）、比郎（五叶山小橘）、罕好喃（水菖蒲）各等量水煎，外洗患处，每日1～2次。

五、预防调护

1.忌饮酒类，少食鱼、虾、蟹等动风发物，多食蔬菜水果。

2.避免用搔抓、摩擦或热水烫洗等方式止痒，不用碱性强的肥皂洗澡。

3.内衣应柔软宽松，宜穿棉织品或丝织品，不宜穿毛织品。

4.平素调畅情志，避免劳累，保持心情舒畅。

六、现代研究进展

无可见皮损的泛发性瘙痒症的诊断是排除性诊断。瘙痒的机制复杂，大致分组胺依赖途径和非组胺依赖途径。尤其老年瘙痒症的复杂性决定了大多数情况下并非局部用药就可以完全控制，系统用药难以避免，基本原则是起始低量、随访随控、逐步减量，尽可能采用个体化治疗方案。

1.明确并治疗潜在疾病。

2.系统治疗主要为镇静止痒，可应用各种抗组胺类和镇静类药物，亦可选用盐酸普鲁卡因静脉封闭疗法或选用钙剂。还可选用三环类抗抑郁药（降低中枢瘙痒感），沙利度胺（尤其是HIV感染），低剂量加巴喷丁（开始300mg/d，需注意老年患者有服药后因头昏而跌倒的风险）。胆汁性瘙痒使用考来烯胺（对于完全胆汁梗阻无效）。抗抑郁药、阿片受体拮抗剂/激动剂也逐渐被用于瘙痒的治疗。

3. 局部外用药以安抚止痒为主，可选用樟脑或薄荷等止痒剂及润肤剂，也可选用各种皮质类固醇制剂、辣椒碱、5% 多塞平。外阴、肛门黏膜区避免使用刺激性药物。

4. UVB 和窄波（311nm）光疗或 PUVA 可治疗肾脏、胆汁、水源性和真性红细胞增多症相关的瘙痒。

七、傣医医案选读

康某，男，78 岁，因"全身皮肤瘙痒 10 个月"前来就诊，患者 10 个月前无明显诱因，背部出现瘙痒，未予重视，后瘙痒逐渐加重，曾用多种药物，病情无好转。刻下症：皮肤干燥伴抓痕、血痂、色素沉着明显。形瘦体弱，面色苍白，精神不佳，少气懒言。舌淡苔白，脉行细弱而无力。诊断：帕雅楠烘塔都软（四塔不足型瘙痒症）。治疗：予雅解沙巴（百解胶囊），口服，每次 6 粒，每日 3 次。取雅漂胖婉娜（滇冬养颜丸）：几龙累（滇天冬）20g，吻牧（苦藤）20g，沙干（辣藤）20g，麻匹囡（胡椒），辛蒋（小姜）、哥腊（岩盐）各 1g。每次服 3 ~ 6 丸，每日 3 次。阿雅（洗药疗法）：摆芽拉勐龙（对叶豆叶）、楠晚（三丫苦）、摆管底（三叶蔓荆叶）、比郎（五叶山小橘）、罕好喃（水菖蒲）各等量水煎，外洗患处每日 1 ~ 2 次。治疗两周，瘙痒减轻。继续巩固 1 个月，瘙痒基本消失。

思考题：

1. 瘙痒症的临床特点是什么？
2. 瘙痒症的患者应如何进行护理？

第十九节　拢麻想楠豪（神经性皮炎）

一、概述

拢麻想楠豪（神经性皮炎），傣语"拢麻想"指热风毒邪，"楠豪"指皮肤粗糙肥厚或苔藓样改变。神经性皮炎是一种常见的皮肤慢性神经功能障碍性疾病，又称慢性单纯性苔藓。

本病的发生因水血不足，不能制火拢心神，心神不定而失眠、焦虑和瘙痒；加之感受外在的帕雅拢皇（热风毒邪），内外邪相合蕴积于肌肤而致。

本病临床以皮肤苔藓样变及阵发性瘙痒为临床特征，患者常伴随失眠、烦躁、焦虑等症状。

傣医将之分为风火毒邪偏盛型神经性皮炎、水血不足型神经性皮炎二型进行辨治。治疗应以清火解毒，祛风止痒，润燥补水为主。如能及时避免摩擦及搔抓，可以缓解病情。

二、辨解帕雅（病因病机）

患者先天塔都档细（四塔）、夯塔档哈（五蕴）禀受不足，后天滋养不当，平素喜食香燥、肥甘厚腻性热之品，风火偏盛，积热于内，导致体内四塔、五蕴功能失调，加之感受外在的帕雅拢皇（热风毒邪），内外毒邪相合蕴积于肌肤发为本病。

病程后期，风热毒邪损伤水血，以致水血不足，不能滋养肌肤，故见皮肤粗糙、增厚。

本病确切发病机制尚不明确。神经性皮炎多由神经精神心理、免疫、内分泌等内外刺激引起局部皮肤的免疫病理反应，皮肤对触觉高度敏感，对外来极小的刺激产生异常瘙痒的过激反应，阵发性瘙痒为主要的皮肤症状，搔抓具有欣快感，无意识、反射的摩擦习惯引起表皮角化过度，棘层肥厚。

三、诊查要点

（一）临床表现

本病好发于青年及成年人，由于重复摩擦及搔抓导致的厚实的苔藓样斑块，由小丘疹融合而成，皮肤增厚干燥；反复搔抓后形成皮沟加深、皮崎隆起的苔藓样变，呈圆形、椭圆形、线状等（图 3-49、图 3-50）。本病慢性经过，病情时轻时重，多阵发性瘙痒，抓后先出现正常皮色或淡褐色圆形、多角形扁平丘疹，日久融合成片，逐渐扩大，皮肤增厚干燥；反复搔抓后形成皮沟加深、皮崎隆起的苔藓样变。多见于颈项部、头皮、踝部、小腿、大腿上半部、前臂伸侧、女性外阴、肛门、阴囊及腹股沟。通常边界清晰。

根据皮损累及的范围分为泛发型和局限型两种。局限型，皮损仅见于颈项等处。泛发型，分布较广泛，甚至泛发全身各处，皮损特点与局限型相同。本病易反复发作，可多年不愈。

本病的诊断多依靠病史及临床表现即可诊断。

（二）相关检查

1. 血液学检查 一般无异常。

2. 组织病理检查 角化过度，棘层肥厚，表皮突延长及增宽。真皮可有慢性炎细胞浸润。

四、辨解帕雅多雅（病、证分类辨治）

（一）拢麻想楠豪塔菲拢想（风火毒邪偏盛型神经性皮炎）

1. 夯帕雅（主症） 皮损粗糙肥厚成片，阵发性瘙痒，夜间尤盛，可见抓痕和血痂，伴有剧烈瘙痒，心烦易怒，眠差，口气臭，大便干，小便色黄混浊，舌质红，苔黄厚腻或白厚腻，脉行快。

2. 辨解帕雅（病因病机） 患者平素喜食香燥、肥甘厚腻性热之品，风火偏盛，积热于内，导致体内四塔、五蕴功能失调，加之感受外在的帕雅拢皇（热风毒邪），内外毒邪相合蕴积于肌肤而致。

3. 平然（治则） 清火解毒，祛风止痒。

4. 多雅（治法）

（1）内治法

①雅解沙把（百解胶囊），口服，每次 4～8 粒，每日 3 次。

②解毒止痒汤：文尚海（百样解）10g，雅解先打（傣百解）10g，咪火哇（山大黄）15g，哈利（旋花茄根）30g，邓嘿罕（定心藤）15g，波波罕（山乌龟）10g，罕满囡（拔毒散）15g。水煎服，每日 1 剂，每日 3 次，每次 150mL。

③雅叫哈顿（五宝胶囊），口服，每次 3～6 粒，每日 3 次，开水送服。

（2）外治法

①阿雅（洗药疗法）：楠秀（白花树皮）、楠说（云南石梓树皮）、涛喃（三开瓢）、嘿蒿莫（滑叶藤仲）、楠孩嫩（水杨柳树皮）、楠夯板（余甘子树皮）各 100～150g 等量。水煎煮，外洗全身，每日 1～2 次。或摆扁（刺五加叶）、沙板阿（五彩梅）、摆管底（三叶蔓荆叶）各 100～150g 等量，煎水，外洗全身，每日 1～2 次。

②达雅（搽药疗法）：沙腊比罕（台乌）、嘿赛仗（大叶羊蹄甲）各 50g 磨于开水中，外搽，每日 3 次。

（二）拢麻想楠豪塔喃软（水血不足型神经性皮炎）

1. 夯帕雅（主症） 多由于病情日久不愈，反复发作转变而来。皮损色淡或灰白，肥厚粗糙似牛皮，表现为局部皮肤增厚、浸润、表面粗糙、苔藓样变、呈暗红色或灰褐色、可有色素沉着、抓痕和结痂。舌淡少苔，脉细。

2. 辨解帕雅（病因病机） 因失治误治、用药不当、屡治不效而长期不愈，风热毒邪损伤水血，四塔功能失调，以致水血不足，不能滋养肌肤是本病发生的原因。

3. 平然（治则） 祛风润燥，补水止痒。

4. 多雅（治法）

（1）内治法

①雅解沙把（百解胶囊），口服，每次 4～8 粒，每日 3 次，连服 1 个月。

②雅拢勒软洞烘（补水消风止痒方）：芽英热（车前草）15g，咪火哇（山大黄）15g，哈帕利（旋花茄根）30g。哈罕满（拔毒散根）30g，哈宾蒿（白花臭牡丹根）30g，文尚海（百样解）15g。水煎服，每日 1 剂，每日 3 次，每次 150mL。

③雅叫哈顿（五宝胶囊），口服，每次 3～6 粒，每日 3 次，米汤送服，或去胶囊壳蒸猪肉食。

（2）外治法

①阿雅（洗药疗法）：摆芽拉勐龙（对叶豆叶）、楠晚（三丫苦）、摆管底（三叶蔓荆叶）、比郎（五叶山小橘）、罕好喃（水菖蒲）各等量水煎，外洗患处，每日 1～2 次。

②达雅（搽药疗法）：雅喃满雅迪帕召（神药油），外搽，每日 2～3 次。

五、预防调护

1. 应避免剧烈搔抓和摩擦等不良刺激。
2. 穿着穿棉质衣服，衣着应较宽松、轻软。
3. 注意休息，生活规律。
4. 发病期间不宜食辛辣香燥的食品，多食清淡滋润之食物。
5. 少饮用浓茶、咖啡及含有乙醇饮品。

六、现代研究进展

神经性皮炎是一种常见的慢性皮肤神经功能障碍性皮肤病，又名慢性单纯苔藓样变，青壮年多发，以皮肤局限性苔藓样变及剧烈瘙痒为主要特征，由角质层角化过度、相关的瘙痒介质刺激引起。在人群中，神经性皮炎的发病率大约为12%，女性患病人数多于男性，多局限于颈后、肘部、腘窝、骶尾部发病，也可多处或全身泛发，该病瘙痒剧烈，缠绵难愈，严重影响睡眠和工作，给患者带来极大的精神痛苦。目前对神经性皮炎发病机制的研究主要集中在神经精神心理、免疫与内分泌等方面，更多的研究关注局部的免疫炎症反应与涉及的炎症细胞和细胞因子，

西医学治疗神经性皮炎多以糖皮质激素为主，糖皮质激素具有较强的抗炎、抗免疫、抗过敏等作用，外用和皮损内注射具有良好的疗效。此外，激光、紫外线治疗神经性皮炎也具有疗效，可缓解皮肤症状，具有一定的治疗价值。本病病程长，易反复发作，长时间使用激素类药物很容易导致皮肤萎缩、毛囊炎等，要注意其副反应。目前，在结合药物治疗和皮肤护理的同时，常利用心理护理治疗和心理药物干预治疗，不仅减少"瘙痒—搔抓—瘙痒"的恶性循环机制，还可明显缩短病程、提高疗效。

七、傣医医案选读

刘某，女，24岁，因"颈部皮疹伴瘙痒反复发作1年，加重1个月"前来就诊，患者1年前因工作压力增大，失眠、熬夜等，颈部出现瘙痒，继而出现红色斑疹，自用"皮炎平乳膏"，病情好转，但1年来病情时好时坏。1个月前，因情绪不佳，进食刺激食物后颈部皮疹加重，面积扩大，瘙痒加剧。自用"皮炎平"等病情无好转，为求进一步治疗前来就诊。刻下症：皮损粗糙肥厚成片，阵发性瘙痒，夜间尤盛，可见抓痕和血痂，伴有剧烈瘙痒，心烦易怒，眠差，口气臭，大便干，小便色黄混浊，舌质红，苔黄厚腻，脉行快。诊断：拢麻想楠豪塔菲拢想（风火毒邪偏盛型神经性皮炎）。治疗：予雅解沙把（百解胶囊），口服，每次6粒，每日3次。解毒止痒汤：文尚海（百样解）10g，雅解先打（傣百解）10g，咪火哇（山大黄）15g，哈利（旋花茄根）30g，邓嘿罕（定心藤）15g，波波罕（山乌龟）10g，罕满囡（拔毒散）15g。水煎服，每日1剂，每日3次，每次150mL。阿雅（洗药疗法）：楠秀（白花树皮）、楠说（云南石梓树皮）、涛喃（三开瓢）、嘿蒿莫（滑叶藤仲）、楠孩嫩（水杨柳树皮）、楠夯板（余甘子树皮）各100～150g等量。水煎煮，外洗全身，每日1～2次。治疗1周获效，嘱患者坚持

用药，控制情绪，饮食清淡，避免搔抓刺激。

思考题：

1. 神经性皮炎的病因病机是什么？
2. 如何治疗水血不足型神经性皮炎？

第二十节　纳兵洞休（寻常痤疮）

一、概述

纳兵洞休（寻常痤疮）为傣族地区常见病多发病，是一种好发于青春期，并累及面部毛囊皮脂腺单位的慢性炎症性皮肤病。

气候炎热、饮食辛辣香燥，风、火、水、土塔失衡郁积肌肤而发为本病。

本病的临床表现以面部和胸背部出现粉刺、炎症性丘疹、脓疱、结节、囊肿，部分可形成窦道、瘢痕为特征。炎症明显时可有疼痛。皮损消退后常遗留红斑、色素沉着及瘢痕形成。

傣医将本病分为风火偏盛型寻常痤疮、风热水毒偏盛型寻常痤疮和气滞血瘀型寻常痤疮型三个证型进行论治，分别治以清火解毒，敛疮祛风；清火除风，利水解毒；活血化瘀散结。

二、辨解帕雅（病因病机）

本病的发生是由于平素体内塔菲（火塔）过盛，加之饮食不节，过食辛香燥烈或肥甘厚腻之品，火热毒邪下行"中、下二盘"蕴积肠胃，损伤"塔喃"（水塔），水不制火，火邪过盛而致；上蒸"上盘"，蕴积颜面和胸背肌肤而致。

病程后期，塔拢（风）、塔菲（火）偏盛日久，损伤水塔，导致体内塔喃（水血）流动不畅，以致结节、脓肿、囊肿、瘢痕。

西医学对于痤疮的发病机制仍未完全阐明。发病涉及诸多因素的相互影响，遗传背景下激素诱导的皮脂腺过度分泌脂质、毛囊皮脂腺导管角化异常、痤疮丙酸杆菌等毛囊微生物增殖及炎症和免疫反应等与之相关。

三、诊查要点

1. 好发于青春期的男女。皮损主要发生在颜面部，尤其是前额、双颊、下颌部，其次是胸背部，多对称分布，常见皮肤油腻。

2. 皮损初起为与毛囊一致的针头大小丘疹，即白头粉刺及黑头粉刺，可挤出白色或淡黄色脂栓；日久毛囊发炎后出现红丘疹，顶端可出现小脓疱；随着病情发展，可出现结节、脓肿、囊肿、窦道及瘢痕，或面部皮肤呈橘皮样改变（图3-51）。愈后可留暂时性色素沉着、凹陷性或增生性瘢痕。

3.临床上患者皮损以粉刺、丘疹和脓疱损害为主。轻度瘙痒或无自觉症状，炎症明显时感疼痛。病程长短不一，青春期后可逐渐愈合。

4.根据皮损炎症程度可分为三度四级。轻度（Ⅰ级），仅有粉刺；中度（Ⅱ级），有炎性丘疹；中度（Ⅲ级），出现脓疱；重度（Ⅳ级），有结节、囊肿。

四、辨解帕雅多雅（病、证分类辨治）

（一）纳兵洞休塔拢菲想（风火偏盛型寻常痤疮）

1.夯帕雅（主症）　皮肤油腻，面部散在多发色红丘疹，或有痒痛，偶有脓疱；伴口渴喜饮，大便秘结，小便短赤；舌质红，苔薄黄，脉紧。

2.辨解帕雅（病因病机）　由于平素体内"塔拢"（风塔）、"塔菲"（火塔）过盛，加之饮食不节，过食辛香燥烈或肥甘厚腻之品，风火热毒邪，蕴积颜面和胸背肌肤而发。

3.平然（治则）　清火解毒，敛疮祛风。

4.多雅（治法）

（1）内治法

①雅解沙把（百解胶囊），口服，每次4～8粒，每日3次。

②三味解毒消疮汤：雅解先打（傣百解）10g，哈吐崩（四棱豆根）10g，南埋洞荒（刺桐树皮）10g。水煎服，每日1剂，每日3次，每次150mL。

③雅解嘎罕（解毒养颜胶囊），口服，每次4～8粒，每日3次。

（2）外治法　达雅（搽药疗法）、芬雅（磨药疗法）：哈麻嘿（洗碗叶根），帕利（旋花茄根），几补（老虎楝）各10g，磨汁内服，外搽，每日2～3次。毫命（姜黄）15g，蘸水在小磨石上磨后取汁外搽，每日2～3次。

（二）纳兵洞休塔喃想（风热水毒偏盛型寻常痤疮）

1.夯帕雅（主症）　颜面、胸背部皮肤油腻，皮疹红肿疼痛，或有脓疱；伴口臭、便秘、小便黄；舌红，苔黄腻，脉快。

2.辨解帕雅（病因病机）　由于平素体内"塔菲"（火塔）过盛，加之饮食不节，过食辛香燥烈或肥甘厚腻之品，火热毒邪下行"中、下二盘"蕴积肠胃，损伤"塔喃"（水塔），水不制火，火邪过盛而致；上蒸"上盘"，蕴积颜面和胸背肌肤而发。

3.平然（治则）　清火除风，利水解毒。

4.多雅（治法）

（1）内治法

①雅解沙把（百解胶囊），口服，每次4～8粒，每日3次。

②雅休章（痈疖消方）：雅解先打（傣百解）10g，哈吐崩（四棱豆根）10g，南埋洞荒（刺桐树皮）10g，水煎服，每日1剂，每日3次，每次150mL。皮疹红肿疼痛，或有脓疱严重者上方加楠过缅（多依树皮）、楠楞嘎（木蝴蝶树皮）各15g。

③雅解嘎罕（解毒养颜胶囊），口服，每次5粒，每日3次。

（2）外治法

①咪火哇（山大黄）15g，雅解先打（傣百解）15g，文尚海（百样解）15g，吻牧（苦藤）10g，解烘罕（大黄藤）15g，先勒（功劳木）15g。水煎服，每日3次，每次150mL。可浓煎外用。

②达雅（搽药疗法）、芬雅（磨药疗法）：沙腊比罕（台乌）、芽赶庄（重楼）各等量磨于开水中外搽，每日2次。

（三）纳兵洞休勒拢巴（气滞血瘀型寻常痤疮）

1. 夯帕雅（主症）　皮疹颜色暗红，以结节、脓肿、囊肿、瘢痕为主，或见窦道，经久难愈；伴纳呆腹胀；舌质暗红，苔黄腻，脉紧。

2. 辨解帕雅（病因病机）　本病的发生主要由于塔都档细（四塔）、夯塔档哈（五蕴）禀受不耐，加之平素喜食香燥之品，积热于内，塔拢（风）、塔菲（火）偏盛日久，损伤水塔，导致体内塔喃（水血）流动不畅，又因失治误治、用药不当、屡治不效而发为纳兵洞休勒拢巴。

3. 平然（治则）　活血化瘀散结。

4. 多雅（治法）

（1）内治法

①雅叫哈顿（五宝胶囊），口服，每次3～6粒，每日3次，米汤送服。

②三味解毒消疮汤：雅解先打（傣百解）10g，哈吐崩（四棱豆根）10g，南埋洞荒（刺桐树皮）10g。水煎服，每日1剂，每日3次，每次150mL。局部皮肤结节、脓肿、囊肿者加埋丁楠（美登木）20g。

（2）外治法　达雅（搽药疗法）、芬雅（磨药疗法）。芽赶庄（重楼），毫命郎（莪术）等量蘸水在小磨石上磨后取汁外搽，每日2～3次。

五、预防调护

1. 健康教育　限制高糖和油腻饮食及奶制品尤其是脱脂牛奶的摄入，适当控制体重、规律作息、避免熬夜及过度日晒等均有助于预防和改善痤疮发生。此外，痤疮尤其是重度痤疮患者易出现焦虑和抑郁，需配合心理疏导。

2. 科学护肤　痤疮患者皮肤常伴有皮脂溢出，皮肤清洁可选用控油保湿清洁剂洁面，去除皮肤表面多余油脂、皮屑和微生物的混合物，但不能过度清洗，忌挤压和搔抓。应谨慎使用或选择粉底、隔离、防晒剂及彩妆等化妆品，尽量避免化妆品性痤疮发生。

3. 定期随访　痤疮呈慢性过程，患者在治疗中需要定期复诊，根据治疗反应情况及时调整治疗及护肤方案，减少后遗症发生。

六、现代研究进展

痤疮的发病涉及诸多因素的相互影响，包括毛囊的角化过度；激素对皮脂产物和组成的影响；炎症反应，部分由痤疮丙酸杆菌介导。痤疮对患者的社会心理影响无可否认，患者会产生自卑、社会隔离、焦虑、抑郁甚至自杀的想法。在皮肤科疾病负担中占16%。发病高峰出现在青少年，12～24岁的年轻人群中约有85%患此病。

西医学治疗痤疮主要集中在抗痤疮丙酸杆菌、抗炎及减少雄性激素等方面，常采用分级治疗，局部外用药物或口服抗生素、异维A酸等。异维A酸类药物具有抑制皮脂腺分泌、调节皮脂腺导管角化异常、改善毛囊厌氧环境并减少痤疮丙酸杆菌的数量以及抗炎、预防瘢痕形成等作用，是治疗严重痤疮的标准方法。但长期服用会导致皮肤光敏感、唇炎以及皮肤屏障功能的障碍，服药期间及治疗后6个月严格避孕，不适于1年内有生育要求的女性患者。口服抗生素治疗的主要作用机制为杀灭痤疮丙酸杆菌，是一种非特异性的抗炎作用和免疫调节作用。虽然抗生素具有起效快、有效性高等优点，但是会存在一定的耐药性的风险。外用药物的治疗临床常用的有过氧苯甲酰、维A酸及其衍生物、抗生素药膏等。但有些患者皮肤敏感，导致皮肤干燥、脱屑。近年来，化学剥脱治疗、光动力、激光治疗痤疮领域取得了较大的发展，但价格较高。

七、傣医医案选读

玉某，女，27岁，面颈粉刺、丘疹、脓疱伴疼痛3年余。曾多次在外诊治，无明显好转并加重，遂来诊治。查体：额头部位多为粉刺，顶尖而硬；面颊、下颌部多为丘疹、脓疱、结节，触痛明显；皮肤及头发油腻，口气臭，舌质红，苔薄黄，脉细数。患者平素喜食香燥之品，口苦咽干，时常晚睡，大便干，小便黄。现经傣医"四塔"辨病，此为"塔菲"偏盛，风水塔不足之病变，诊断为"纳兵洞休"。治疗以调平四塔，调风、火，补水，解毒养颜为主。用粉刺针清除粉刺后外敷傣药面膜30分钟治疗，同时，口服傣药制剂雅解嘎罕（解毒养颜胶囊），每次5粒，每日3次，10天后复诊，部分脓疱干涸，红色丘疹变暗，疼痛稍减，随后根据皮疹及舌脉象，维持前治疗方案，嘱避免过食辛辣香燥之品及过度挤压。20天后皮疹继续减轻，脓疱明显减少，大部分鲜红色丘疹变暗消退，无新发皮疹，皮肤及头发油腻明显改善，继续内服外敷巩固治疗。40天后复诊皮疹完全消退，留有色素沉着斑，停用药物，6个月后随诊未见皮疹。

思考题：

1. 痤疮的临床特点是什么？
2. 如何预防并减少痤疮的发生？

第二十一节　洞郎亮（玫瑰痤疮）

一、概述

洞郎亮，傣语"洞"指各种疮。"郎"指鼻子，"亮"指红。洞郎亮（玫瑰痤疮），是一种主要发生于面中部累及血管及毛囊皮脂腺的慢性炎症性皮肤病。因好发于鼻部色紫红如酒渣，故又名酒渣鼻。

本病由于患者积热于内，塔菲（火）偏盛，蒸于上盘而致；或塔都档细（四塔）功能失调，外受帕雅拢嘎（冷风寒邪）、帕雅拢皇（热风毒邪），上犯面鼻部发为本病。

临床以面颊部、口周和鼻部出现阵发性潮红、持续性红斑和毛细血管扩张，可伴有丘疹、脓疱、鼻赘及皮肤敏感症状为特征。男女均发病，尤以女性多见。

傣医将之分为风火偏盛型玫瑰痤疮、风热水毒偏盛型玫瑰痤疮、气滞血瘀型玫瑰痤疮三个证型进行论治。在治疗上根据先解后治的理论，分别以清火解毒，凉血祛风；清火除风，利水解毒；活血化瘀散结。以内服、外用配合治疗。

二、辨解帕雅（病因病机）

本病的发生是多因患者先天塔都档细（四塔）、夯塔档哈（五蕴）功能禀受不耐，加之平素喜食香燥之品，或嗜酒之人，酒气熏蒸，积热于内，塔菲（火）偏盛，水塔受伤，四塔功能失调，土塔（脾胃）运化受阻，风气运转不利；加之感受外在的帕雅拢嘎（冷风寒邪）、帕雅拢皇（热风毒邪），内外相合，上犯上盘，蕴积面鼻部而致。

病程后期，塔拢（风）、塔菲（火）偏盛日久损伤水塔，以致体内塔喃（水血）流动不畅，又因失治误治、用药不当、屡治不效而鼻部出现异常增生。

玫瑰痤疮是在一定遗传背景基础上，多种因素诱导引起的，与血管高反应性明确相关。发病可能与血管舒缩功能障碍、神经血管调节功能异常，以及皮肤天然免疫功能与屏障功能受损等有关。

三、诊查要点

（一）临床表现

临床根据病变部位、皮损特点、临床表现，分为红斑毛细血管扩张型、丘疹脓疱型、鼻赘型和眼型四型。

1. 红斑毛细血管扩张型　面中部特别是鼻部出现红斑，开始为阵发性潮红或红斑，温度变化、咖啡因、乙醇、热或辣食物、紫外线、运动、急性精神应激、月经、药物等因素刺激后更为明显，红斑逐渐加重持久不退，可见毛细血管扩张，部分患者伴有灼热、刺痛感、肿胀、干燥感等皮肤敏感症状（图3-52）。

2. 丘疹脓疱型　多在面颊和鼻部红斑基础上出现炎性丘疹或脓疱，针头至绿豆大小，可伴有毛细血管扩张和皮肤敏感。少部分患者发生在口周部位（图3-53）。

3. 鼻赘型　多为病期长久者。鼻部皮肤增厚、皮脂腺和结缔组织肥大增生，使鼻部形成大小不等的结节状隆起称为鼻赘。见大小不等的毛细血管扩张，线状与树枝状等（图3-54）。

4. 眼型　眼部病变特征通常是伴随症状，包括眼周丘疹脓疱、睑缘毛细血管扩张、睑间结膜炎、巩膜炎和角膜炎等（图3-55）。

（二）相关检查

1. 皮肤镜 红色或者紫红色背景上的多角形血管是诊断线索。

2. 放射式共聚焦显微镜 可表现为表皮萎缩变化及程度不一的海绵水肿。

3. 实验室检查 部分患者皮损部可查出毛囊虫。

四、辨解帕雅多雅（病、证分类辨治）

（一）洞郎亮塔拢塔菲想（风火偏盛型玫瑰痤疮）

1. 夯帕雅（主症） 多见于红斑型。红斑多发于鼻尖或两翼，压之退色；常嗜酒，口干，便秘；舌红，苔薄黄，脉弦滑。

2. 辨解帕雅（病因病机） 塔都档细（四塔）、夯塔档哈（五蕴）禀受不耐，加之平素喜食香燥之品，积热于内，塔拢（风）、塔菲（火）偏盛，水塔受伤，四塔功能失调，土塔（脾胃）运化受阻，风气运转不利；加之外感帕雅拢嘎（冷风寒邪），帕雅拢皇（热风毒邪），内外相合蕴积面鼻部而致。

3. 平然（治则） 清火解毒，凉血祛风。

4. 多雅（治法）

（1）内治法

①雅解沙把（百解胶囊），口服，每次4～8粒，每日3次。

②三味解毒消疮汤：雅解先打（傣百解）10g，哈吐崩（四棱豆根）10g，南埋洞荒（刺桐树皮）10g。水煎服，每日1剂，每日3次，每次150mL。

③哈罕满（拔毒散根），哈拉勐囡（草决明根）各15g，泡米汤内服，每日3次。

④新鲜鱼腥草100g，煮食，每日3次。

（2）外治法 达雅（搽药疗法）、芬雅（磨药疗法）。哈麻嘿（洗碗叶根）10g、帕利（旋花茄根）10g、几补（老虎楝）10g，磨汁外搽，每日3次。或毫命（姜黄）15g，蘸水在小磨石上磨后取汁外搽，每日2～3次。

（二）洞郎亮塔喃想（风热水毒偏盛型玫瑰痤疮）

1. 夯帕雅（主症） 多见于丘疹脓疱型。在红斑上出现痤疮样丘疹、脓疱，毛细血管扩张明显，局部灼热；伴口干，便秘；舌红，苔黄，脉数。

2. 辨解帕雅（病因病机） 塔都档细（四塔）、夯塔档哈（五蕴）禀受不耐，加之平素喜食香燥之品，积热于内，塔拢（风）、塔菲（火）偏盛，导致四塔五蕴功能失调，体内塔喃（水血）流动不畅，风火水毒内蕴，郁积肌肤则见脓疱，渗出较多。

3. 平然（治则） 清火除风，利水解毒。

4. 多雅（治法）

（1）内治法

①雅解沙把（百解胶囊），口服，每次4～8粒，每日3次。

②雅休章（痈疖消方）：雅解先打（傣百解）10g，哈吐崩（四棱豆根）10g，南埋洞荒（刺桐树皮）10g，水煎服，每日1剂，每日3次，每次150mL。痤疮样丘疹、脓疱严重者上方加哈累牛（野芦谷根）20g，楠过缅（多依树皮）、楠楞嘎（木蝴蝶树皮）各10g。

③咪火哇（山大黄）15g，雅解先打（傣百解）15g，文尚海（百样解）15g，吻牧（苦藤）10g，解烘罕（大黄藤）15g，先勒（十大功劳）15g。水煎服，每日3次，每次150mL。可浓煎外用。

（2）外治法　达雅（搽药疗法）、芬雅（磨药疗法）。沙腊比罕（台乌）、广好修（青竹标）各50g，分别蘸水在小磨石上磨后取汁外搽，每日2～3次。

（三）洞郎亮勒拢巴（气滞血瘀型玫瑰痤疮）

1. 夯帕雅（主症）　多见于鼻赘型。鼻部组织增生，呈结节状，毛孔扩大；舌质紫暗，苔薄白，脉沉缓。

2. 辨解帕雅（病因病机）　本病的发生主要由于塔都档细（四塔）、夯塔档哈（五蕴）禀受不耐，加之平素喜食香燥之品，积热于内，塔拢（风）、塔菲（火）偏盛日久损伤水塔，以致体内塔喃（水血）流动不畅，又因失治误治、用药不当、屡治不效而鼻部出现异常增生。

3. 平然（治则）　活血化瘀散结。

4. 多雅（治法）

（1）内治法

①雅叫哈顿（五宝胶囊），口服，每次3～6粒，每日3次，米汤送服。

②三味解毒消疮汤：雅解先打（傣百解）10g，哈吐崩（四棱豆根）10g，南埋洞荒（刺桐树皮）10g。水煎服，每日3次，每次150mL。局部皮肤增厚、组织增生，呈结节状，苔藓样变者加芽楠嫩（荷包山桂花）15g、埋丁楠（美登木）20g。

（2）外治法

①取摆罕满囡囡（拔毒散叶）适量捣烂（鲜品）外敷患处。

②达雅（搽药疗法）、芬雅（磨药疗法）：芽赶庄（重楼）、毫命郎（莪术）各50g蘸水在小磨石上磨后取汁外搽，每日2～3次。

五、预防调护

1. 饮食清淡，避免饮酒及食用辛辣刺激性食物。

2. 避免情绪激动及过冷过热刺激。

3. 注意避免长时间日光照射。

4. 正确选用护肤品，同时避免滥用糖皮质激素药物。

六、现代研究进展

玫瑰痤疮是在遗传背景下由多种因素诱发的，本病发病率和严重程度高峰均为30～50岁。其中80%的玫瑰痤疮患者年龄在30岁以上。男/女≈1/3，女性发病早，鼻赘型好发于男性。目前西医学治疗上针对其炎症性病理过程，恢复血管神经调节功能以及皮肤屏障功能的修复。主要有一般治疗、药物治疗、激光治疗等。没有哪种单一治疗可以解决玫瑰痤疮的所有临床症状，往往需要联合治疗。

一般治疗：包括面部皮肤护理——温水清洗、SPF>30、湿润剂等修复皮肤屏障是玫瑰痤疮的基础治疗，避免加重病情的因素。

药物治疗：针对不同表现和严重程度选择外用药，红斑丘疹、脓疱选用抗炎杀菌药，如甲硝唑凝胶、过氧化苯甲酰凝胶及壬二酸。红斑明显及激素诱导的玫瑰痤疮样疹者，可选用钙调磷酸酶抑制剂如他克莫司和吡美莫司。系统用药：抗微生物制剂是丘疹脓疱型的一线治疗。常用多西环素100mg或米诺环素50～100mg，每日1次，疗程4～8周。硫酸羟氯喹用于多西环素治疗效果不佳者。阵发性潮红或红斑的改善优于丘疹和脓疱，疗程8～12周，0.4g，每日2次，视病情变化减为0.2g，每日1次。异维A酸是治疗鼻肥大增生型的首选，以及丘疹脓疱型其他治疗仍效果不佳者的二线选择，10～20mg/d，疗程12～16周，眼型慎用。应注意异维A酸可加重红斑、毛细血管扩张型患者阵发性潮红。其他的药物治疗，抗焦虑类药物对于精神过度紧张或焦虑患者，可予氟哌噻吨美/利曲辛片（黛力新）每次1片，一般疗程为两周。β肾上腺素受体阻滞剂卡维地洛通过抑制血管周围平滑肌上β-肾上腺素能受体而收缩血管。

激光治疗：红斑和毛细血管扩张首选用于强脉冲光（IPL/DPL）或染料激光（PDL，585nm/595nm）。早中期鼻赘增生期选用CO_2点阵激光或Er点阵激光。其他疗法：水杨酸、肉毒素、光动力、长脉宽Nd：YAG激光及手术电刀等也有报道针对不同的时期及类型的玫瑰痤疮治疗有效。

七、傣医医案选读

周某，女，36岁，因"面部红斑、丘疹1年余，加重1周"前来就诊，患者1年前，无明显诱因面部出现少量红斑，以鼻部为中心，无明显自觉症状，未予重视，后皮疹逐渐加重，皮肤灼热，日晒及情绪激动时加重。自用"皮炎平"软膏等多种药物外用，病情时好时坏，1周前因外出游玩中，食用辛辣食物及日晒后皮疹加重。刻下症：在红斑上出现痤疮样丘疹、脓疱，毛细血管扩张明显，局部灼热；伴口干，便秘；舌红，苔黄，脉数。诊断：风热水毒偏盛型玫瑰痤疮。治法：清火除风，利水解毒。予百解胶囊，口服，每次6粒，每日3次，取雅解先打（傣百解）10g，哈吐崩（四棱豆根）10g，南埋洞荒（刺桐树皮）10g，水煎服，每日1剂，每次150mL，每日3次。咪火哇（山大黄）15g，雅解先打（傣百解）15g，文尚海（百样解）15g，吻牧（苦藤）10g，解烘罕（大黄藤）15g，先勒（十大功劳）15g。水煎服，每日3次，每次150mL。可浓煎外用。达雅（搽药疗法）、芬雅（磨药疗法）：沙腊比罕（台乌）、广好修（青竹标）各等量，分别蘸水在小磨石上磨后取汁外搽，每日2～3次。治疗1月，红斑、丘疹消退。继续巩固治疗。

思考题:

1. 玫瑰痤疮的主要临床特征是什么?
2. 简述玫瑰痤疮的病因病机。

第二十二节 贺乱(斑秃)

一、概述

贺乱(斑秃),是一种头部毛发突然发生脱落的慢性皮肤病。

本病的发生主要因体内塔拢(风)、塔菲(火)、塔喃(水)失调,毛发失养所致。临床表现以头发片状脱落,病变处头皮正常、无炎症、无自觉症状为特征。

傣医根据临床症状将本病分为风热型斑秃、瘀滞型斑秃及水血不足型斑秃三个证型进行论治。分别治以除风清热,补水养发;除风活血,补水生发;补水固脱,养血生发。

二、辨解帕雅(病因病机)

患者塔都档细(四塔)、夯塔档哈(五蕴)功能失调,体内的塔菲(火)偏盛、塔喃(水)不足,复感受外界帕雅拢皇(热风毒邪),塔菲(火)偏盛,水血瘀滞,毛发失养。或因不良情绪刺激,导致塔拢(风)运行不畅,塔喃(水血)瘀滞,毛发失养、脱落。或产后、久病之后四塔五蕴功能受损,体内塔拢(风)及塔喃(水)虚衰,不能滋养毛发所致。

本病病因不明,可能与精神因素、自身免疫、内分泌失调及遗传等因素有关:精神因素可能是诱因,神经精神性创伤后发病或使本病迅速加重。

三、诊查要点

(一) 诊断

本病典型特征为病变处出现圆形或椭圆形斑片状脱发,大小不一,数目不等,境界清楚,头皮正常,无炎症及自觉症状。若整个头皮头发全部脱落称为全秃,严重者全身毛发均脱落称为普秃,主要表现为以下几方面:

1. 毛发突然成片迅速脱落,脱发区皮肤光滑,边缘的头发松动,容易拔出。拔除时可见发根近端萎缩,呈上粗下细的感叹号(!)样。脱发区呈圆形或不规则形,数目不等,大小不一(图3-56)。

2. 一般无自觉症状,多无意中发现。常在过度劳累、睡眠不足、精神紧张或受刺激后发生。

3. 病程较长,可持续数年,部分可自愈,但易复发。

（二）相关检查

1. 皮肤镜或毛发镜检查　皮肤镜检查在斑秃的诊断、鉴别诊断和病情活动性评判中有重要价值。斑秃的脱发区域毛囊开口完好存在，脱发区域可见感叹号样发、黑点征、黄点征、断发、锥形发（毛发近端逐渐变细）、毛干粗细不均、毳毛增多，以及猪尾状发等。

2. 组织病理　毛囊周围及下部有淋巴细胞浸润，部分可侵入毛囊壁，并有发基质细胞的变性。在毛发已脱落的毛囊，毛球及其真皮乳头均缩小，位置也上移。周围基质明显缩小，周围结缔组织血管变性，血管有血栓形成。日久毛囊数目也减少，此时细胞浸润已不明显。

3. 实验室检查　斑秃的实验室检查通常并不作为斑秃的诊断依据，而主要是为明确是否并发其他免疫异常及过敏等表现或用于鉴别诊断。包括甲状腺功能和甲状腺自身抗体检查、抗核抗体及血清总 IgE 等。

四、辨解帕雅多雅（病、证分类辨治）

（一）贺乱勒皇（风热型斑秃）

1. 夯帕雅（主症）　突然脱发成片，偶有头皮瘙痒或蚁走感或伴有头部烘热，心烦易怒，急躁不安，舌质红，苔少，脉细数。个别患者还会相继发生眉毛、胡须脱落的现象。

2. 辨解帕雅（病因病机）　患者素体塔都档细（四塔）、夯塔档哈（五蕴）功能失调或过食辛辣厚味，使体内塔菲（火）偏盛，复感受外界热风毒邪（帕雅拢皇）而使体内塔拢（风）、塔菲（火）偏盛，塔喃（水血）不足，毛发失于濡养而发生成片脱落，皮肤鲜红光亮。塔拢（风）偏盛则见头皮瘙痒或蚁走感；塔菲（火）偏盛则见，心烦易怒，急躁不安，舌质红，苔少。

3. 平然（治则）　除风清热，补水养发。

4. 多雅（治法）

（1）内治法　雅解沙把（百解胶囊），口服，每次 4～8 粒，每日 3 次。

（2）外治法

①生姜（老姜更佳）切片，擦患处至有热灼感为好，每日 2～3 次。

②阿雅（洗药疗法）：嘿涛莫（滑叶藤仲）、芽糯妙（肾茶）、哈麻沙（毛瓣无患子根）、沙腊比罕（台乌）各 30g，煎水 2000mL 洗头，每日 1 次。

（二）贺乱勒巴（瘀滞型斑秃）

1. 夯帕雅（主症）　脱发前有头痛，头皮刺痛或胸肋疼痛等自觉症状，继而出现斑片状脱发，甚者则发生全秃，常伴有夜多噩梦、失眠、烦躁易怒或胸闷不畅，胁痛腹胀，喜叹息，舌质紫暗或有瘀斑，苔少，脉弦或沉涩。

2.辨解帕雅（病因病机） 患者素体塔都档细（四塔）功能不足，加之忧思过度而致塔拢（风）运行不畅，塔喃（水血）瘀滞，发根失其濡养而出现大面积的头发脱落，甚则须眉并落。

3.平然（治则） 除风活血，补水生发。

4.多雅（治法）

（1）内治法

①雅解沙把（百解胶囊），口服，每次4～8粒，每日3次。

②雅叫哈顿（五宝胶囊），口服，每次4～8粒，每日3次。

（2）外治法

①阿雅（洗药疗法）：芽糯妙（肾茶）、摆麻喝巴（曼陀罗叶）各30g，煎水2000mL洗头，每日1次。

②达雅（搽药疗法）：些亨麻（生长在黑心树老桩的菌类）晒干后研粉，用芝麻油调搽，每日2～3次。

（三）贺乱勒软（水血不足型斑秃）

1.夯帕雅（主症） 病后、产后或久病脱发，脱发往往是渐进性加重，范围由小而大，数目由少而多，头发光亮松软，在脱发区还能见到散在性参差不齐的残存头发，但轻轻触摸就会脱落，伴唇白、心悸、神疲乏力、气短懒言，头晕眼花，嗜睡或失眠，舌质淡红，苔薄白，脉细弱。

2.辨解帕雅（病因病机） 患者产后或久病，导致塔都档细（四塔）、夯塔档哈（五蕴）功能失调，体内塔拢（风）、塔喃（水血）虚衰，塔拢（风）虚衰则心悸，神疲乏力，气短懒言，头晕眼花，嗜睡等；塔喃（水血）虚衰则唇白、失眠、毛发失于濡养而脱落。

3.平然（治则） 补水固脱，养血生发。

4.多雅（治法）

（1）内治法

①雅叫哈顿（五宝胶囊），每次4～8粒，用红糖鸡蛋汤送服，或米汤水送服，每日3次。

②芬雅（磨药疗法）：解哈干（缅甸帮根），内尖（母丁香）、尖儿（丁香），磨于米汤或温开水中服，每日3次。

（2）外治法

①阿雅（洗药疗法）：芽糯妙（肾茶），鲜品适量，煎水2000mL洗头，每日1次。

②生姜切片擦患处，每日2～3次。

五、预防调护

1.饮食要多样化，合理膳食。

2.注意劳逸结合，保持心情舒畅。

3.适当进行体育锻炼，增强体质。

4.积极配合治疗，切忌烦恼悲观、忧愁和动怒。

六、现代研究进展

斑秃是皮肤科常见疾病，表现为一种良性、局限性、非瘢痕性的脱发，严重者可进展成全秃和普秃。该病病程经过缓慢，部分患者可自行缓解和复发。斑秃不会危及生命，不会致残，但会严重影响到患者的形象，给患者带来较大的心理负担。到目前为止，斑秃的发病机制尚未完全阐明，大多认为该病是一种由 T 细胞介导的自身免疫性疾病，与遗传、精神因素、营养不良等相关。

斑秃的治疗目的是控制病情进展、促使毛发再生、预防或减少复发、提高患者生活质量。充分的医患沟通和患者心理咨询在斑秃治疗中十分重要。对于单发型或脱发斑数目较少、面积小的患者可以随访观察，或仅使用外用药；对于脱发面积大、进展快者，主张早期积极治疗。

治疗主要有以下几个方面：

1.局部药物治疗

（1）外用糖皮质激素　外用糖皮质激素是轻中度斑秃的主要外用药物。常用药物包括卤米松、糠酸莫米松及丙酸氯倍他索等强效或超强效外用糖皮质激素。

（2）米诺地尔　米诺地尔治疗斑秃可能的机制为刺激毛囊上皮细胞的增殖和分化，增加真皮乳头、毛周纤维细胞合成和外毛根鞘的数量，促使毳毛转化成终毛。

（3）地蒽酚（蒽林）　外用接触刺激剂蒽林产生的刺激性接触性皮炎可诱导毛发再生。

（4）皮损内注射糖皮质激素　脱发面积较小的稳定期成年患者，如轻度或中度的单发型和多发型斑秃，首选皮损内注射糖皮质激素。常用的药物有复方倍他米松注射液和曲安奈德注射液。

2.系统药物治疗　对于急性进展期和脱发面积较大的中、重度成年患者，可酌情系统使用糖皮质激素。口服一般为中小剂量，如泼尼松 ≤ 0.5mg/（kg·d），通常 1～2 个月起效，毛发长出后按初始剂量维持 2～4 周，然后逐渐减药直至停用。也可肌内注射长效糖皮质激素（如复方倍他米松等），每 3～4 周 1 次，每次 1mL（7mg），可根据病情连续注射 3～4 个月，多数患者可取得良好疗效。

其他药物及治疗方法：近年来，国内外有研究报道一些新的药物或治疗方式对斑秃有一定疗效，如口服 JAK 抑制剂、抗组胺药物（如依巴斯汀和非索非那定等）和复方甘草酸苷，外用前列腺素类似物，以及应用补脂骨素长波紫外线（PUVA），窄谱中波紫外线（UVB），308nm 准分子激光、低能量激光及局部冷冻治疗等，但这些治疗的疗效及安全性还有待进一步评估。

七、傣医医案选读

卢某，女，24 岁，产后 40 天，出现脱发而前来就诊。刻下症：患者头发多处片状脱落，伴头昏，心悸，气短，面色苍白，纳眠差，舌质淡，苔薄白，脉弱。根据临床表现，傣医诊断为勒软贺乱（水血不足型斑秃）。治疗：雅叫哈顿（五宝胶囊），6粒，用红糖鸡蛋汤或米汤水送服，每日2次；配合芬雅（磨药疗法）、解哈干（缅甸帮根）、内尖（母丁香）、尖儿（丁香），磨于米汤或温开水中服，每日3次。阿雅（洗药疗法）：芽糯妙（肾茶），鲜品适量，煎水2000mL洗头，每日1次。达雅（搽药疗法）生姜切片搽患处，每日2～3次。经治1个月后见效。

思考题：

1. 简述斑秃的病因病机。
2. 简述斑秃的临床表现。

第二十三节 纳毫发（黄褐斑）

一、概述

纳毫发（黄褐斑），为颜面部对称而局限性淡褐色至深褐色的色素沉着的皮肤病。

黄褐斑主要由于塔都档细（四塔）功能失调，水塔不足，风塔停滞，水血不行，火塔不足，不能温养肌肤，上荣颜面而导致。

本病临床表现以对称分布，颜面部、两颊、额部、鼻、唇及下颌褐色斑片，多呈蝴蝶状。无自觉症状，日晒后加重为特征。

傣医将本病分为气血不足型黄褐斑、气血瘀滞型黄褐斑、火不足型黄褐斑三个证型进行辨治，分别治以补气养血，润肤消斑；通气活血，化瘀消斑；补火化水，养肤消斑为主。

二、辨解帕雅（病因病机）

黄褐斑主要由于塔都档细（四塔）功能失调，水塔不足，风塔停滞，气血瘀阻，血少不能上荣颜面；或饮食不节，劳倦过度，不能生化水血，水血不足则肌肤失养；水血不行，火塔不足，不能温养肌肤。

久病重病后，塔都档细（四塔）功能不足，土塔水塔不足，不能制火，颜面不能荣润而见本病。治以调补水血，活血退斑为主。

西医学病因尚不明确，一般认为与多种因素有关。本病多见于女性，男性患者约占10%。血中雌激素水平高是主要原因。其发病与遗传、妊娠、长期口服避孕药、月经紊乱有关。也见于一些女性生殖系统疾患、结核、癌症、慢性乙醇中毒、肝病等患者。日光可促使发病。

三、诊查要点

（一）诊断

常见于中年女性，多对称分布于颜面，颧部、前额及两颊，鼻背，可呈蝶翼状。偶见于下颌和上唇部，但不累及眼睑、口腔黏膜。淡褐，黄褐或深褐色，色素斑。最初可多发性，融合成大小不一，不规则的斑片，不高出皮面，表面光滑，无鳞屑。无自觉症状。色素随季节、日晒、内分泌变化等因素稍有变化。往往经久不退，一部分于分娩或停服避孕药后缓慢减退。

1. 分期　黄褐斑临床分期分为活动期和稳定期。活动期：皮损面积扩大，颜色加深，皮损泛红，搔抓后皮损发红，玻片压诊大部分退色。稳定期：皮损面积无扩大，颜色无加深，皮损无泛红，搔抓后皮损不发红，玻片压诊大部分不退色（图3-57）。

2. 临床分型　根据色素所在位置分2型，表皮型（表皮色素增多）和混合型（表皮色素增多＋真皮浅层噬黑素细胞）。根据皮损发生部位分3型：面中部型、颊型及下颌型。

（二）相关检查

1. Visia 皮肤检测仪　采用不同光源拍摄面部超高像素影像，可量化不同层次的色素及血管。

2. 皮肤镜检查　淡黄褐色均匀一致的斑片及深褐色斑片／点是黄褐斑的特征。

3. 组织病理检查　对于难以确诊的黄褐斑可行组织病理检查，可见表皮中色素过度沉着，真皮中载黑素细胞也有较多的色素。

四、辨解帕雅多雅（病、证分类辨治）

（一）塔拢塔喃软纳毫发（气血不足型黄褐斑）

1. 夯帕雅（主症）　面部褐色斑片，色浅，边界清楚，对称分布于两颧周围；伴见面色萎黄或面色苍白，心悸头晕，气短乏力，女子月经不调，量少，大便黏腻，小便淡黄。舌质淡，苔薄白，脉细弱。

2. 辨解帕雅（病因病机）　本病主要因平素调养不当，体质虚弱；或塔拎（土）损伤，风气水血生化无源；或大病久病气血耗伤，导致体内塔都档细（四塔）功能失调，风不足无力推动水血运行，气血瘀阻，输布营养不利，水血不足不能滋养肌肤，血少不能上荣颜面而致。

3. 平然（治则）　补气养血，润肤消斑。

4. 多雅（治法）

（1）内治法

①雅叫哈顿（五宝胶囊），口服，每次4～8粒，每日3次。

②雅朴英利（妇安康胶囊），口服，每次 4 ～ 8 粒，每日 3 次。

③雅解嘎罕（解毒养颜胶囊），口服，每次 4 ～ 8 粒，每日 3 次。

（2）外治法　傣药养颜祛斑面膜，敷面膜，2 ～ 3 次 / 周。

（二）勒拢巴纳毫发（气血瘀滞型黄褐斑）

1. 夯帕雅（主症）　面部褐色斑片，或浅或深，边界清楚，对称分布于两颧周围；伴见胁胀胸闷，烦躁易怒；女子月经不调，或经前斑色加深，乳房作胀或疼痛，舌质紫暗，有瘀点或瘀斑，苔薄白，脉行不畅。

2. 辨解帕雅（病因病机）　本病主要因平素情志不舒，久郁阻脉，气血运行不畅，气不行则血不行，气滞血瘀，水血不能濡养肌肤，上荣颜面而致。

3. 平然（治则）　通气活血，化瘀消斑。

4. 多雅（治法）

（1）内治法

①雅叫哈顿（五宝胶囊），口服，每次 4 ～ 8 粒，每日 3 次。

②雅朴英利（妇安康胶囊），口服，每次 4 ～ 8 粒，每日 3 次。

③雅解嘎罕（解毒养颜胶囊），口服，每次 4 ～ 8 粒，每日 3 次。

（2）外治法　傣药养颜祛斑面膜，敷面膜，2 ～ 3 次 / 周。

（三）塔菲软纳毫发（火不足型黄褐斑）

1. 夯帕雅（主症）　面部褐色斑片，或浅或深，边界清楚，对称分布于两颧周围；伴见形体肥胖，面色㿠白，口淡乏味，不思饮食；腰膝酸软，女子月经量少，色淡，舌质淡，苔白厚腻，脉行深。

2. 辨解帕雅（病因病机）　本病主要因感受病邪，或先天禀赋不足，体内塔都档细（四塔）功能失调，脏腑功能低下，火塔温煦脏腑功能不足所致，火不足不能温化水血，寒湿内生，不能温养肌肤，上荣颜面。

3. 平然（治则）　补火化水，养肤消斑。

4. 多雅（治法）

（1）内治法

①雅叫哈顿（五宝胶囊），口服，每次 4 ～ 8 粒，每日 3 次。

②雅想（增力胶囊），口服，每次 4 ～ 8 粒，每日 3 次。

③雅解嘎罕（解毒养颜胶囊），口服，每次 4 ～ 8 粒，每日 3 次。

（2）外治法　傣药养颜祛斑面膜，敷面膜，2 ～ 3 次 / 周。

五、预防调护

1. 避免紫外线的照射。紫外线照射会导致黑色素增加，所以避免日晒防止色斑加重，保证黄褐斑的治疗效果。户外使用遮阳工具或防晒霜。

2. 避免刺激。洗脸时动作轻柔，加强皮肤屏障维护。敏感肌肤尽量减少化妆品的使用，尤其需要避免使用有香味和刺激性化妆品。

3. 情绪不良和工作压力大多是黄褐斑的诱发原因，调节情绪，降低压力，既是一种预防方法，也是一种治疗手段。

4. 充足的睡眠。保持充足的睡眠是预防黄褐斑的重要措施。

5. 保持心情开朗舒畅。

六、现代研究进展

遗传易感性、日光照射、性激素水平变化是黄褐斑三大主要发病因素，黑素合成增加、皮损处血管增生、炎症反应及皮肤屏障受损均参与了黄褐斑的发生。

遗传易感性：多见于深肤色人种，约40%患者有家族史，容易出现治疗抵抗，迁延不愈。

日光照射：日光中长波紫外线、中波紫外线、蓝光直接刺激黑素细胞合成色素；紫外线导致基底膜带损伤，使黑素进入真皮，弹性纤维变性，引起皮肤光老化，并诱导成纤维细胞、肥大细胞、皮脂腺细胞等分泌促黑素生成因子，可激活酪氨酸酶活性，增强黑素细胞功能，促进黑素合成。

性激素：妊娠、口服避孕药及激素替代治疗可诱发和加重育龄期女性黄褐斑。

血管因素：黄褐斑皮损中真皮小血管数量及管径较正常皮肤显著增加，血管内皮细胞生长因子和内皮素表达明显升高。

皮肤屏障受损：黄褐斑皮损处角蛋白、角化套膜蛋白及酸性神经酰胺酶表达异常，从而促进皮肤色素沉着。

此外，睡眠障碍、使用汞、铅含量超标等劣质化妆品、烹饪等热辐射接触、甲状腺疾病、女性生殖系统疾病和肝脏疾病等也可诱发或加重黄褐斑。

黄褐斑的治疗：以减少黑素生成、抗炎、抑制血管增生、修复皮肤屏障、抗光老化为指导原则。避免诱发因素，注重防晒，配合使用修复皮肤屏障的功效性护肤品等。

1. 全身治疗　口服或静滴较大剂量维生素 C，1～3g/天，2～3月 1 个疗程，同时联合维生素 E 效果更明显；谷胱甘肽，每次 400mg，联合维生素 C（1.0g/ 次）静脉注射，每周 2 次，对顽固性病例有效。

2. 局部治疗　氢醌、2%～4% 曲酸、1%～5% 苹果酸等。还原剂：维生素 C 局部离子透入疗法。抑制黑素体转运：烟酰胺。加速皮肤更新：20%～70% 果酸。抗皮肤衰老剂超氧化物歧化酶。

3. 物理治疗　主要包括 Q 开关激光、皮秒激光、非剥脱点阵激光、射频及强脉冲光等。

七、傣医医案选读

玉某，女，40 岁，农民。常到田间劳作，喜食生冷及辛香燥烈之品。自 2018 年以来，面部起褐色斑片，时浅时深，边界清楚，对称分布于两颧周围，时感胁胀胸闷，烦躁易怒，不思饮食，经前斑色加深，乳房胀痛。曾用"祛斑药"外搽无数，但每于劳作晒太阳后斑色更深。于 2020 年 1 月前来就诊。刻下症：面部褐色斑片，边界清楚，对称分布于两颧周围，感胁胀胸闷，烦躁易怒，不思饮食，经前斑色加深，乳房胀痛。大便干结，小便黄。舌质淡红，苔薄白，脉有力。傣医诊断为纳毫发（黄褐斑）。治疗：予雅朴英利（妇安康胶囊），每次 5 粒，每日 3 次；雅叫哈顿（五宝胶囊），口服，每次 5 粒，每日 3 次；雅解嘎罕（解毒养颜胶囊），口服，每次 5 粒，每日 3 次，连服 15 天。外治法：傣药养颜祛斑面膜，敷面膜，2 ～ 3 次 / 周；2020 年 2 月 2 日复诊，面部斑色渐淡，边界清楚，经来偶感乳房隐痛。继用 15 天，症状明显缓解。

思考题：

1. 黄褐斑的主要临床表现是什么？
2. 黄褐斑的患者应当如何进行护理？

第二十四节　拢烂蒿（白癜风）

一、概述

拢烂蒿（白癜风），是指以大小不同，形态各异的皮肤变白为主要临床表现的局限性色素脱失性皮肤病。

本病发生与患者素体塔都档细（四塔）、夯塔档哈（五蕴）功能失调，复因风邪外袭使体内塔拢（风）偏盛，塔菲（水血）不足不能滋养肌肤有关。

临床表现以皮肤颜色减退，变白，境界鲜明，无自觉症状为特征，可发生于任何年龄，青少年为最多，男女大致相等。

傣医将本病分为风塔过盛型白癜风、水血瘀滞型白癜风及四塔虚衰型白癜风三个证候进行辨治。分别治以除风补水、通经行水活血和补水养血。

二、辨解帕雅（病因病机）

本病的发生是患者素体塔都档细（四塔）、夯塔档哈（五蕴）功能失调，复因风邪外袭使体内塔拢（风）偏盛，塔菲（水血）不足不能滋养肌肤；或因外伤及不良情绪刺激，使塔拢（风）不足，运行不畅，塔喃（水血）瘀滞，皮肤失于濡养。

病程后期或大病久病，使四塔功能损伤，土塔功能不足，塔菲（水血）虚衰而不能滋养肌肤。

本病病因尚不明确，一般认为其发病是具有遗传特质的个体，在各种内外因素的激发下表现为免疫功能、神经精神及内分泌、代谢功能等各方面的紊乱，导致酶系统的抑制或黑素细胞的破坏或使黑素体的生成或黑化过程障碍，皮肤和毛囊内细胞酪氨酸系统的功能减退、丧失，以致色素脱失。

三、诊查要点

（一）诊断

本病是临床上常见的皮肤色素脱失性疾病，本病典型临床表现是皮肤颜色减退，变白，境界鲜明，无自觉症状（图 3-58）。

1. 病期　分为进展期和稳定期。

2. 白癜风严重程度评级　手掌面积约为体表面积 1%。1 级为轻度，白斑＜ 1% 体表面积；2 级为中度，白斑占 1%～ 5% 体表面积；3 级为中重度，白斑占 6%～ 50% 体表面积；4 级为重度，白斑＞ 50% 体表面积。

3. 分型　根据 2012 年白癜风全球问题共识大会及专家讨论，分为节段型、寻常型、混合型及未定类型。

（1）节段型白癜风　通常指沿某一皮神经节段分布（完全或部分匹配皮肤节段）的单侧不对称白癜风。少数可双侧多节段分布。

（2）非节段（寻常）型白癜风　包括散发型、泛发型、面颈型、肢端型和黏膜型。

（3）混合型白癜风　节段型与非节段型并存。

（4）未定类型白癜风（原局限型）　指单片皮损，面积为 1 级，就诊时尚不能确定为节段或非节段型。

（二）相关检查

1. 伍德灯检查　伍德灯（Wood 灯）是一种紫外线灯，可以观察皮肤情况，有助于区分白癜风和其他皮肤病，进展期白癜风皮肤损害呈灰白色荧光，边界不清；稳定期呈高亮的蓝色荧光，边界清楚，可见色素岛或边缘色素沉着。

2. 皮肤镜检查　毛囊周围残留色素对部分白癜风皮损诊断有帮助。

3. 组织病理　表皮基底层明显缺少黑素细胞及黑素颗粒，基底层往往完全缺乏多巴染色阳性的黑素细胞。

四、辨解帕雅多雅（病、证分类辨治）

（一）拢烂蒿塔拢想（风塔过盛型白癜风）

1. 夯帕雅（主症）　患者突然起病，皮损白斑光亮，好发于头、面、颈、四肢或泛发全身，起病速，蔓延快，常扩散一片皮损，无自觉症状或者微痒，舌质淡红，苔薄白，脉快。

2. 辨解帕雅（病因病机）　患者素体塔都档细（四塔）、夯塔档哈（五蕴）功能不足，复外界邪气侵袭肌表，使塔拢（风）偏盛，塔菲（水血）相对不足而不能滋养肌表，故见起病突然，蔓延迅速。

3. 平然（治则）　调补四塔，除风补水。

4.多雅（治法）

（1）内治法　雅叫哈顿（五宝胶囊），口服，每次 4～8 粒，每日 3 次。

（2）外治法　芬雅（磨药疗法）。麻嘎郎（石莲子）30g，磨水外搽，每日 3 次。或贺荒（大蒜）、亨休（绿矾）适量磨水外搽，每日 3 次。或嘿涛莫（滑叶藤仲）10g，磨水外搽，每日 3 次。

（二）拢烂蒿勒巴（水血瘀滞型白癜风）

1.夯帕雅（主症）　病程日久，皮损局限一处或泛发全身，但可停止发展，亦可发生于外伤的部位，舌质暗红，有斑点或瘀斑。

2.辨解帕雅（病因病机）　患者素体塔都档细（四塔）、夯塔档哈（五蕴）功能失调，外伤及不良情绪刺激，使塔拢（风）运行不畅，塔喃（水血）被伤，瘀滞不行，皮肤失于濡养，故见皮肤白斑，病程长久。舌质暗红，有斑点或瘀斑为塔拢（风）运行不畅、塔喃（水血）瘀滞之征象。

3.平然（治则）　调补四塔，行水活血。

4.多雅（治法）

（1）内治法　雅叫哈顿（五宝胶囊），口服，每次 4～8 粒，每日 3 次。

（2）外治法　芬雅（磨药疗法）。麻嘎郎（石莲子）30g，磨水外搽，每日 3 次。

（三）拢烂蒿塔都软（四塔虚衰型白癜风）

1.夯帕雅（主症）　发病久，见皮损呈乳白色，局限或泛发，皮损区毛发变白，病情发展缓慢，对光敏感，皮肤干燥，伴头昏、乏力，舌质红，苔少，脉细数。

2.辨解帕雅（病因病机）　患者久病，塔都档细（四塔）功能失调，塔拎（土）被伤，塔喃（水血）不能化生，以致皮毛失养故见皮肤白斑，病情缓慢。塔喃（水血）不足则见皮肤干燥，塔拎（土）被伤则见头晕、乏力。

3.平然（治则）　调补四塔，补水养血。

4.多雅（治法）

（1）内治法

①雅叫哈顿（五宝胶囊），口服，每次 5 粒，每日 3 次。

②雅想（增力胶囊），口服，每次 5 粒，每日 3 次。

（2）外治法　芬雅（磨药疗法）。麻嘎郎（石莲子）30g，磨水外搽，每日 3 次。

五、预防调护

1.避免滥用外涂药物，以防损伤肌肤，颜面部尤需慎重。

2.适当进行日光浴，有助于本病的恢复，暑天不宜曝晒。

3.忌服维生素 C 及含维生素 C 的药物。

4.保持心情舒畅，劳逸结合，积极配合治疗，愈后巩固一段时期治疗有助于防止复发。

六、现代研究进展

白癜风病因不明，大多认为和免疫因素、细胞因子因素、自由基因素、微量元素相对缺乏有关。在治疗上，主要有以下几方面：

1. 呋喃香豆素类　提取 8- 甲氧基补骨脂素（8-MOP）或三甲基补骨脂素（TMP）等内服或外搽，加长波紫外线照射 -PUVA 疗法。

2. 皮质激素

（1）系统性用药　小剂量泼尼松口服，对暴露部位及泛发性损害，尤其对应激状态下皮损迅速发展及伴有自身免疫性疾病者疗效较好。

（2）局部用药　①糖皮质激素：适用于白斑累及面积 <3% 体表面积的进展期皮损，选择（超）强效激素。面、皱褶及细嫩部位皮肤用 1 个月后更换为钙调神经磷酸酶抑制剂，肢端可持续使用。连续外用激素治疗 3 ～ 4 个月无复色，需更换疗法。②外用钙调神经磷酸酶抑制剂包括他克莫司软膏及吡美莫司乳膏。治疗时间为 3 ～ 6 个月，间歇应用可更长。面部和颈部复色效果最好。③外用卡泊三醇软膏及他卡西醇软膏可用于治疗白癜风，每日 2 次外搽。维生素 D_3 衍生物可与 NB-UVB、308nm 准分子激光等联合治疗。也可与外用激素和钙调神经磷酸酶抑制剂联合治疗。

3. 人工色素　皮损内注射 1% 黄色素，或新鲜核桃皮取汁外涂，适用于暴露部位，久治不愈完全型小面积白斑。

4. 手术疗法　又称自体移植，包括自体表皮移植术和自体表皮黑素细胞移植术，主要包括三种：全原层粘孔术、薄层削片法、抽吸水疱法。正常表皮移到白癜风区。

5. 其他疗法　如硫汞白斑涂剂、复方氮芥酊、阿托品局部皮内注射，脱色素方法等。

七、傣医医案选读

依某，女，37 岁，右侧颈部、耳郭皮肤白斑半年，无自觉症状。专科查体：右侧颈部及耳郭皮肤两处不规则白斑，边缘色素增加，白斑表面光滑，无鳞屑，无炎症。组织病理提示：表皮基底层明显缺少黑素细胞及黑素颗粒，基底层缺乏多巴染色阳性的黑素细胞。傣医诊断为拢烂蒿勒拢冒沙么（风塔过盛型白癜风）。治疗：予雅叫哈顿（五宝胶囊）口服，每次 5 粒，每日 3 次。外治法：芬雅（磨药疗法），麻嘎郎（石莲子）30g，磨水外搽，每日 3 次。2 个月后复诊，受损面积同前，白斑轻度红润，余无特殊不适。麻嘎郎（石莲子）磨水外用每日 3 次，用药 3 个月后复诊，白斑面积缩小而获效。

思考题：

1. 水血瘀滞型白癜风的主症是什么？
2. 风塔过盛型白癜风的治法是什么？

第二十五节　漂腩兵飞桑（皮肤肿瘤）

一、概述

漂腩兵飞桑（皮肤肿瘤）包括疾病种类较多，本节仅讨论皮肤癌前病变和皮肤癌中的日光性角化病、基底细胞癌、鳞状细胞癌。

本病的发生主要是年老体虚，塔都档细（四塔）、夯塔档哈（五蕴）功能失调，塔拢（风）、塔菲（火）过盛，加之长期日晒，感受外在的帕雅拢皇（热风毒邪），内外相合，火热湿毒蕴积皮肤，气血不和，久而形成丘疹、斑块、肿瘤。

皮肤肿瘤具有不同临床表现，常见临床表现有丘疹、斑块、糜烂、溃疡。

傣医将本类疾病分为风火偏盛型皮肤肿瘤和四塔不足型皮肤肿瘤两个证型进行论治，分别治以清火解毒，消肿散结；补益四塔，活血止痛。必要时应该及时手术治疗。

二、辨解帕雅（病因病机）

本病的发生为年老体虚塔都档细（四塔）、夯塔档哈（五蕴）功能失调，塔拢（风）、塔菲（火）过盛，加之长期日晒，感受外在的帕雅拢皇（热风毒邪），内外相合，火热湿毒蕴积皮肤，气血不和，久而形成丘疹、斑块、糜烂、溃疡。病程后期，毒邪结于体内日久，损伤塔都档细（四塔），塔都档细（四塔）功能衰败，而不能滋养人体。

本病发生的常见病因包括日光、紫外线辐射、人乳头瘤病毒感染，少数由电离辐射、慢性炎症、焦油、慢性摄入无机砷引起。

三、诊查要点

（一）临床表现

1. 日光性角化病　易感人群长期反复日光曝露，好发于成人慢性曝光部位。可进展至原位鳞状细胞癌，再进展至侵袭性鳞状细胞癌。

皮肤损害数月至数年才会发生，表现为单发或多发的、散在性、干燥粗糙的鳞屑性皮损。黏着性角化过度性鳞屑，鳞屑去除困难并伴有疼痛。皮色、黄棕色或棕色"脏兮兮"样损害，经常有微红色基底，粗糙如砂纸样感觉（图 3-59）。大多小于 1cm，椭圆形或圆形。如用手指甲搔抓会有疼痛感。

2. 基底细胞癌　基底细胞癌多见于老年人，好发于头、面、颈及手背等处，尤其是面部较突出的部位。开始是一个皮肤色到暗褐色浸润的小结节，较典型者为蜡样、半透明状结节，有高起卷曲的边缘。中央开始破溃，结黑色坏死性痂，中心坏死向深部组织扩展蔓延，呈大片状侵袭性坏死，可以深达软组织和骨组织，此乃侵袭性溃疡（图 3-60）。基底细胞癌的基底及边缘常有黑色色素沉着，本病呈慢性进行性发展。根据组织病理和临床症状可分为结节型、色素型、浅表型、溃疡型、硬化型。

3. 鳞状细胞癌 鳞癌在外观上常呈菜花状，有时癌组织发生坏死而脱落形成溃疡，产生恶性臭味，若癌细胞向深层发展则形成侵袭性生长。癌细胞也可向远处转移，形成继发肿瘤。皮肤鳞状细胞癌早期是红色硬结，以后发展成疣状损害、浸润，常有溃疡、脓性分泌物、臭味，见于颞、前额及下口唇（图3-61）。

（二）相关检查

可行皮肤镜、反射式共聚焦显微镜、皮肤病理学检查，但本病的诊断以皮肤病理学检查为金标准，其组织病理学特点如下：

1. 日光性角化病 大而明亮的角质形成细胞，基底层或延伸至毛囊基底层可有轻至中度多形性、非典型性（角化不良）角质形成细胞和角化不全。

2. 基底细胞癌 组织病理学见表皮内基底细胞呈融浆状团块，边缘呈栅栏状排列，可有角质囊肿。

3. 鳞状细胞癌 确诊该病需要取病变处组织做病理学检查。显微镜下可见增生的上皮突破基膜向深层浸润形成不规则条索形癌巢。根据癌细胞的分化程度分为高、中、低分化。高分化的鳞状细胞癌恶性程度低，而低分化的鳞状细胞癌恶性程度高。

四、辨解帕雅多雅（病、证分类辨治）

（一）漂腩兵飞桑塔拢塔菲想（风火偏盛型皮肤肿瘤）

1. 夯帕雅（主症） 症见面部、外阴等好发部位过度角化性斑片、丘疹、斑块，易糜烂结痂、出血。轻度瘙痒或疼痛，小便黄，大便秘结。舌质红，脉行快。

2. 辨解帕雅（病因病机） 本病是因为年老塔都档细（四塔）、夯塔档哈（五蕴）功能失调，塔拢（风）、塔菲（火）过盛，加之长期日晒，感受外在的帕雅拢皇（热风毒邪），内外相合，火热湿毒蕴积皮肤，气血失和，久而形成丘疹、斑块、糜烂、溃疡。

3. 平然（治法） 清火解毒，消肿散结。

4. 多雅（治法）

（1）内治法

①雅解沙巴（百解胶囊），口服，每次4～8粒，每日3次。

②雅拢比（通气消肿方）：文尚海（百样解）15g，尖亮（降香黄檀）15g，盖嘿（通血香）30g。水煎服，每次150mL，每日3次。

（2）外治法 果雅（包药疗法）。雅拢赶短宾内（肿痛消）、里罗罕（紫文殊兰）、南埋洞荒（刺桐树皮）、嘿摆（芦子叶）各30～50g等量，捣烂加蜂蜜炒热取适量外包，每日1次。

（二）漂腩兵飞桑塔都软（四塔不足型皮肤肿瘤）

1. 夯帕雅（主症） 局部糜烂、溃疡，日渐加剧。形瘦体弱，面色苍白，精神不佳，少气懒言。舌淡苔白，脉行细弱而无力。

2. 辨解帕雅（病因病机）　本证为年老、久病塔都档细（四塔）衰败，不能滋养身体，而见形瘦体弱，面色苍白，精神不佳，肿瘤侵犯皮肤，则见患处形成溃疡，经久不愈，疼痛不适。

3. 平然（治则）　补益四塔，活血止痛。

4. 多雅（治法）

（1）内治法

①雅解沙巴（百解胶囊），口服，每次 4～8 粒，每日 3 次。

②雅叫哈顿（五宝药散），口服，每次 5～10g，用黑母鸡汤冲服，每日 3 次。

③取荷苞山桂花 30g，芽令哦（白花蛇舌草）10g，埋丁楠（美登木）30g，竹叶兰 15g，雅解先打（傣百解）15g，毫命（姜黄）15g，哈贺嘎（草豆蔻）15g，毫命郎（莪术）10g。水煎服，每次 150mL，每日 3 次。

（2）外治法

①芬雅（磨药疗法）、达雅（搽药疗法）：竹叶兰块根、毫命郎（莪术）根、雅解先打（傣百解）、帕利（旋花茄根）各 15g 磨汁外搽。

②阿雅（洗药疗法）：楠秀（白花树皮）、楠说（云南石梓树皮）、涛喃（三开瓢）、嘿蒿莫（滑叶藤仲）、楠孩嫩（水杨柳树皮）、咪火哇（山大黄）、楠过（槟榔青树皮）各 100～150g 等量，水煎煮，外洗全身，每日 1～2 次。

五、预防调护

1. 在青少年时就应注意防止过度的日光曝晒，老年人更应保护好皮肤，防止过强的日光照射。

2. 生活起居有节，预防人乳头瘤病毒感染。

3. 避免滥用含有无机砷的药物。

4. 避免搔抓、刺激皮损，及时就医，以早发现、早诊断、早治疗。

5. 对各种慢性皮肤病应积极治疗，防止发生癌变。

六、现代研究进展

皮肤上皮癌最常来源于具有生发能力的表皮角质形成细胞或附属器结构，主要为基底细胞癌和鳞状细胞癌。基底细胞发展为不典型增生的角质形成细胞，引起角化过度的丘疹或斑块，临床称其为"角化病"。从不典型增生到原位鳞状细胞癌，再到侵袭性鳞状细胞癌为连续性病程。这些病变可有各种不同的命名，如鲍温病、增殖性红斑。

皮肤癌前病变与皮肤癌的早期发现及良好预后分不开，早期选择合适的方法进行诊断，之后制订个体化的治疗方案，在治疗的同时最大限度地满足患者的美观需求。

（一）日光性角化病

1. 重在预防　通过使用高效 UVB/UVA 防晒霜来避免。

2. 局部治疗

（1）可选用冷冻治疗、激光治疗、光动力疗法。

（2）可选择咪喹莫特、维 A 酸外用。

（二）基底细胞癌

1. 手术切除。对于危险部位（鼻唇沟、眼周、耳道内、耳郭后沟、头皮）的肿瘤及硬化型基底细胞癌，显微外科（Mohs 手术）是最好的选择。

2. 视病情可选择冷冻治疗、电灼治疗、光动力治疗、放射治疗或 5- 氟尿嘧啶、咪喹莫特外用。

3. 利妥昔单抗和索尼吉布单抗是美国食品和药物监督管理局批准的一种治疗 BCC 的新型药物，适用于不能通过手术或放疗治疗的侵袭性和转移性 BCC 患者。

（三）鳞状细胞癌

1. 原位鳞状细胞癌

（1）手术切除在几种治疗方法中，治愈率最高，但遗留影响美观的瘢痕的风险也最高。对于活检不能除外侵袭性癌的皮损均应行手术切除。

（2）视病情可选择外用 5- 氟尿嘧啶、咪喹莫特或冷冻治疗、光动力治疗。

2. 侵袭性鳞状细胞癌　首选手术治疗。Mohs 显微描记手术可用于困难部位的治疗。放射治疗仅限于不能进行手术切除的皮损。

七、傣医医案选读

朱某，男，85 岁。患者近 1 年来面部出现黑色结节，质硬，不痛不痒，未予重视，后皮损逐渐增大，局部糜烂、溃疡，日渐加剧。曾到诊所外用药物（具体用药不详），症状未见缓解而前来医院就诊。形瘦体弱，面色苍白，精神不佳，少气懒言。舌淡苔白，脉行细弱而无力。查体：面部中央 3cm×3cm 溃疡，结黑色坏死性痂，中心坏死向深部组织扩展蔓延，呈大片状侵袭性坏死，深达软组织和骨组织。傣医诊断为漂脯兵飞桑塔都软（四塔不足型皮肤肿瘤）。平然（治则）：补益四塔，活血止痛。根据先解后治理论，予雅解沙把（百解胶囊），口服，每次 6 粒，每日 3 次；手术并待创面恢复后，予阿雅（洗药疗法），楠秀（白花树皮）、楠说（云南石梓树皮）、涛喃（三开瓢）、嘿蒿莫（滑叶藤仲）、楠孩嫩（水杨柳树皮）、咪火哇（山大黄）、楠过（槟榔青树皮）各 10 ～ 30g 等量，水煎煮，外洗全身，每日 1 ～ 2 次。治疗 2 个月后病情好转，肿物无复发。

思考题：

1. 皮肤癌发生的病因病机是什么？

2. 如何确诊皮肤癌？

第二十六节　比桑领哟（梅毒）

一、概述

比桑领哟（梅毒），"比"为"毒"之意，"桑"为"疮疡肿毒"；"领"指男性生殖器；"哟"指女性生殖器。比桑领哟（梅毒）是由梅毒螺旋体通过人类性行为引起的一种慢性、系统性传染性疾病。

本病因患者平素喜食香燥性热之品，加之房事不洁，感受污秽邪毒，也可因其他途径而相传，内外相合，蕴结于内，风火毒邪内伤脏腑，外犯肌肤，蕴积下盘二阴而致，若感病日久，失治误治，用药不当而可致塔都档细（四塔）功能大伤，累及脏腑出现四塔衰退，则疾病难愈。

梅毒临床特点是梅毒螺旋体几乎可侵犯人体所有器官，早期主要表现为皮肤黏膜损害，晚期可造成骨骼及眼部、心血管、中枢神经系统等多器官组织的病变。主要通过性接触和血液传播，危害性极大。

傣医学中根据四塔辨病将其分风火毒邪偏盛型、水血瘀滞型、四塔衰退型三个证型进行论治，分别治以清火解毒，利水消疮，化瘀散结；补水清火，通气活血，解毒消疮；调补四塔，除风排毒。梅毒的治疗原则为及早、足量、规范。抗生素特别是青霉素类药物疗效确切，为首选。

二、辨解帕雅（病因病机）

患者平素喜食香燥火热之品，加之房事不洁，感受污秽邪毒，也可因其他途径而相传，内外相合，蕴结于内，风火毒邪内伤脏腑，外犯肌肤，蕴积下盘二阴而致本病。

病程后期，感病日久，失治误治，用药不当而可致四塔功能大伤，累及脏腑。

本病是由梅毒螺旋体感染所引起的一种慢性系统性的性传播疾病，几乎可侵犯全身器官，并产生多种多样的症状和体征。梅毒螺旋体只感染人类，主要通过性接触和垂直传播。

三、诊查要点

（一）诊断

根据传播途径的不同可分为获得性（后天）梅毒和胎传（先天）梅毒；根据病程的长短又可分为早期梅毒（一期、二期梅毒）和晚期梅毒（三期梅毒）。临床上以一期和二期梅毒多见，也是梅毒最具传染性的时期。

1. 一期梅毒　为感染后3周左右局部出现无痛性皮损，潜伏期2～4周，主要表现为疳疮（硬下疳）和横痃（硬化性淋巴结炎），一般无全身症状。硬下疳约90%发生在男女外生殖器部位，少数发生在唇、舌、口腔、咽及肛门、直肠等处。其典型表现初为丘疹或浸润性红斑，继之轻度糜烂或呈浅表性溃疡，其上有少量浆液性分泌物，内含大量的梅毒螺旋体，传染性极强，边缘隆起，边缘及基底部呈软骨样硬度，无痛无痒，直径1～2cm，圆形，常为单个，偶为多个（图3-62）。局部淋巴结肿大。疳疮不经治疗，可在3～4周后自然消失，而淋巴结肿大持续较久。

2. 二期梅毒 获得性二期梅毒发生于感染后3个月左右，主要症状为全身皮肤、黏膜梅毒疹。二期梅毒可模拟任何皮肤损害，以脚掌跖部铜红色、脱屑性皮疹，或外阴、肛周湿丘疹，或扁平湿疣为其特征性损害。以玫瑰糠疹样或银屑病样损害为常见皮损。一期梅毒未经治疗或治疗不彻底，梅毒螺旋体由淋巴系统进入血液循环，可形成菌血症播散全身，引起皮肤黏膜及系统性损害，称二期梅毒。其主要表现为杨梅疮。

（1）皮肤黏膜损害 其特点是分布广泛、对称，自觉症状轻微，破坏性小，传染性强。主要表现有下列几种。

①梅毒疹：可有斑疹（玫瑰疹），斑丘疹、丘疹鳞屑性梅毒疹、毛囊疹、脓疱疹、蛎壳状疹、溃疡疹等，这些损害可以单独或合并出现（图3-63）。

②扁平湿疣：好发于肛门周围、外生殖器等皮肤互相摩擦和潮湿的部位。稍高出皮面，界限清楚，表面湿烂，其颗粒密聚如菜花，覆有灰白色薄膜，内含大量的梅毒螺旋体。

③梅毒性白斑：好发于妇女的颈部、躯干、四肢、外阴及肛周。为局限性色素脱失斑，可持续数月。

④梅毒性脱发：脱发呈虫蚀状。

⑤黏膜损害：为黏膜红肿及糜烂，黏膜斑内含大量的梅毒螺旋体。

（2）骨损害 可发生骨膜炎及关节炎，晚上和休息时疼痛较重，白天及活动时较轻。多发生在四肢的长骨和大关节，也可发生于骨骼肌的附着点，如尺骨鹰嘴、髂骨嵴及乳突等处。

（3）眼梅毒 可发生虹膜炎、虹膜睫状体炎、视神经炎和视网膜炎等。也可出现二期神经梅毒等。

3. 三期梅毒 主要症状为梅毒树胶肿、骨、眼、心血管、神经梅毒等。三期梅毒，亦称晚期梅毒，主要表现为杨梅结毒。此期特点为病程长，易复发，除皮肤黏膜损害外，常侵犯多个脏器。

（1）三期皮肤梅毒 损害多为局限性、孤立性、浸润性斑块或结节，发展缓慢，破坏性大，愈后留有瘢痕。常见者有以下几种：

①结节性梅毒疹：多见于面部和四肢，为豌豆大小铜红色的结节，成群而不融合，呈环形、蛇形或星形，质硬，可溃破，愈后留有萎缩性瘢痕。

②树胶样肿：先为无痛性皮下结节，继之中心软化溃破，溃疡基底不平，为紫红色肉芽，分泌如树胶样黏稠脓汁，持续数月至2年，愈后留下瘢痕。

③近关节结节：为发生于肘、膝、髋等大关节附近的皮下结节，对称发生，其表现无炎症，坚硬，压迫时稍有痛感，无其他自觉症状，发展缓慢，不溃破，治疗后可逐渐消失。

（2）三期黏膜梅毒　主要见于口、鼻腔，为深红色的浸润型，上腭及鼻中隔黏膜树胶肿可侵犯骨质，产生骨坏死，死骨排出后形成上腭、鼻中隔穿孔及马鞍鼻，引起吞咽困难及发音障碍，少数可发生咽喉树胶肿而引起呼吸困难、声音嘶哑。

（3）三期骨梅毒　以骨膜炎为多见，常侵犯长骨，损害较少，疼痛较轻，病程缓慢。其次为骨树胶肿，常见于扁骨，如颅骨，可形成死骨及皮肤溃疡。

（4）三期眼梅毒　可发生虹膜睫状体炎、视网膜炎及角膜炎等。

（5）三期心血管梅毒　主要有梅毒性主动脉炎、梅毒性主动脉瓣闭锁不全、梅毒性主动脉瘤和梅毒性冠状动脉狭窄等。

（6）三期神经梅毒、脑膜梅毒、脑血管梅毒及脊髓脑膜血管梅毒和脑实质梅毒　可见麻痹性痴呆、脊髓痨、视神经萎缩等。

4. 潜伏梅毒（隐性梅毒）　梅毒未经治疗或用药剂量不足，无临床症状，血清反应阳性，排除其他可引起血清反应阳性的疾病存在，脑脊液正常，这类患者称为潜伏梅毒。若感染期限在两年以内者称为早期潜伏梅毒，早期潜伏梅毒随时可发生二期复发损害，有传染性；感染期限在两年以上者称为晚期潜伏梅毒，少有复发，少有传染性，但女患者仍可经过胎盘传给胎儿，发生胎传梅毒。

5. 胎传梅毒（先天梅毒）　胎传梅毒是母体内的梅毒螺旋体由血液通过胎盘传入胎儿血液中，导致胎儿感染的梅毒。多发生在妊娠 4 个月后。发病小于两岁者称早期胎传梅毒，大于两岁者称晚期胎传梅毒。胎传梅毒不发生硬下疳，常有严重的内脏损害，对患儿的健康影响很大，病死率高。

（1）早期胎传梅毒　多在两岁以内发病，表现类似获得性二期梅毒，表现为消瘦，皮肤松弛多皱褶，哭声嘶哑，发育迟缓，常因鼻炎而导致呼吸、哺乳困难。皮肤损害可表现为斑疹、斑丘疹、水疱、大疱、脓疱等，多分布在头面、肢端、口周皮肤，口周可见皲裂，愈后留有辐射状瘢痕。此外，也可发生甲周炎、甲床炎、无发、骨髓炎、骨软骨炎、贫血、血小板减少等。大部分患儿可有脾肿大、肝肿大，少数出现活动性神经梅毒。

（2）晚期胎传梅毒　多在两岁以后发病，患儿发育不良，智力低下，可有前额圆凸、镰刀胫、胡氏齿、桑椹齿、马鞍鼻、锁骨胸骨关节骨质肥厚、视网膜炎、角膜炎、神经性耳聋、脑脊液异常、肝脾肿大、鼻或腭树胶肿导致口腔及鼻中隔穿孔和鼻畸形。皮肤黏膜损害与成人相似。

（3）胎传潜伏梅毒　胎传梅毒未经治疗，无临床症状而血清反应呈阳性。

（二）相关检查

1. 梅毒血清学试验　梅毒血清学试验方法很多，所用抗原有非螺旋体抗原（心磷脂抗原）和梅毒螺旋体特异性抗原两类。前者有快速血浆反应素环状卡片试验（RPR），甲苯胺红不加热血清学试验（TRUST）等，可做定量试验，用于判断疗效、判断病情活动程度。后者有梅毒螺旋体颗粒凝集试验（TPPA），梅毒螺旋体酶联免疫吸附试验（TP-ELISA）等，特异性强，用于梅毒感染的确诊。

2. 暗视野检查 取硬下疳、病损皮肤、黏膜损害的表面分泌物、肿大的淋巴结穿刺液在暗视野显微镜下查到梅毒螺旋体，均可确诊。

3. 脑脊液检查 梅毒患者出现神经症状者，或者经过驱梅治疗无效者，应作脑脊液检查。这一检查对神经梅毒的诊断、治疗及预后的判断均有帮助。

四、辨解帕雅多雅（病、证分类辨治）

（一）塔菲塔拢想比桑领哟（风火毒邪偏盛型梅毒）

1. 夯帕雅（主症） 多见于一期、二期梅毒。外生殖器疳疮质硬而润，或伴有横痃，杨梅疮多在下肢、腹部、阴部；或周身起杨梅疮，色如玫瑰，不痛不痒，或见丘疹、脓疱、鳞屑；兼见口干咽燥，口舌生疮，大便秘结；舌质红，苔黄腻，脉弦滑。

2. 辨解帕雅（病因病机） 本病的发生是因患者平素喜食香燥、性热之品，加之房事不洁，感受污秽邪毒，也可因其他途径而相传。内外相合，蕴结于内，风火毒邪内伤脏腑，外犯肌肤，蕴积下盘二阴而致。

3. 平然（治则） 清火解毒，利水消疮，化瘀散结。

4. 多雅（治法）

（1）内治法

①雅解沙把（百解胶囊），口服，每次 4～8 粒，每日 3 次。

②贺沙么扁（光叶菝葜）、内管底（蔓荆子）、内麻巴（榼藤子仁）（烤熟）、贺乱令（嘉兰）各 15g，碾细粉，用酒送服，每日 3 次。

③莫哈朗（大驳骨丹）、莫哈蒿（鸭嘴花）、摆雅黄（草烟叶）、摆帕利（旋花茄叶）、芽敏（艾蒿）各 15g，水煎服，每次 150mL，每日 3 次。也可加雅叫哈顿（五宝药散）为引内服。

④罕好喃（水菖蒲）、管底（三叶蔓荆）、摆娜（冰片叶）、摆利（旋花茄叶）、更便（松木树心）、补累（野姜）、雅解先打（傣百解）、沙保拢（清明花）、芽敏（艾蒿）各15g。加雅叫哈顿（五宝药散）内服少许后外洗，加西里勐（万应小药丸）为引也可。

（2）外治法 阿雅（洗药疗法）。莫哈朗（大驳骨丹）、莫哈蒿（鸭嘴花）、摆雅黄（草烟叶）、摆帕利（旋花茄叶）、芽敏（艾蒿）各 15g，煎水外洗，每日 3 次。或罕好喃（水菖蒲）、管底（蔓荆）、摆娜（冰片叶）、摆利（旋花茄叶）、更便（松木树心）、补累（野姜）、雅解先打（傣百解）、沙保拢（清明花）、芽敏（艾蒿）各 15g，水煎加雅叫哈顿（五宝药散）内服少许后外洗，加西里勐（万应小药丸）为引也可。

（二）勒拢巴比桑领哟（水血瘀滞型梅毒）

1. 夯帕雅（主症） 多见于二期梅毒，周身起杨梅疮、色如玫瑰，不痛不痒，或见丘疹、脓疱、鳞屑；伴口干咽燥，口舌生疮，大便秘结，舌红，苔黄或少苔，脉细。

2. 辨解帕雅（病因病机） 患者患病日久，风火偏盛，致水血运行不畅，则见身起杨梅疮、色如玫瑰，不痛不痒，或见丘疹、脓疱、鳞屑；水血不足，则见口干咽燥，口舌生疮，大便秘结。

3. 平然（治则） 补水清火，通气活血，解毒消疮。

4. 多雅（治法）

内治法

①雅解沙把（百解胶囊），口服，每次 4～8 粒，每日 3 次。

②贺沙么扁（光叶菝葜）、内管底（蔓荆子）、内麻巴（榼藤子仁）（烤熟）、贺乱令（嘉兰）各 15g，碾细粉，用酒送服，每日 3 次。

（三）塔都软比桑领哟（四塔衰退型梅毒）

1. 夯帕雅（主症） 多见于三期梅毒。患病日久，在四肢、头面、鼻咽部出现树胶肿，伴关节、骨骼作痛，行走不便，肌肉消瘦，疼痛夜甚；见于三期梅毒脊髓痨者。或患病数十年之久，逐渐两足瘫痪或痿弱不行，肌肤麻木或如虫行作痒，筋骨窜痛；或腰膝酸软，小便困难；心血管梅毒患者可见心悸气短，神疲乏力，下肢浮肿，唇甲青紫，腰膝酸软，动则气喘；舌质淡有齿痕，苔薄白而润，脉沉弱或结代。

2. 辨解帕雅（病因病机） 本病由一、二期梅毒发展而成，因感病日久，失治误治，迁延不愈，毒邪内蕴，风火毒邪内伤脏腑，导致体内塔都档细（四塔）功能大伤，外犯肌肤，蕴积下盘二阴及周身而致，继而出现四塔衰退，疾病难愈。

3. 平然（治则） 调补四塔，除风排毒。

4. 多雅（治法）

内治法

①雅叫哈顿（五宝药散）：口服，每次 3～6 粒，每日 3 次，开水送服。

②雅想（增力胶囊）：占电拎（大剑叶木）30g，芽楠嫩（荷包山桂花）30g，更楠些（桂枝）15g，故罕（小叶信桐子）15g，嘿涛勒（鸡血藤）15g。水煎服，每日 1 剂，每日 3 次，每次 150mL。

③取内管底（蔓荆子）15g，哈新哈布（马莲鞍）15g，巴闷烘（苦冬瓜）15g，几龙累（滇天冬）15g，娜罕（羊耳菊）15g。水煎服，每日 1 剂，每日 3 次，每次 150mL。热盛者加雅解先打（傣百解）15g，文尚海（百样解）15g，咪火哇（山大黄）10g 等；兼风气不足者加哈罕满（拔毒散根）、芽楠嫩（荷包山桂花）各 15g。

五、预防调护

1. 加强梅毒危害及其防治常识的宣传教育。

2. 严禁卖淫、嫖娼，对旅馆、浴池、游泳池等公共场所加强卫生管理和性病监测。

3. 做好孕妇胎前检查工作，对梅毒患者要避孕，或及早终止妊娠。

4. 对高危人群定期进行检查，做到早发现、早治疗。

5. 坚持查出必治、治必彻底的原则，建立随访追踪制度。

6. 夫妇双方共同治疗。

六、现代研究进展

本病发病机制明确是由梅毒螺旋体（TP，又称苍白螺旋体）感染引起的，梅毒的唯一传染源是梅毒患者，患者的皮肤损害、血液、精液、乳汁和唾液中均有梅毒螺旋体存在，与梅毒患者的溃疡或皮损密切接触，均有可能感染。梅毒螺旋体表面的黏多糖酶可能与其致病性有关。人体的皮肤、主动脉、眼睛、胎盘、脐带等组织富含黏多糖，故梅毒螺旋体对这些组织有高度亲和力，可以吸附到这些组织上，黏多糖酶分解组织内的黏多糖，可造成血管塌陷、局部供血受阻，继而出现血管炎症、组织坏死、溃疡等病变。由于梅毒螺旋体抗原浓度低、免疫原性弱，梅毒免疫仍是不全免疫，即使血中梅毒螺旋体抗体滴度很高，TP仍然可以繁殖、扩散。未被清除的病原体随着机体免疫力的消长数量呈波动性变化，临床表现为梅毒的病情自愈、潜伏或进展。

梅毒不能自愈，患者和性伴侣都需要接受严格的检查和治疗。早期发现，及时正规治疗，对预后影响很大。目前，青霉素类为治疗梅毒的首选药物，可用于各期的梅毒患者，应遵循及早、足量、规范的治疗原则。早期梅毒可治愈，晚期梅毒虽然可以进行抗梅毒治疗，但无法逆转已经造成的身体损害。定期检查、随访，是监测和保证治疗效果的重要环节。

（1）早期梅毒　水剂普鲁卡因青霉素G 80万U/d，肌内注射，每日1次，连续10～15日；苄星青霉素240万U，分两侧臀部肌内注射，每周1次，共2～3周；四环素或红霉素，2g/d，分4次口服，连续15日，肝肾功能不良者禁用。

（2）晚期梅毒　水剂普鲁卡因青霉素G 80万U/d，肌内注射，每日1次，连续20日为1个疗程，也可考虑给第二个疗程，疗程间停药两周；苄星青霉素240万U，肌内注射，每周1次，共3～4次；四环素或红霉素2g/d，分4次口服，连续服30日为1个疗程。

（3）胎传梅毒　普鲁卡因青霉素G，每日5万U/kg，肌内注射，连续10日；苄星青霉素5万U/kg，肌内注射，1次即可（对较大儿童的青霉素用量不应超过成人同期患者的治疗量）。对青霉素过敏者可选用红霉素7.5～25mg/kg，口服，每日4次。

不同类型的梅毒患者预后不同。早期梅毒即被确诊为一期、二期梅毒的患者，无其他系统病变，若得到及时适当的治疗，是可以治愈的。但治愈后，需要遵医嘱严格定期随访检查，监测病情，少部分患者可能复发或再次感染梅毒。潜伏梅毒可以持续数年或数十年不出现临床症状，但若未得到及时诊断或治疗，有可能在人生的任何时间进展为三期梅毒，出现全身多系统或多个脏器组织破坏，导致器官功能受损，甚至危及生命。三期梅毒预后不容乐观。三期梅毒常累及内脏，影响器官功能进而影响生活甚至生命，是引起死亡的主要原因。治疗无法逆转已经形成的身体器质性损害，尽管90%的神经梅毒患者经适当的治疗可有一定的临床疗效，但是神经梅毒并发视神经萎缩而失明的患者，恢复视力的可能性很小。心血管梅毒的预后也较差。妊娠梅毒，梅毒螺旋体可感染胎儿，若未经治疗，会加大流产、胎死腹中、早产、新生儿死亡和出现各类并发症的风险。早期发现，及时治疗，孕妇可以生下未感染的胎儿。研究报道，怀孕4个月前梅毒螺旋体不侵入胎盘组织或胎儿，故在妊娠 4 个月内进行治疗，可有效预防新生儿患先天梅毒。

七、傣医医案选读

岩某，男，30 岁，有不洁性交史。患者近 1 个月来外生殖器出现疳疮，质硬而润，伴有横痃，周身起杨梅疮，色如玫瑰，不痛不痒，口干咽燥，口舌生疮，大便秘结。曾到诊所输液 1 周（具体用药不详），症状未见缓解而前来医院就诊。查体：生殖器见疳疮，质硬而润，伴有横痃，周身起杨梅疮，色如玫瑰，不痛不痒，口干咽燥，口舌生疮，大便秘结，舌质红，苔黄腻，脉快。实验室检查：梅毒血清学试验阳性。傣医诊断为塔菲塔拢想比桑领哟（风火毒邪偏盛型梅毒）。治疗：根据先解后治理论，予雅解沙把（百解胶囊），口服，每次 6 粒，每日 3 次；阿雅（洗药疗法），取贺沙么扁（光叶菝葜）、内管底（蔓荆子）、内麻巴（榼藤子仁）（烤熟）、贺乱令（嘉兰）各 15g，碾细粉，用酒送服；取莫哈朗（大驳骨丹）、莫哈蒿（鸭嘴花）、摆雅黄（草烟叶）、摆帕利（旋花茄叶）、芽敏（艾蒿）各 15g，煎水外洗。治疗两周后获效。

思考题：

1. 二期梅毒有哪些临床表现？
2. 如何确诊梅毒？

第二十七节　领哟免（淋病）

一、概述

领哟免（淋病），"领"指男性生殖器，"哟"指女性生殖器，"免"为炎性之意。领哟免（淋病）是由淋病奈瑟菌（简称淋球菌）所引起的泌尿生殖系统感染的性传播疾病。

本病的发生主要是恣情纵欲，饮酒过度，加之房事不洁，误染毒邪，内外相合，火毒内盛，蕴结下盘，流注膀胱、精室而发为本病。

本病其临床症状主要表现以尿频、尿急、排尿疼痛和尿道口溢脓为特征。本病在性活跃的中青年中多见，主要通过性交传染，极少数也可通过间接传染。

傣医将本病分为风火毒邪偏盛型淋病和火不足水盛型淋病两个证型进行论治，分别治以解毒消肿，清热利尿；调补四塔，清火解毒。

二、辨解帕雅（病因病机）

本病的发生主要是平素喜食香燥、性热之品，火炽于内，而又恣情纵欲，饮酒过度，加之房事不洁，误染毒邪，内外相合，火毒内盛，蕴结下盘，流注膀胱、精室而发为本病。

病程后期因感病日久，失治误治，用药不当，毒邪内攻脏腑，导致四塔五蕴功能衰败，则难治。

淋病由淋病奈瑟菌（淋球菌）感染所致。人是淋球菌的唯一天然宿主，主要通过性接触传播，传染源是淋病患者。

三、诊查要点

急性淋病首先为急性前尿道感染，早期尿道口红肿，发痒及轻微刺痛，继而有白色或淡黄色黏液流出，引起排尿不适。晚期尿道有轻度的刺痛感、灼热感、痒感、蚁行感等。有时尿末有血尿或脓液溢出现象。

（一）诊断依据

1.病史 有不洁性交或间接接触传染史。潜伏期一般为 2～10 天，平均 3～5 天。

2.临床表现

（1）男性淋病 一般症状和体征较明显。

①急性淋病：尿道口红肿、发痒及轻度刺痛，继而有稀薄黏液流出，引起排尿不适，24 小时后症状加剧。排尿开始时尿道外口刺痛或灼热痛，排尿后疼痛减轻。尿道口溢脓，开始为浆液性分泌物，以后逐渐变稠，出现黄色黏稠的脓性分泌物，特别是清晨起床后分泌物的量较多。若有包皮过长，可引起包皮炎、包皮龟头炎，严重时可并发包茎、尿道黏膜外翻、腹股沟淋巴结肿大。部分患者可有尿频、尿急、夜尿增多。当病变上行蔓延至后尿道时，可出现终末血尿、血精、会阴部轻度坠胀等现象。全身症状一般较轻，少数患者可伴有发热（38℃左右）、全身不适、食欲不振等。

②慢性淋病：多由急性淋病治疗不当，或在急性期嗜酒及与配偶性交等因素而转为慢性；也有因患者体质虚弱或伴贫血、结核，病情一开始即呈慢性经过。慢性淋病患者表现为尿痛轻微，排尿时仅感尿道灼热或轻度刺痛，常可见终末血尿。尿道外口不见排脓，挤压阴茎根部或用手指压迫会阴部，尿道外口仅见少量稀薄浆液性分泌物。患者多有慢性腰痛，会阴部胀感，夜间遗精，精液带血。淋病反复发作者可出现尿道狭窄，少数可引起输精管狭窄或梗塞，发生精液囊肿。男性淋病可合并淋病性前列腺炎、附睾炎、精囊炎、膀胱炎等。

（2）女性淋病 大多数患者可无症状，有症状者往往不太明显，多在出现严重病变，或娩出感染淋病的新生儿时才被发现。

①急性淋病：女性急性淋病的主要类型有以下三种。

淋菌性宫颈炎：表现为大量脓性白带，宫颈充血、触痛，若阴道脓性分泌物较多者，常有外阴刺痒和烧灼感。因常与尿道炎并见，故也可有尿频、尿急等症状。

淋菌性尿道炎：表现为尿道口充血、压痛，并有脓性分泌物，轻度尿频、尿急、尿痛，排尿时有烧灼感，挤压尿道旁腺有脓性分泌物。

淋菌性前庭大腺炎：表现为前庭大腺红、肿、热、痛，严重时形成脓肿，触痛明显。全身症状有高热、畏寒等。

②慢性淋病：常由急性转变而来。一般症状较轻，部分患者有下腹坠胀、腰酸背

痛、白带较多、下腹疼痛、月经过多，少数可引起不孕、宫外孕等。

（3）播散性淋病　常出现淋菌性关节炎、淋菌性败血症、脑膜炎、心内膜炎及心包炎等。

（4）其他部位的淋病　主要有新生儿淋菌性结膜炎、咽炎、直肠炎等。

（二）相关检查

1.涂片检查　采取病损处分泌物或穿刺液涂片做革兰染色，在多形核白细胞内找到革兰染色阴性的淋球菌，可做初步诊断。

2.细菌培养　对于女性应进行淋球菌培养。有条件的地方可采用基因诊断（聚合酶链反应）方法确诊。

四、辨解帕雅多雅（病、证分类辨治）

（一）塔菲塔拢想领哟免（风火毒邪偏盛型淋病）

1.夯帕雅（主症）　尿道口红肿，尿液混浊如脂，尿道口溢脓，尿急、尿频、尿痛，尿道灼热，严重者尿道黏膜水肿，附近淋巴结红肿疼痛，女性宫颈充血、触痛，并有脓性分泌物，或有前庭大腺红肿热痛等；可伴有发热等全身症状；舌红，苔黄腻，脉滑数。

2.辨解帕雅（病因病机）　平素喜食香燥、性热之品，火炽于内，而又恣情纵欲，饮酒过度，加之房事不洁，误染毒邪，内外相合，火毒内盛，蕴结下盘，流注膀胱、精室而发为本病。

3.平然（治则）　解毒消肿，清热利尿。

4.多雅（治法）

（1）内治法

①雅解沙把（百解胶囊），口服，每次4～8粒，每日3次。

②哈麻亮（红豆根）、芽竹麻（朱蕉叶）、扎满亮（使君子）各15g，水煎服，每日1剂，每日3次，每次150mL。

（2）外治法　阿雅（洗药疗法），取摆罗买咪杆勒（黄花菜竹桃叶）、楠孩嫩（水杨柳树皮）、楠楞嘎（木蝴蝶树皮）、先勒（十大功劳）、麻补罗勐泰（泰国大风子）、摆管底（蔓荆叶）各15g。煎水浸泡外洗，每日2～3次。

（二）塔菲软喃想领哟免（火不足水盛型淋病）

1.夯帕雅（主症）　小便不畅、短涩，淋沥不尽，女性带下多，或尿道口见少许黏液，酒后或疲劳易复发；腰酸腿软，五心烦热，食少纳差；舌红，苔少，脉细而快。

2.辨解帕雅（病因病机）　久病体虚，或房劳过度，可致塔都档细（四塔）、夯塔档哈（五蕴）功能受损，湿热毒邪蕴结下盘，可见小便不畅、短涩，淋沥不尽；湿热毒邪侵犯子宫，则见女性带下多；五蕴功能受损，则见腰酸腿软，五心烦热；土塔受伤，则见食少纳差，累及脏腑而难治。

3. 平然（治则） 调补四塔，清火解毒。

4. 多雅（治法）

内治法

①雅解沙把（百解胶囊），口服，每次 4 ～ 8 粒，每日 3 次。

②哈麻亮（红豆根）、芽竹麻（朱蕉叶）、扎满亮（使君子）各 15g，水煎服，每日 1 剂，每日 3 次，每次 150mL。

五、预防调护

1. 杜绝不洁性交，夫妻一方有病，应暂停性生活。

2. 不穿用他人内衣裤、巾单、洁具，对公用浴盆和坐式便器，应消毒后使用。

3. 与淋病患者有性接触者，应进行预防性检查治疗。

4. 及时、足量、规则用药，彻底治愈。

5. 对患者使用的物品、衣服、卧具应严格管理。彻底消毒，防止他人接触感染。

6. 患病期间饮食清淡之品，忌食烟、酒、辛辣刺激性食物，应多饮水以利排毒。

六、现代研究进展

淋病一般采用抗生素治疗，遵循及早治疗、足量、规则用药的原则，治疗过程中医生会根据病情的变化及时调整治疗方案。此外，性伴侣也应同时进行检查和治疗，治疗后应进行随访；在没有完全治愈前禁止性行为。由于个体差异大，用药不存在绝对的最好、最快、最有效，除常用非处方药外，应在医生指导下充分结合个人情况选择最合适的药物。

对于无并发症淋病，如淋菌性尿道炎、宫颈炎、直肠炎，给予头孢曲松 250mg，肌内注射，单次给药；壮观霉素（淋必治）2g，1 次，肌内注射；或头孢曲松钠（菌必治）250mg，1 次，肌内注射。如果沙眼衣原体感染不能排除，加上抗沙眼衣原体感染药物。

对于有并发症淋病，如淋菌性附睾炎、精囊炎、前列腺炎，则采用头孢曲松 250mg，肌内注射，每天 1 次，连续 10 天；或大观霉素 2g，肌内注射，每天 1 次，连续 10 天；或头孢噻肟 1.0g，肌内注射，每天 1 次，连续 10 天。

七、傣医医案选读

玉某，女，25 岁，有不洁性交史。患者两周来下腹疼痛，自觉尿频、尿急、尿痛、排尿时有灼热感，排尿困难，有脓性分泌物溢出，有臭味。曾到诊所输液 3 天（具体用药不详），症状未见缓解而前来医院就诊。查体：尿道口红肿，有脓性分泌物溢出，阴道周围皮肤、黏膜有红斑，糜烂，脓性白带，白带中带血，有臭味，小便黄，时有血尿，大便干，舌质红、苔黄腻，脉行快。实验室检查：淋球菌阳性。傣医诊断：哟兔（淋病 - 阴道炎）。治疗：根据先解后治理论，给雅解沙把（百解胶囊），口服，每次 6 粒，每日 3 次；阿雅（洗药疗法），取摆罗买咪杆勒（黄花莱竹桃叶）、楠孩嫩（水杨柳树皮）、楠楞嘎（木蝴蝶树皮）、先勒（十大功劳）、麻补罗勐泰（泰国大风子）、摆管底（蔓荆叶）各 15g，煎水浸泡外洗，每日 2～3 次。治疗 1 周后获效。

思考题：

1. 淋病的主要临床表现是什么？
2. 简述风火毒邪偏盛型淋病的治疗方法。

第四章　肛门直肠疾病 ▷▷▷

【学习目的】

肛门直肠疾病是指发生于肛门直肠部位的疾病。通过本章节的学习，应当掌握肛门直肠局部解剖，肛门直肠常见疾病的病因病机、临床特点、诊查要点、内外治法和基本手术方法。

【学习要点】

肛门直肠疾病常见的有痔、肛周脓肿、肛漏、直肠脱垂、大肠癌等，其高发病率影响着人们的正常工作生活质量，随着时代进步，人们对肛肠疾病的诊治越来越重视。肛门直肠疾病多因饮食、气候、情志、劳累导致塔都档细（四塔）夯塔档哈（五蕴）失调而发病，很早就有关于达雅（搽药疗法）治疗洞里（痔），难雅（坐药疗法）治疗晒滚缩（直肠脱垂）的记载。根据肛肠疾病发病原理，治疗原则有所不同，有的疾病旨在消除临床症状而非根治，有的疾病需要切除病变组织方可治愈。本章的学习难点要点是肛肠疾病的诊断、临床表现和主要内外治疗方法。

第一节　肛门直肠疾病概述

【解剖生理】

肛门直肠是消化道的末端，是通于体外的出口。直肠全长 12 ～ 15cm，上端约在第三骶椎平面与乙状结肠相接，下端在尾骨尖稍上方与肛管相连，其上下两端狭小，中间部分膨大，膨大部分称为直肠壶腹。直肠沿骶尾骨弯曲前方下行，与肛管形成了一近似于 90° 的角，称肛直角。直肠壁由浆膜层、肌层、黏膜下层、黏膜层四层组织构成，黏膜层丰厚，黏膜下层疏松。直肠腔内有三个半月形的黏膜皱襞，内含环肌纤维，称为直肠瓣，其中间瓣位置相对固定，约对应于腹膜反折水平，是临床判定肛门、直肠组织与腹腔关系的标志。

肛管长约 3cm，上接直肠，下端止于肛门缘，其周围有内外括约肌环绕。肛管的表层为复层上皮，下部为鳞状上皮。直肠下端肠黏膜被折成了 6 ～ 10 个纵形的皱襞，称为直肠柱或肛柱。相邻的两个直肠柱下端之间有半月形皱襞，称为肛门瓣。肛门瓣与直肠柱之间的肠襞黏膜形成开口向上的袋状间隙，称肛隐窝或肛窦。隐窝底部有肛腺开口。直肠柱的基底部有 2 ～ 6 个乳头状突起称肛乳头。

肛瓣与直肠柱的基底在直肠与肛管交界处形成一条不整齐的交界线，称为齿线。齿线上下的组织结构明显不同，是临床上的重要标志线。其主要区别如表 4-1 所示。

表 4-1　齿线上、下解剖的比较

部位	组织	动脉供应	静脉回流	神经支配	淋巴
齿线以上	黏膜	直肠上、下动脉	直肠上静脉丛回流入门静脉	自主神经支配分布至肛提肌、外括约肌，无痛觉或疼痛不敏感	上组在齿线以上，包括直肠黏膜下层、肌层、浆膜下及肠壁外淋巴网，回流至腹主动脉周围或髂内淋巴结
齿线以下	皮肤	肛管动脉	直肠下静脉丛回流入下腔静脉	阴部内神经支配分布在肛管及肛门周围皮肤，疼痛敏感	下组在齿线以下，包括外括约肌、肛管和肛门周围皮下的淋巴网，回流至腹股沟淋巴结或髂外淋巴结

　　肛门括约肌分为内括约肌与外括约肌。内括约肌是直肠环肌在下端的增厚部分。围绕肛管的上部，是不随意肌，有协助排便作用。外括约肌分皮下部、浅部、深部，受脊髓神经支配，为随意肌。皮下部在肛门缘皮下环绕肛门，与内括约肌形成一环形的沟称为括约肌间沟。浅部在皮下部与深部之间。深部位于浅部的上外侧，亦为环形肌束。肛提肌薄而阔，分耻骨直肠肌、耻骨尾骨肌和髂骨尾骨肌三部分。其主要作用是载托盆内脏器，启闭肛门，协助排便。外括约肌的深浅二部围绕直肠纵肌及肛门内括约肌并联合肛提肌的耻骨直肠肌，环绕肛管直肠连接处，组成一肌环，称为肛管直肠环。手术时切断该环将引起肛门失禁。（图 4-1）

　　肛管和直肠周围有五个间隙：这些间隙内充满脂肪组织，容易感染发生脓肿。①两个骨盆直肠间隙位于肛提肌上，腹膜反折以下，直肠的两侧。②一个直肠后间隙位于骶骨前面与直肠后方之间。③两个坐骨直肠间隙位于肛管两侧、肛提肌下方，坐骨、闭孔内肌的内侧。

　　肛管与直肠的主要生理功能是排泄粪便、分泌黏液、吸收水分和部分药物。

【病因病机】

　　塔拎（土）为塔都档细（四塔）之本，在塔拎（土）的协调统一下，各脏腑组织器官相互联系，共同维持人体的正常生理活动。夯塔档哈（五蕴）也属土所管。人体内四塔与五蕴之间保持着相对的动态平衡和协调关系，是维持正常生命活动的基本条件，是人体健康的保证。

　　劳逸失调，饮食不节，思虑过度，气候失宜，导致人体塔都档细（四塔）夯塔档哈（五蕴）失调，机体的对外适应能力、抗病能力下降，外在的风、湿、燥、热病邪乘虚而入，侵犯下盘而发病。四塔过盛，则积热于内，体内塔拢（风）与塔拎（土）失调，塔菲（火）偏盛，塔拢（风）阻滞，下盘气血运行不畅，湿热下迫大肠；因身体虚弱，土塔（脾胃）运化受阻，风土塔不足，下盘功能衰退，不能固摄；因饮食不节、情志抑郁、日久失治误治，导致体内四塔、五蕴功能失调，塔拢（风气）不足，塔喃（水血）运行不畅，久之则蕴结肠道形成包块，病情迁延不愈直至机体功能衰退，四塔衰败，危及生命。

【诊查要点】

傣医学诊断疾病需要过尼该档细碰赶（四诊合参），综合收集病情资料。医生在临证之时，必须综合运用望、闻、问、摸四诊方法，并将收集到的全部病情资料，参照互证，综合分析，去伪存真，以便全面准确地作出诊断。

1. 辨症状　肛门直肠疾病常见的症状有便血、肿痛、脱垂、流脓、便秘等。

（1）便血　便血是最常见的症状，由于疾病不同，病因各异，其表现特点也不一样。血不与大便相混，附于大便表面，或便时点滴而下，或一线如箭，无疼痛者，多为内痔。血与黏液相混，其色晦暗，肛门有重坠感者，应考虑有肠癌的可能。体内风火偏亢，复感外界风火热毒，内外风火之邪相合，风火迫血乱行于脉外则见便血，血色鲜红。体内塔都档细（四塔）功能失调，导致塔拢（风、气）功能不足，不能固摄则见便血，血色淡。

（2）肿痛　常见于肛周脓肿、内痔嵌顿、外痔水肿、血栓外痔等病。风火郁于皮肤肌肉，塔拢（风、气）运转不利，塔喃（水血）运行不畅则外发肛周红肿疼痛。

（3）脱垂　是Ⅱ、Ⅲ期内痔、直肠脱垂的常见症状。直肠脱垂呈管状、环形；内痔脱出呈颗粒状，如枣形。先天不足，或大病久病不愈，损伤塔拢（风、气），导致塔拢（风、气）推动、激发机体各种功能活动的作用衰减，阿托嘎马瓦答（下行风）失调则痔疮脱出、直肠脱垂。胃肠热积生风，导致塔菲（火）偏盛，复感外界的热风毒邪，风火两旺，相搏于体内，气机不畅则直肠脱垂伴有肿痛。

（4）流脓　常见于肛周脓肿或肛瘘。风塔亢盛，不能推动水塔正常流行，风火内蒸，血肉腐烂化为脓血则流脓稠厚腥臭。病程日久，土塔受损，塔拢（风、气）不足、塔喃（水血）不足，疮疡日久，迟迟难愈，流脓清稀，伴有面色苍白少华，形瘦体弱，神疲乏力。

（5）便秘　是痔、肛裂、肛周脓肿等许多肛门直肠疾病的常见症状。大便秘结如羊粪，质硬数日不行，胃中胀痛，口干燥，心中烦闷不舒，多为体内塔菲（火）过盛，塔喃（水）不足，肠失润所致。大便秘结，形瘦体弱，少气懒言，口干渴，腹中胀满不适者，多为塔拢（风、气）不足，无力推动大便通行所致。大便黏滞难下，脘腹胀痛，得矢气则舒，口黏腻而不渴者为喃木（水液）过盛，加之塔拢（风、气）滞阻不行故水湿内停，气不得顺，大便不爽而难下。

2. 专科检查

（1）肛门视诊　患者取侧卧位，了解肛门周围有无外痔、内痔、脱垂、肛周脓肿、瘘管外口、肛周皮肤病变等。

（2）肛管直肠指诊　患者可取侧卧位或膝胸位，了解直肠下部、肛管以及肛门周围病变。

（3）窥肛器检查　患者取侧卧位或膝胸位，放松肛门，将已插入塞芯的窥肛器轻慢地插入肛门内，观察直肠黏膜有无充血、溃疡、息肉、肿瘤等病变，再将窥肛器缓缓退到齿线附近，查看有无内痔、肛瘘内口、乳头肥大、肛隐窝炎等。

（4）乙状结肠镜和结肠镜检查　适用于原因不明的血便、黏液便、脓血便、慢性腹泻、里急后重、肛门直肠疼痛、粪便变形等症，尤其是对肠道肿瘤的早期诊断有重要意义。

3.实验室检查　根据患者的具体情况做必要的实验室检查，如血常规、凝血功能、大小便常规、肝功能或其他检查。

4.影像学检查　钡剂灌肠 X 线，瘘管造影，腹部 CT、MRI，直肠腔内 B 超。

【治疗】

1.内治法　内治主要是以药物内服的方法治疗疾病，使之达到病邪从内而解之目的。

（1）解沙把（解法）"未病先解、先解后治"，解除火热毒、食物毒、酒毒等各种毒素，再根据病情对症下药。傣医常用的主要药物有文尚海（百样解）、解哈干（缅甸帮根）、雅叫勐远（长柱山丹）、解龙勐腊（勐腊大解药）等。

（2）哦皇（清法）　使用清热、清火解毒之寒凉方药治疗疾病的治法。如清法治疗塔菲（火）过盛、火毒偏盛的肛门肿痛流脓。傣医常用的主要药物有先勒（十大功劳）、解烘罕（大黄藤）、嘿盖贯（倒心盾翅藤）、哈累牛（野芦谷根）等。

（3）鲁（泻法）　应用泻下、润下方药，使大便、积滞等随之而泻的治法。傣医常用的泻下药有巴豆、酸角水、蜂蜜加猪油、搜山虎等。鲁（泻法）应用要中病即止，切忌过量，以免损伤四塔。

（4）压海（消法）　使用能够消散毒邪，调平四塔功能，多余者清之、消之、平之的方药而达到治疗疾病的治法。傣医常用的药物有能消散瘀血、活血止痛之毫命郎（莪术）、毫命（姜黄）、比比亮（红花丹）、更方（苏木）等，能消恶疮疔毒之重楼等。

（5）补塔都（补法）　通过补益、调平人体"四塔五蕴"方药，治疗塔拎（土）不足、塔拢（风、气）不足，人体虚弱的治法。傣医常用的方药有"雅塔巴聋"（四塔主方）、"雅解方"（四塔药）、雅塔拢（风塔方）、雅塔菲（火塔方）、雅塔喃（水塔方）、雅塔拎（土塔方）等。

（6）罕勒（止血法）　指以活血止血、补气止血、凉血止血的方药，治疗各种出血症的方法。

2.外治法　是指除内服药物之外，施于体表或从体外进行治疗的方法。治疗肛门直肠疾病多采用烘雅（熏蒸疗法）、达雅（搽药疗法）、阿雅（洗药疗法）、难雅（坐药疗法）、果雅（包药疗法）。

3.手术　肛门直肠疾病的手术治疗详见有关疾病。

第二节　洞里（痔）

一、概述

洞里（痔），为临床常见的肛肠疾病，是直肠末端黏膜下和肛管皮下的静脉丛发生扩大曲张所形成的柔软静脉团。

本病因饮食、便秘、生育等各种因素导致塔都档细（四塔）功能失调，土塔（脾胃）运化受阻，体内塔拢（风）与塔拎（土）失调，风气运转不利，致水血不行，塔菲（火）偏盛，积于下盘，结于肠道而成。

本病临床以便血、痔核脱出、肛门坠胀不适、疼痛、异物感为特征。好发于 20 岁以上的成年人，儿童很少发生。根据发病部位的不同，分为内痔、外痔和混合痔。

傣医可分为风火过盛型、土塔不足型两个证型进行论治，分别治以清火解毒，凉血止血，祛风止痛；调补四塔，固摄止血。可内外治疗，必要时行手术治疗。注意养成良好的生活习惯有助于预防本病的发生。

二、辨解帕雅（病因病机）

洞里（痔）的发生，主要是由于先天性静脉壁薄弱，兼因饮食不节，过食肥甘、厚腻、性热之品，积热于内，体内塔拢（风）与塔拎（土）失调，塔菲（火）偏盛，下迫大肠；以及久坐久蹲、负重远行、便秘努责、妇女生育过多等，导致四塔功能失调，土塔（脾胃）运化受阻，风气运转不利，致水血不行，积于下盘，结于肠道而成；病程日久，身体衰弱导致塔拎（土）、塔拢（风、气）不足，水（血）、火化生不足，失于温煦固摄而发病。临床上以便血、脱出、疼痛、肛门异物为主要特征。

三、诊查要点

洞里（痔）是临床常见的肛肠疾病，可根据病变部位，症状特点，来辨别其内痔、外痔和混合痔而正确治疗。

（一）临床表现

1. 内痔 发生于肛门齿状线以上，直肠末端黏膜下，主要症状是便血，痔核脱出，肛门不适感。好发于截石位的 3、7、11 点处。根据临床表现，可分为四期。

Ⅰ期：便时带血、滴血或喷射状出血，便后出血可自行停止，无痔脱出。

Ⅱ期：常有便血，排便时有痔脱出，便后可自行回纳。

Ⅲ期：偶有便血或无便血，排便或久站、咳嗽、劳累、负重时痔脱出，需用手回纳，或平卧、热敷后方可回纳。

Ⅳ期：痔脱出未及时回纳，因充血、水肿和血栓形成发生嵌顿，出现肿痛、糜烂、坏死、时有便血。

2. 外痔 发生于齿状线以下，是由痔外静脉丛扩大曲张，或痔外静脉丛破裂，或反复发炎纤维增生而成。主要症状是自觉肛门坠胀、疼痛，有异物感。由于临床症状和病理特点及其过程的不同，可分为静脉曲张性外痔、血栓性外痔和结缔组织外痔等。

3. 混合痔 指同一方位的内外痔静脉丛曲张，相互沟通吻合，使内痔部分和外痔部分形成一整体者。多发于截石位 3、7、11 点处。兼有内痔、外痔的双重症状（图 4–2）。

（二）相关检查

1. 体温、脉搏、呼吸 正常。

2. 血常规检查 一般情况正常；便血严重者，出现红细胞、血红蛋白、红细胞比容等下降；伴有外痔严重感染者，出现白细胞和中性粒细胞升高。

3. 肛肠检查 指诊检查可触及柔软、表面光滑、无压痛的黏膜结节，肛门镜下可见齿状线上黏膜有结节突起，呈暗紫色或深红色。

四、辨解帕雅多雅（病、证分类辨治）

（一）洞里塔拢菲想（风火过盛型痔）

1. 夯帕雅（主症） 早期便血为主，以后痔核脱出，便血逐渐减少。肛门不适感。嵌顿时则出现肿痛，舌质红，苔薄黄，脉行快。

2. 辨解帕雅（病因病机） 患者饮食不节、排便不正常，导致塔都档细（四塔）功能失调，土塔（脾胃）运化受阻，体内塔拢（风）与塔拎（土）失调，风气运转不利，致水血不行而肛门坠胀不适，塔菲（火）偏盛出现便血，积于下盘，结于肠道形成痔核脱出。

3. 平然（治则） 清火解毒，凉血止血，祛风止痛。

4. 多雅（治法）

（1）内治法

①雅解沙把（百解胶囊），口服，每次 4～8 粒，每日 3 次。

②雅叫哈吨（五宝胶囊），口服，每次 4～8 粒，每日 3 次。

③取哈麻管（布渣叶根）30g，哈麻沙（毛瓣无患子根）20g，哈哈（白茅根）15g。水煎服，每日 3 次，每次 150mL。

④皇亮（血苋）15g，嘿涛勒（鸡血藤）15g，扎满亮（使君子根）15g，哈宾亮（红花臭牡丹根）15g。水煎服，每日 3 次，每次 150mL。

⑤嘿麻电（圆锥南蛇藤）20g，哈罗来罕盖（鸡冠花树根）15g，哈麻烘亮（佛肚树根）20g，哈罗埋亮龙（朱槿树根）15g，吻牧（苦藤）20g，抱勒（薯莨）10g，嘿涛勒（鸡血藤）15g。水煎服，每日 3 次，每次 150mL。

（2）外治法 达雅（搽药疗法）：取咪哦（蛇胆）1 个，配喃满阿（芝麻油）调搽。或取皇曼（马蓝）内，使田螺流出浆汁，用棉签蘸浆汁搽于患处 4～5 次。

（二）洞里塔拎软（土塔不足型痔）

1. 夯帕雅（主症） 肛门松弛，内痔脱出不能自行回纳，需用手法还纳。便血色鲜或淡，伴头晕、气短、面色苍白、神疲纳少、便溏等，舌淡，苔薄白，脉行慢而无力。

2. 辨解帕雅（病因病机） 患者先天不足、年老体弱、病久不愈，塔都档细（四塔）、夯塔档哈（五蕴）失调，导致塔拎（土）不足，塔拎（土）无以化生水（血），火，不能温煦、滋养机体，则故全身困倦无力，面色苍白，少气懒言，肛门松弛，舌淡，脉弱无力，塔拢（风）不足，统摄无力则肛门松弛，内痔脱出，便血。

3. 平然（治则）　调补四塔，固摄止血。

4. 多雅（治法）

（1）内治法

①雅叫帕中补（亚洲宝丸）：每次 3～6g，每日 3 次，温开水送服。

②大便出血方：匹囡（胡椒花）、别列（老鸦枕头）以 1：1 比例混合研细粉内服，每次 10g，每日 2 次。

③治痔疮方：小响灵根 50g，麻匹囡（胡椒）7 粒，米酒适量。将小响灵根水煎取药液点酒吞胡椒粉服。每次 50～100mL，每日 3 次。

（2）外治法　难雅（坐药疗法）：傣药"消痔散"500g，温水坐浴，每日 2 次。

五、预防调护

1. 养成每天定时排便的良好习惯，防止便秘，蹲厕时间不宜过长，以免肛门部血液淤积。

2. 注意饮食调和，多饮水，多食蔬菜，少食辛辣食物。

3. 避免久坐久立，进行适当的活动或定时做提肛运动。

4. 发生内痔应及时治疗，防止进一步发展。

六、现代研究进展

大量临床研究主要集中在痔的治疗理念和手术操作方面。

（一）饮食疗法

调整饮食结构，包括摄入足量的液体和膳食纤维，以及形成良好的排粪习惯，对预防痔和痔的非手术治疗有重要意义。

（二）药物治疗

1. 口服纤维类缓泻剂对痔患者具有良好的治疗作用，可缓解痔症状，减少出血。常用的缓泻剂主要包括以下四种类型。

（1）口服纤维类缓泻剂　高纤维饮食或膨化剂，小麦纤维素颗粒、欧车前子壳。

（2）刺激性缓泻剂　番泻叶和比沙可啶。

（3）粪便软化剂　液体石蜡、种籽油。

（4）渗透剂　乳果糖、氢氧化镁、山梨醇。

2. 静脉活性药物是一类由植物提取物或合成化合物组成的异质类药物，可用于治疗痔急性发作和痔术后出血、疼痛、里急后重和瘙痒。

（三）器械治疗

保守治疗无效的Ⅰ～Ⅲ期内痔患者和不愿意接受手术治疗或存在手术禁忌证的Ⅳ

度内痔者，建议采用胶圈套扎法，也可考虑注射疗法，如消痔灵注射液、芍倍注射液、50% 葡萄糖溶液、氯化钠溶液等。

（四）手术治疗

保守治疗和（或）器械治疗没有取得可接受结果的 Ⅰ～Ⅲ 期痔患者或愿意接受手术治疗的 Ⅳ 期痔患者，可考虑手术治疗。医师在术前应与患者讨论每种手术疗法的优缺点，在综合考虑患者意见、操作可行性和进一步操作的适用性后，选择最佳的手术疗法。痔切除术适用于 Ⅲ～Ⅳ 期内痔、外痔或合并有脱垂的混合痔患者。吻合器痔切除固定术适用于环状脱垂的 Ⅲ～Ⅳ 期内痔和反复出血的 Ⅱ 期内痔。经肛痔动脉结扎术适用于 Ⅱ～Ⅲ 期内痔患者。

七、傣医医案选读

岩某，男，38 岁。平素便秘。5 年前开始出现便时带血、滴血或呈喷射状。近年来便血减少，排便时有肿物脱出，便后可自行回纳。肛门镜检查：截石位 7、11 点处，齿线黏膜下见痔核。傣医诊断为洞里（内痔 Ⅱ 期）。治疗予达雅（搽药疗法），咪哦（蛇胆）1 个，配喃满阿（芝麻油）调搽，每日 1 次；同时取皇亮（血苋）15g，嘿涛勒（鸡血藤）15g，扎满亮（使君子根）15g，哈宾亮（红花臭牡丹根）15g，水煎服，每日 3 次，每次 150mL。治疗两周获效。

思考题：

1. 痔疮的种类有哪些？
2. 内痔分为几期，每期的特点是什么？

第三节　洞里农（肛周脓肿）

一、概述

洞里农（肛周脓肿）是指肛管直肠周围间隙发生急慢性感染而形成的脓肿。相当于西医学的肛门直肠周围脓肿。

本病是由于风火热毒过盛，加之感受外在毒邪引起的疮毒。本病系由于肛腺感染后炎症向肛管直肠周围间隙组织蔓延而成。

本病发病急骤，疼痛剧烈，伴高热，破溃后多形成肛漏为特征。由于发生的部位不同，可有不同的名称，如肛门旁皮下脓肿、坐骨直肠间隙脓肿、骨盆直肠间隙脓肿。

傣医将之分为风火过盛型肛周脓肿、风火不足型肛周脓肿两个证型进行论治。分别治以清火解毒，消肿排脓；调补四塔，解毒排脓。对于本病傣医采取内治、外治疗法，必要时行手术治疗。

二、辨解帕雅（病因病机）

本病是由于患者平素喜食香燥醇酒肥甘厚腻之品，积热于内，导致体内塔都档细（四塔）、夯塔档哈（五蕴）功能失调，塔菲（火）偏盛，热毒内蕴，加之感受外在的风热毒邪，风火两旺，相搏于体内，蕴积于下盘肌肤之下，热盛则肉腐，肉腐则成脓而发为本病。

三、诊查要点

（一）临床表现

1.发病男性多于女性，尤以青壮年为多，主要表现为肛门周围疼痛、肿胀、有结块，伴有不同程度发热、倦怠等全身症状。

由于脓肿的部位和深浅不同，症状也有差异，如肛提肌以上的间隙脓肿，位置深隐，全身症状重，而局部症状轻；肛提肌以下的间隙脓肿，部位浅，局部红、肿、热、痛明显，而全身症状较轻。

（1）肛门旁皮下脓肿　发生于肛门周围的皮下组织内，局部红、肿、热、痛明显，脓成按之有波动感，全身症状轻微（图4-3）。

（2）坐骨直肠间隙脓肿　发于肛门与坐骨结节之间，感染区域比肛门皮下脓肿广泛而深。初起仅感肛门部不适或微痛，逐渐出现发热、畏寒、头痛、食欲不振等症状，而后局部症状加剧，肛门有灼痛或跳痛，在排便、咳嗽、行走时疼痛加剧，甚则坐卧不安。肛门指诊，患侧饱满，有明显压痛和波动感。

（3）骨盆直肠间隙脓肿　位于肛提肌以上，腹膜以下，位置深隐，局部症状不明显，有时仅有直肠下坠感，但全身症状明显。肛门指诊可触及患侧直肠壁处隆起、压痛及波动感。

（4）直肠后间隙脓肿　症状与骨盆直肠间隙脓肿相同，但直肠内有明显的坠胀感，骶尾部可产生钝痛，并可放射至下肢，在尾骨与肛门之间有明显的深部压痛。肛门指诊，直肠后方肠壁处有触痛、隆起和波动感。

本病5～7天成脓，若成脓期逾月，溃后脓出灰色稀薄，不臭或微臭，无发热或低热，应考虑结核性脓肿。

（二）相关检查

1.实验室检查　血常规检查，白细胞及中性粒细胞可有不同程度的增加。

2.直肠腔内B超或盆底MRI检查　有助于了解肛周脓肿的大小、位置及与肛门括约肌和肛提肌的关系。

四、辨解帕雅多雅（病、证分类辨治）

（一）洞里农菲拢想（风火过盛型脓肿）

1.夯帕雅（主症）　肛周肿痛，口干苦，喜冷饮，恶寒发热，大便干结，小便短赤，肛周局部隆起，有红、肿、痛、热，压之剧痛，质硬或有波动感，舌质红、苔黄厚腻，脉行快。

2. 辨解帕雅（病因病机）　本病是由于患者平素喜食香燥醇酒肥甘厚腻之品，积热于内，导致体内塔都档细（四塔）、夯塔档哈（五蕴）功能失调，风火热毒内蕴，加之感受外在的风热毒邪，内外相合蕴积于肌肤之下而发为本病。故见肛周肿痛，质硬或有波动感，口干苦，喜冷饮，恶寒发热，大便干结，小便短赤，舌质红、苔黄厚腻，脉行快。

3. 平然（治则）　清火解毒，消肿排脓。

4. 多雅（治法）

（1）内治法

①雅解沙把（百解胶囊），口服，每次 4～8 粒，每天 3 次。

②雅解先打（傣百解）15g，文尚海（百样解）15g，咪火哇（山大黄）30g，补累（野姜）15g，毫命郎（莪术）15g，芽赶庄（重楼）10g。水煎服，每日 3 次，每次 150mL。

（2）外治法

①芬雅（磨药疗法）、达雅（搽药疗法）：取雅解先打（傣百解）、文尚海（百样解）、咪火哇（山大黄）、芽赶庄（重楼）各 15g，磨汁涂于患处。

②果雅（包药疗法）：取咪火哇（山大黄）、毫命郎（莪术）、芽赶庄（重楼）各 15g，舂细加淘米水或猪油拌匀，包于患处。

③成脓宜及早切开引流。

（二）洞里农菲拢软（风火不足型脓肿）

1. 夯帕雅（主症）　局部红肿多不明显，但有肛门坠胀疼痛和压痛，一般无波动感，成脓时间长，溃后脓出稀薄，疮口难敛，恶寒发热，周身困乏无力，舌质淡，苔黄白相间厚腻，脉深而无力。

2. 辨解帕雅（病因病机）　本病是因患洞飞暖菲拢想（风火过盛型脓肿）病后，用药不当，失治误治，贻误病情，导致塔都档细（四塔）大伤，风火不足而不能排出脓毒，毒邪内陷，久不收口，出现局部红肿多不明显，但有疼痛和压痛，一般无波动感，周身困乏无力，舌质淡，苔黄白相间厚腻，脉深而无力。

3. 平然（治则）　调补四塔，解毒排脓。

4. 多雅（治法）

（1）内治法

①解雅沙把（百解胶囊），根据先解后治之理论，首先予雅解沙把（百解胶囊）口服，每次 4～8 粒，每日 3 次。

②雅叫哈顿（五宝胶囊），口服，每次 5 粒，每日 3 次。

③哈罕满龙（黄花稔）30g，哈罕满（拔毒散根）30g，雅解先打（傣百解）15g，文尚海（百样解）15g，咪火哇（山大黄）30g，补累（野姜）15g，毫命郎（莪术）15g，芽赶庄（重楼）10g。水煎服，每日 3 次，每次 150mL。

（2）外治法

①果雅（包药疗法）：取咪火哇（山大黄）、毫命郎（莪术）、芽赶庄（重楼）、给蒿（芒硝）各15g，舂细加淘米水或猪油、醋炒热，包于患处。

②成脓宜早期切开引流。

五、预防调护

1. 忌食香燥醇酒肥甘厚腻之品。

2. 保持大便通畅，注意肛门清洁。

3. 积极防治肛门病变，如肛隐窝炎、肛腺炎、肛乳头炎、直肠炎、内外痔等。

4. 患病后应及早治疗，防止炎症范围扩大。

六、现代研究进展

现代研究认为，肛周的解剖结构复杂及细菌感染是肛周脓肿发生的主要病因。致病菌首先侵入肛窦致其感染，随后肛腺导管分泌物淤堵引起肛腺炎，炎症逐渐向肛门直肠周围各间隙蔓延，最终形成肛周脓肿。肛周脓肿是以革兰阴性杆菌和厌氧菌感染为主的混合性感染。

肛周脓肿的需氧菌以大肠埃希菌和克雷伯菌属最多见，其次是肠球菌和粪肠球菌属，还有变形杆菌、金黄色葡萄球菌、表皮葡萄球菌、绿脓杆菌、产碱杆菌、弗氏柠檬酸菌及沙门菌等，厌氧菌主要是脆弱类杆菌和其他类杆菌，其次是消化链球菌属、消化链球菌和梭状芽孢杆菌。其致病特点一是有内源性，即致病菌绝大多数是人体肠道内正常菌群，正常情况下这些菌群在体内处于动态平衡，无毒力及致病性，多为条件致病菌，当局部或全身抵抗力下降时，这些菌种即可致病。二是有多菌性，多数脓肿为两种以上的细菌混合感染，仅少数为单一细菌感染，多数为需氧菌与厌氧菌的混合感染。

术前检查：对于多数患者，根据其病史、症状和查体已能明确诊断，无须进一步影像学检查。但是对于复发性脓肿或肛提肌上脓肿需要行超声、MRI或CT等定位。肛周脓肿的诊断通常基于病史和体格检查。肛周脓肿手术目的：在保护括约肌功能的同时充分引流。根据脓肿的位置选择经肛周或经直肠引流。根据症状决定手术时机，多需急诊手术治疗。

七、傣医医案选读

李某，男，35岁。5天前进食辛辣食物后突然出现肛旁肿痛，疼痛持续加重，端坐受限，伴发热，体温38.5℃。2019年10月14日前来就诊。刻下症：口干苦，喜冷饮，恶寒发热，大便干结，小便黄，舌质红、苔黄厚腻，脉行快。肛门检查：肛周局部隆起包块，有红、肿、痛、热，按压剧痛，有波动感。傣医诊断为洞里农（肛周脓肿），洞里农菲拢想（风火过盛型脓肿），予清火解毒，消肿排脓治疗。予雅解沙把（百解胶囊），每次4～8粒口服，每日3次。达雅（搽药疗法）：雅解先打（傣百解）、文尚海（百样解）、咪火哇（山大黄）、芽赶庄（重楼）各15g，磨汁涂于患处。包块成脓变软有波动感立即切开引流。

思考题:

1. 肛周脓肿的主要特点是什么?
2. 肛周脓肿的病因病机是什么?

第四节　晒滚缅(直肠脱垂)

一、概述

晒滚缅(直肠脱垂),是指直肠黏膜、肛管、直肠和部分乙状结肠向下移位,脱出于肛门外的一种疾病。

直肠脱垂主要为多种原因导致体内塔都档细(四塔)功能失调,风土塔不足,下盘功能衰退,不能固摄,或水火过盛,侵犯下盘。

本病临床以直肠脱出、便秘、肛门坠胀、肛门失禁为特征,多见于儿童及老年人。

傣医将之分为风土不足型直肠脱垂和水火过盛型直肠脱垂两个证型进行论治。其病位在下盘,应按下病治下的原则,分别采取补益四塔;补气缩肛;清火解毒,利水消肿,缩肛固脱治疗。

二、辨解帕雅(病因病机)

本病的发生主要为平素体虚,营养不良,塔都档细(四塔)、夯塔档哈(五蕴)失调,风土塔不足,下盘功能衰退,不能固摄而肛门松弛直肠脱垂;或平素风土不足,固摄之力不足,又喜食香燥、肥甘厚味、性热之品,积热于内,复感热风毒邪,导致塔都档细(四塔)、夯塔档哈(五蕴)功能失调,不能正常推动水液运行,水火过盛,湿热滋生,侵犯下盘,塔菲(火)偏盛,灼伤血络,故而脱出疼痛渗液。

三、诊查要点

晒滚缅(直肠脱垂)是下盘功能衰退,不能固摄,或积热于内,水火过盛,湿热下注,侵犯下盘而致的临床常见的以直肠黏膜、肛管、直肠和部分乙状结肠脱出于肛门为特征的一种疾病,可根据发病部位、临床表现特点来辨别其为风火不足型还是水火过盛型而正确辨治。

(一)临床表现

1. 初起常有便秘、排便无规律,总感觉直肠满胀和排便不净。
2. 在排便的时候有肿物脱出,但可自行缩回。时间较久的行走及用力都能脱出,常需要送回。
3. 伴有精神不佳,疲倦乏力,少气懒言,饮食不振,或肛门灼热疼痛,烦躁不安,口苦咽干，小便短黄，大便干结等症。

直肠脱垂可分为三度。

一度：为直肠黏膜脱出，脱出物淡红色，长 3 ～ 5cm，触之柔软，无弹性，不易出血，便后可自行回纳。

二度：为直肠全层脱出，脱出物长 5 ～ 10cm，呈圆锥状，淡红色，表面为环状而有层次的黏膜皱襞，触之较厚，有弹性，肛门松弛，便后有时需用手回纳（图 4-4）。

三度：直肠及部分乙状结肠脱出，长达 10cm 以上，呈圆柱形，触之很厚，肛门松弛无力。

（二）相关检查

1. 一般常规检查　可见肛门呈散开状，指检常发现肛门括约肌松弛，收缩力减弱。肛门镜可看到直肠内黏膜折叠。

2. 肛门直肠测压　肛门括约肌静息压、收缩压下降，表示肛门括约肌持久收缩力减弱，有大便失禁可能。

3. 肠镜检查　可见直肠内黏膜折叠。排除肠息肉、癌。

四、辨解帕雅多雅（病、证分类辨治）

（一）晒滚缅塔拢塔拎软（风土不足型直肠脱垂）

1. 夯帕雅（主症）　初期排便无规律，感觉排便不净，久之排便时或平时行走及用力时直肠或肛管脱出于肛门外，脱出物色淡红，不易自行还纳，伴形瘦体弱，精神不佳，疲倦乏力，少气懒言，饮食不振，舌淡苔白厚腻，脉行慢而无力。

2. 辨解帕雅（病因病机）　本病的发生主要为平素身体虚弱，营养不良，风土不足，下盘功能衰退，不能固摄而发病。平素体弱，营养不良，风气不足，运行无力，不能固摄下盘而见初期排便无规律，感觉排便不净，久之直肠脱垂，行走及用力时都易直肠脱垂，脱出物色淡红，不易自行还纳；风塔不足，运化失常而见精神不佳，疲倦乏力，少气懒言，脉行慢而无力；土塔不足，水谷不运，身体失养则见形瘦体弱，饮食不振，腰膝酸软，舌淡苔白。

3. 平然（治则）　补益四塔，补气缩肛。

4. 多雅（治法）

（1）内治法

①雅叫帕中补（亚洲宝丸），每次服 3 ～ 6g，每日 3 次，温开水送服。

②雅晒滚缅（补累回肛汤）：补累（野姜）15g，哈利（旋花茄根）10g，哈吐崩（四棱豆根）30g。水煎服，每日 3 次，每次 150mL。

（2）外治法　难雅（坐药疗法）：雅难晒滚缅（烘亮回肛汤），比比亮（红花丹）5g，哈麻烘些亮（红蓖麻根）10g，鲁里顿（灯笼草）15g，鲁里嘿（藤灯笼草）15g。水煎坐浴。

（二）晒滚缅塔喃塔菲想（水火过盛型直肠脱垂）

1. 夯帕雅（主症） 初期便秘、排便无规律，总感觉直肠满胀和排便不净，久之排便时或平时行走及用力时直肠或肛管脱出于肛门外，脱出物色鲜红，伴少量鲜红色渗出液，肛门灼热疼痛，烦躁不安，失眠多梦，口苦咽干，小便短黄，大便干结，舌质红苔黄，脉快而有力。

2. 辨解帕雅（病因病机） 本病的发生主要为平素喜食香燥、肥甘厚味、性热之品，又感受热风毒邪，积热于内，塔都档细（四塔）、夯塔档哈（五蕴）功能失调，水火过盛，侵犯下盘而发病。脱出物色鲜红，伴少量鲜红色渗出液，舌质红；火塔过盛，灼伤血脉，耗伤气血则见肛门灼热疼痛，口苦咽干，小便短黄，大便干结，脉快而有力，苔黄腻。

3. 平然（治则） 清火解毒，利水消肿，缩肛固脱。

4. 多雅（治法）

内治法

①雅解沙把（百解胶囊），每次服 4～8 片，每日 3 次。

②楠楞嘎（木蝴蝶树皮）15g，吻牧（苦藤）15g，麻匹囡（胡椒）3g，辛蒋（小姜）5g。水煎服，每日 3 次，每次 150mL。

③哈习列（黑心树根）20g，哈管底（三叶蔓荆根）20g，哈芽引砖（长管假茉莉根）15g，哈皮房（亚罗青根）15g。水煎服，每日 3 次，每次 150mL。

五、预防调护

1. 多食营养偏凉清淡之品，忌食香燥、肥甘、性热、生冷油腻食物，注意休息，保持大便通畅。

2. 患者直肠脱垂后，应及时治疗，防止发展到严重程度。

3. 避免负重远行，积极治疗慢性腹泻、便秘、慢性咳嗽等，防止腹压过度增高。

4. 局部可采用丁字形托带垫棉固定，或每天进行提肛运动锻炼。

六、现代研究进展

（一）发病机制

直肠脱垂的病因尚不完全明了，一般认为与多种因素有关。其主要与先天发育异常、解剖结构异常、盆底组织软弱和肛门括约肌功能减退、长期腹内压增加及不良的排便习惯等因素有关。

（二）治疗方法

婴幼儿直肠脱垂有自愈可能，非手术治疗主要是对脱出肠管进行复位。对于成年患者，要积极治疗可能引起脱垂的疾病，如慢性咳嗽、便秘、腹泻等引起腹压增高的疾病，以避免加重或术后复发。注射治疗近期疗效较好，远期容易复发。其方法是将硬化剂注射到脱垂部位的黏膜下层，使黏膜层与肌层产生无菌性炎症，组织纤维化，从而起到固定效果。常用的注射药物有聚桂醇注射液、消痔灵注射液等。

到目前为止，直肠脱垂的治疗手段多种多样，其治疗手段的选择受很多因素的限制，如年龄、病史、脱垂程度等。近年来，国内外报道了数十种方法治疗直肠脱垂，且已经逐渐达成共识：在遵循个人习惯的基础上提倡个体化治疗。原则上尽量同时纠正直肠脱垂的各种解剖异常。

七、傣医医案选读

杨某，女，59岁。平素体弱多病，身体消瘦，一年前在排便时总感觉排便不净，排便的时候肛门有肿物脱出，但可自行缩回。近两月来行走时间较久或用力时，肛门肿物都有脱出，常需要用手送回。2020年9月24日前来就诊，形瘦体弱，精神不佳，疲倦乏力，少气懒言，饮食不振，舌淡苔白厚腻，脉行慢而无力。肛门检查：见有直肠脱出于肛门外，色淡红，不易还纳，未发现痔疮、息肉。傣医诊断为晒滚缅（直肠脱垂），（风土不足型），予补益四塔，补气缩肛为治。予雅叫帕中补（亚洲宝丸），每次3g，每日3次，温开水送服。配合雅晒滚缅（补累回肛汤）：补累（野姜）15g，哈利（旋花茄根）10g，哈吐崩（四棱豆根）30g，水煎服，每日1剂，每日3次，每次150mL。另予难雅（坐药疗法）：雅难晒滚缅（烘亮回肛汤）：比比亮（红花丹）5g，哈麻烘些亮（红蓖麻根）10g，鲁里顿（灯笼草）15g，鲁里嘿（藤灯笼草）15g，水煎坐浴，每日1次。治疗7天而获效。

思考题：

1. 直肠脱垂的主要临床表现是什么？
2. 直肠脱垂可分为几度，每度的特点分别是什么？

第五节 塞兵洞飞桑（大肠癌）

一、概述

塞兵洞飞桑（大肠癌），又称"结直肠癌"，是指大肠上皮来源的癌症，包括结肠癌与直肠癌，病理类型以腺癌最为常见，极少数为鳞癌。塞兵洞飞桑（大肠癌）已成为全球最常见的恶性肿瘤之一，其发病率居全部消化道恶性肿瘤首位。

大肠癌是由于多种原因致体内塔都档细（四塔）、夯塔档哈（五蕴）功能失调，塔拢（风气）不足，塔喃（水血）运行不畅，停积脏腑，久之则蕴结成包块。

本病临床以排便习惯与粪便性状改变，黏液脓血便，腹痛，肛门坠痛，里急后重，甚至腹内结块，消瘦为特征。

傣医将之分为热性大肠癌和寒性大肠癌两个证型，其病位在下盘。治疗应根据临床症状辨清热性、寒性，分别采取除风清火，散结止痛；温运土塔，活血止痛来治疗。

二、辨解帕雅（病因病机）

本病的发生多为饮食不节，误食禁忌，或情志抑郁，或患鲁短（慢性结肠炎）日久，长期失治误治，导致体内塔都档细（四塔）、夯塔档哈（五蕴）功能失调，塔拢（风气）不足，塔喃（水血）运行不畅，停积脏腑，久之则蕴结成包块。

病程后期包块导致运化失调，火塔受损，不能温煦，四塔功能衰败。

直肠癌是指从齿状线至直肠乙状结肠交界处之间的癌，是消化道最常见的恶性肿瘤之一。病因目前仍不十分清楚，其发病与社会环境、饮食习惯、遗传因素等有关。直肠息肉也是直肠癌的高危因素。目前基本公认的是动物脂肪和蛋白质摄入过高，食物纤维摄入不足是直肠癌发生的高危因素。

三、诊查要点

（一）病史

常有鲁短（慢性结肠炎）病史。

（二）临床表现

排便习惯与粪便性状改变，黏液脓血便，腹痛，肛门坠痛，甚至腹内结块，腹水，消瘦等。

（三）相关检查

1. 直肠指检　是诊断直肠癌的最重要的方法。80% 的直肠癌位于手指可触及的部位，肿瘤较大时指检可以清楚扪到肠壁上的硬块，巨大溃疡或肠腔狭窄。退指后可见指套上染有血、脓和黏液。

2. 结肠镜　对所有指检可疑或已明确无疑的结直肠癌均应进行结肠镜检查，不仅可以看到肠内病变的范围，更重要的是取活组织进行病理检查，以确定诊断。

3. 大便潜血　可作为普通人群筛查或术后监测复发的一种检查手段。

4. 钡灌肠 X 线　可发现不变形的充盈缺损、黏膜中断破坏、肠腔狭窄或梗阻等。

5. 其他检查　①血清癌抗原。②直肠下端癌肿较大时，女性患者应行阴道及双合诊检查，男性患者必要时应行膀胱镜检查。③疑有肝转移时应行 B 超检查、CT 或 MRI。

四、辨解帕雅多雅（病、证分类辨治）

（一）塞兵洞飞桑皇（热性大肠癌）

1. 夯帕雅（主症）　腹部疼痛或胀痛，摸之有块，性急易怒，心烦不安，大便秘结，伴有黏液脓血，舌红或紫暗，苔黄，脉行快。

2. 辨解帕雅（病因病机） 本病是因为中盘受损（脾胃），土塔失调，塔拢（风气）不足，塔喃（水血）运行不畅，停积脏腑，蕴结日久则热毒内生，风火塔偏盛，形成包块。

3. 平然（治则） 除风清火，散结止痛。

4. 多雅（治法）

（1）内治法

①雅解沙把（百解胶囊），口服，每次 4～8 粒，每天 3 次。

②雅拢赶短（散消汤）：文尚海（百样解）30g，雅解先打（傣百解）15g，光三哈（三台红花）5g，盖嘿（通血香）30g，毫命（姜黄）15g，芽敏龙（益母草）30g，芽依秀母（香附子）20g，哈贺嘎（草豆蔻）30g。水煎服，每日 3 次，每次 150mL。腹部硬满疼痛或胀痛较重者加嘿多吗（鸡矢藤）15g，大腹皮 20g。性急易怒，心烦不安者加咪火哇（山大黄）15g，先勒（十大功劳）15g。水煎服，每日 3 次，每次 150mL。

（2）外治法 发现大肠癌应及时行手术切除治疗，必要时还需要行放化疗。

（二）塞兵洞飞桑嘎（寒性大肠癌）

1. 夯帕雅（主症） 腹部疼痛，大便溏泄，伴有黏液脓血，色暗淡，面色苍白，畏寒怕冷，小便清长，舌淡苔白，脉行慢。

2. 辨解帕雅（病因病机） 本病的病因是素体塔都档细（四塔）、夯塔档哈（五蕴）功能失调，土塔过盛，运化失调，火塔受损，不能温煦，土寒气滞，水食运化失常，壅滞于内，导致气血运行不畅而致，最终四塔功能衰败。

3. 平然（治则） 温运土塔，活血止痛。

4. 多雅（治法）

（1）内治法

①雅解沙把（百解胶囊），口服，每次 4～8 粒，每天 3 次。

②雅接短（腹痛散）：比比亮（红花丹）5g，毫命（姜黄）15g，补累（野姜）15g，辛（姜）10g。碾细粉口服，每次 3～6g，每日 3 次，开水冲服。也可水煎服，每日 3 次，每次 150mL。腹泻不止者加抱勒（薯莨）10g、先勒（十大功劳）30g。食欲不佳者加哈麻沙（毛瓣无患子根）30g、辛（鲜生姜）10g。水煎服，每日 3 次，每次 150mL。

（2）外治法 发现大肠癌应及时行手术切除治疗，必要时还需要行放化疗。

五、预防调护

1. 忌食辛辣、生冷、酒等刺激性食物。

2. 出现排便习惯改变及便血者，即应早期就诊，警惕肠癌的发生，进行结肠镜等相关检查。

3. 增加粗粮及高纤维食物，多食蔬菜、水果。

4. 平时加强体育锻炼，保持心情舒畅，改变自己不良生活习惯，保持健康的生活方式。

六、现代研究进展

（一）发病机制

大肠癌的病因目前尚不明确，其发生发展可能跟多方面因素相关，如遗传、环境和生活方式等。其主要包括大肠癌家族史、炎症性肠病（溃疡性结肠炎和克罗恩病），红肉和加工肉类的摄入、糖尿病、肥胖及吸烟等因素，大量饮酒也可能是大肠癌的危险因素之一。

（二）临床表现

早期大肠癌多数无症状。大肠癌生长到一定程度时出现排便习惯改变、血便、脓血便、里急后重、便秘、腹泻等。大便可逐渐变细，晚期则有排便梗阻、消瘦甚至恶病质。肿瘤可侵犯膀胱、尿道、阴道等周围脏器时出现尿路刺激症状、阴道流出粪液、骶部及会阴部疼痛、下肢水肿等。

（三）治疗方法

目前对大肠癌的治疗方法有很多，包括手术治疗、放疗化疗、免疫治疗等，治疗原则是以手术切除为主的多学科综合治疗。但疾病本身及相关治疗产生的毒副反应严重影响着患者的功能状态和生活质量。因此，大肠癌如何早期预防和诊断，以及如何提高临床治疗效果和预后极为重要。国内外已达成共识，早期筛查是最重要的预防大肠癌的措施。

七、傣医医案选读

患者，女，67岁。经常感腹部胀痛，大便秘结，带黏液脓血，性急易怒，心烦不安，肛门灼热，口干，舌红或紫暗，苔黄，脉行快。病理检查示结肠腺癌。诊断为塞兵洞飞桑皇（热性大肠癌）。治法：除风清火，活血化瘀，消肿止痛，通气散结。方剂选用雅拢赶短：文尚海（百样解）30g，雅解先打（傣百解）15g，光三哈（三台红花）5g，盖嘿（通血香）30g，毫命（姜黄）15g，芽敏龙（益母草）30g，芽依秀母（香附子）20g，哈贺嘎（草豆蔻）30g。水煎服，每日3次，每次150mL，每日1剂，15天为1个疗程。服后病情减轻。

思考题：

1. 大肠癌的主要特征是什么？
2. 如何确诊大肠癌？

第五章　泌尿男性疾病 ▷▷▷▷

【学习目的】

泌尿系疾病是外科常见病证，本章节主要介绍临床常见的泌尿、男性疾病：夯缩该泵（附睾 - 睾丸炎）、干浪（遗精）、毛哆哩滚宰蛮不章米鲁（男性不育症）、郎嘎温（勃起功能障碍）、拢牛亨牛晒（尿石症）。通过本章学习，要能够理解泌尿系疾病的发病特点及的概念、傣医病因病机、诊查要点及傣医治疗的方法。

【学习要点】

泌尿男性疾病包括男性泌尿系统（肾、输尿管、膀胱及尿道）和男性生殖系统（睾丸、附睾、输精管、前列腺、精囊、阴囊、阴茎等）的疾病。

傣医学认为，夯缩该泵（附睾 - 睾丸炎）以附睾或睾丸肿胀、疼痛为特征，有急性和慢性之分，分为风热火毒偏盛型和风热水毒型；干浪（遗精）分为干浪塔拢塔菲想（遗精风火偏盛型）和干浪塔拢塔菲软（遗精风火不足型）两类，有生理性和病理性之分；郎嘎温（勃起功能障碍）多因体内塔都档细（四塔）夯塔档哈（五蕴）之功能受损，导致塔拢（风塔）不足，塔菲（火塔）衰退而致；毛哆哩滚宰蛮不章米鲁（男性不育症）多由塔都档细（四塔）不足或功能失调有关，治疗以调补四塔为主；拢牛亨牛晒（尿石症）以腰痛、腹痛、小便热涩疼痛、血尿或尿中夹带砂石等症状为特征，多由火塔过盛，积热于内，下犯下盘肾和膀胱，煎熬尿液而成结石。

第一节　泌尿男性疾病概述

【解剖生理】

1. 肾（麻叫）　肾（麻叫）位于腰部脊柱两侧，左右各一。麻叫（肾）的主要生理功能是主管塔喃（水、血）的运行，有生水、排水、调节水（体液）运行转输，以及排泄功能，为水之通道。

2. 输尿管　输尿管为一对细长的肌性管道，位于腹后壁腹膜后方，上起自肾盂末端，下终于膀胱，长约 20 ～ 30cm，全长略呈 S 形，管壁有较厚的平滑肌层，可做节律性的蠕动，使尿液不断地流入膀胱。根据行程，输尿管全长分为三部。①腹部：从输尿管起始部到其跨越小骨盆入口处。②盆部：输尿管行于盆腔的部分。③壁内部：输尿管穿越膀胱壁的部分。输尿管全程有三处狭窄：①上狭窄位于肾盂与输尿管移行处。②中狭窄位于小盆腔上口、输尿管跨过髂血管处。③下狭窄位于输尿管的壁内部，是输尿管最狭窄处。肾盂与输尿管连接处的狭窄性病变，是导致肾积水的重要病因之一。输尿管的狭窄部是输尿管结石易嵌顿的部位。

3.膀胱（烘尤） 膀胱（烘尤）位于小腹内。烘尤（膀胱）的主要生理功能是主管人体塔喃（水、血）的转输、排泄，为水之通道，具有贮存和排泄小便的功能。膀胱分尖、体、底、颈4部分。膀胱底与直肠之间的构成直肠膀胱陷凹。在膀胱底内面找到输尿管间襞，沿此向两侧找输尿管口，然后在膀胱颈处找尿道内口，将3个开口连接起来即围成膀胱三角。正常成年人的膀胱容量平均为350～500mL，超过500mL时，因膀胱壁张力过大而产生疼痛。膀胱的最大容量为800mL，新生儿膀胱容量约为成年人的1/10，女性的容量小于男性，老年人因膀胱肌张力低而容量增大。空虚状态下，膀胱呈四面锥体形，分尖、体、底和颈4部分，各部之间没有明显的界限，充盈时其形态略呈卵圆形。

4.前列腺 前列腺是男性生殖器附属腺中最大的不成对的实质性器官，由腺组织、平滑肌和结缔组织构成。尿道前列腺部穿行于其实质内。前列腺主要分泌前列腺液，是精液的主要组成部分，有营养和增强精子活动力、促进精液液化的作用。前列腺形似栗子，其大小随年龄增长。幼儿时，前列腺体积较小；至青春期，腺体受性激素的作用，迅速增大；到老年时，睾丸逐渐萎缩，性激素分泌减少，腺组织萎缩，前列腺往往缩小，如果其结缔组织及平滑肌过度增生，常引起前列腺肥大，严重时压迫尿道导致排尿困难。

5.尿道 成年男性尿道管径平均5～7mm，长16～22cm，自然状态下，呈S形弯曲，有排尿和排精功能；成年女性尿道较男性尿道短、宽而直，长约5cm，直径为6mm，扩张时可达1cm，仅有排尿作用。男性尿道可分为前列腺部、膜部和海绵体部三部分，临床上通常将海绵体部称为前尿道，将前列腺部、膜部称为后尿道。

男性尿道有三个生理狭窄，分别位于尿道内口、尿道膜部和尿道外口，外口最窄，呈矢状裂隙，尿道结石易嵌顿在这些狭窄部位；有三个膨大，即尿道前列腺部、尿道球部和尿道舟状窝，亦为结石易于停留之处。

6.阴茎 阴茎是男性泌尿系统和生殖系统的排泄管，可分为头、体、根三部分。由浅至深依次为皮肤、阴茎浅筋膜、阴茎深筋膜、白膜、阴茎和尿道海绵体以及尿道。

7.睾丸和附睾 睾丸位于阴囊内，左右各一，是产生精子和分泌男性激素的器官。附睾有储存精子的功能，并为精子提供营养，促进精子继续发育成熟，增强其活动力。

8.精索 精索呈圆索状结构，由输精管的精索部、睾丸动脉、蔓状静脉丛，以及神经、淋巴管等组成，为睾丸、附睾、输精管提供血液供应、淋巴引流和神经支配。

【病因病机】

傣医学认为，泌尿男性疾病的产生与塔都档细（四塔）夯塔档哈（五蕴）的功能失调有关，各种病因导致了脏腑功能障碍，从而引发各种男科疾病。泌尿男性疾病发生于人体下部，故多认为和下盘病变有关，尤其与爹卓塔（塔菲）和阿波塔（塔喃）失衡密切相关。《巴腊麻他坦》云："土、水、火、风共成身，随彼因缘招异果，同在一处相违害，如四素蛇居一箧……"明确指出"没有土，万物难以生存，没有水，万物会枯死，没有风，万物不能生长，没有火，万物无法成熟"。塔都档细（四塔）之间密切联系，而均以"土"为本。病理状态下，风、水、火、土四塔之间互为因果，正所谓"四大各离，百疾丛生"。

（一）四塔失衡

火塔、土塔偏盛，嗜食肥甘厚味之品，或饮水较少，缺乏运动，加之感受外界的风热毒邪（帕雅拢皇）导致体内土塔壅塞，中盘不通，水湿之邪（帕雅喃乃）与内生火热（帕雅菲乃）、外感风热毒邪（帕雅拢菲）相合，下注下盘，下盘气道、血道、水道受损，可见尿频、尿急、睾丸肿痛等症。气道不通，故出现尿痛之症；血道受损，故出现尿血之症；水道不通，又可导致尿潴留、肾积水等症。

（二）房劳所伤

若恣情纵欲，房事过度，精伤气耗，则会出现疲乏无力、精神不佳、腰膝酸软，长此以往便可出现勃起功能障碍、遗精、早泄等病。若房事不洁，塔都档细（四塔）、夯塔档哈（五蕴）功能受损，则会出现尿频、尿急、尿痛、睾丸肿痛等症。

【诊查要点】

泌尿男科疾病常见症状有疼痛、尿频、尿急、排尿困难、遗精、早泄、阳痿等，需要进行细致的检查，以明确疾病原因，并进行积极的治疗。

1. 疼痛 可表现为腰部、阴茎、尿道、会阴、睾丸、膀胱区、耻骨区等部分的疼痛，或有尿痛、射精疼痛。临床出现疼痛的原因较为复杂，感染、泌尿系统梗阻、肿瘤等都可能出现疼痛的症状。傣医认为，塔拢（风塔）、塔喃（水塔）偏盛，蕴积下盘，水血不行，不通则痛，故可导致疼痛发生。

2. 尿频 尿频即在正常饮水情况下，排尿次数较正常为多。尿频可分为生理性与病理性两种。正常成年人每日排尿 5～6 次，夜间 0～2 次，饮水多或气候寒冷排尿可稍增加；若每日排尿次数过多，甚至达 10 次以上，则为病理性尿频。傣医认为，体内风火偏亢，复感外界风火热毒，内外风火之邪相合，蕴结下盘，火塔过盛，积热于内，火盛则损伤水血而致尿频、尿急。或因久病体虚，塔拢（风气）不足不能固摄膀胱以致排尿频次增加。老年男性患者较为常见，特别是以夜尿增多为表现。

3. 尿急 指有尿意时不能等待，需立即排尿。傣医认为，塔拢（风塔）、塔喃（水塔）偏盛，蕴结膀胱，故见尿意频频。

4. 排尿困难 指以小便点滴而出，甚则闭塞不通为临床特征的一种病证，严重时可出现尿潴留。傣医认为，体内火、土二塔偏盛，中盘壅塞，内生水湿之邪与火热之邪相合，导致塔喃（水塔）运行不利而导致。或因久病体虚，塔拢（风气）不足，塔喃（水塔）运行不利，尿液停滞而致。

5. 遗精 指男子青春期后非性交或非手淫时频繁发生精液外射的病证。有生理性、病理性之分。遗精多为平素过食香辣燥热、肥甘厚腻之品，或手淫过度，导致体内塔都档细（四塔）夯塔档哈（五蕴）功能失调，塔菲（火塔）偏盛，塔喃（水塔）不足，不能制火，火迫精液外泄。

6.早泄 早泄指男子的阴茎在没有来得及纳入女方阴道之前，正当插入或刚刚进入尚未抽动时便已射精，阴茎也随之疲软并进入不应期，使性交不能继续进行而被迫中止的一种常见的性功能障碍。有原发性及继发性之分。傣医认为，早泄的发生多与塔都档细（四塔）夯塔档哈（五蕴）功能失调，塔拢（风塔）不足，塔菲（火塔）不足有关。

7.阳痿 阳痿指男性虽有正常性欲冲动，且受到有效性刺激，而阴茎不能勃起，或硬度不足以插入阴道，或勃起不能持续足够时间以维持正常性交的病证。引发阳痿的因素较多，如年龄、疾病、心理压力等。此外，也与性伴侣关系、家居状况等因素有关。傣医认为，早泄的发生多与"四塔""五蕴"功能失调，塔拢（风塔）不足，塔菲（火塔）不足有关。

【辅助检查】

1.尿常规检查 泌尿系结石可见红细胞增多，合并感染可见白细胞增多。

2.肾功能检查 当肾功能受到损害时，血中的尿素氮、肌酐可有不同程度的增高。可用于评价泌尿系结石、肾积水、前列腺增生等患者的肾功能情况。

3.超声检查 简便、经济、无创，可作为泌尿系结石诊断的常规检查方法；男性生殖器超声，对于诊断附睾炎、睾丸炎及阴茎血管疾病有一定的诊断价值。

4.X线检查 腹部平片一般可用泌尿系结石的检查，可确定结石的位置、形态和大小，约90%以上输尿管结石可在腹平片上显影。静脉泌尿系造影还可以了解泌尿系统的结构异常及判断肾脏的排泄功能。CT可以清晰地显示肾实质和膀胱壁等泌尿系统器官的细微结构，并且能对泌尿系统常见的疾病进行较为明确的诊断。

5.MRI检查 MRI通常作为进一步鉴别诊断的补充手段，对前列腺病变的诊断具有突出优势，敏感性达78%～91%，特异性达60%～85%；对于肾上腺和肾脏，一般认为MRI与CT的诊断效能相当，都具有较高的诊断效能，准确性达到80%～90%；然而对于肾盂、输尿管肿瘤及结石，由于CT的敏感性高达99%，特异性也在95%以上，高于MRI的80%左右。平扫发现异常而难以诊断或其他检查提示异常而平扫未发现异常时，常需要进行造影剂增强检查。

6.内镜检查 如尿道膀胱镜、输尿管镜、经皮肾镜等，用于超声检查难以确诊且不能接受放射线风险的患者。以上均属于有创检查，需在麻醉下进行，不推荐常规应用。

7.前列腺液常规检查 常用于前列腺炎的诊断及血精的诊断，以及男性不育原因的筛查。

8.精子质量分析及精浆生化检查 如精子活动率、畸形率、浓度、体积、液化时间、精浆抗精子抗体、精子形态学检查、DNA碎片率等，常用于评价男性的生育功能。

9.其他检查 如性激素、甲状腺激素，常用于男性性功能障碍原因及不育原因的筛查；支原体培养及衣原体检查、染色体检查等也是前列腺炎及不育原因进一步筛查的常用检查方法。

【常见病证分类】

泌尿男科疾病常见的证候有火塔不足、火塔过盛、水血不足、水塔过盛、风气过盛、风气不足等。

（一）爹卓塔都软（火塔不足）

先天之塔菲不足，表现为生殖器短小、发育不良，男性不育，勃起功能障碍，早泄等；后天之塔菲不足，则表现为形寒肢冷，面色苍白，腰膝酸软，勃起功能障碍，遗精，早泄，性欲下降，精清、精冷甚或无子，脉慢无力。

（二）爹卓塔都想（火塔过盛）

火塔温热之功能亢进，可见脾气暴躁，或焦虑紧张，性欲亢进，遗精，睾丸或附睾炎，大便秘结，小便短赤，尿频，或尿痛、血尿，口舌生疮，脉快有力。

（三）阿波塔都软（水血不足）

水分摄入不足或外伤失血，或高热大汗、吐泻等致塔都档细（四塔）功能失调，耗伤水血，可见少尿或无尿，男子精液减少而不育，或小便失禁，尿石症，脉慢或涩而无力。

（四）阿波塔都想（水塔过盛）

可见肢体浮肿，按之凹陷，面色蜡黄，小便不利，尿少，气短、乏力，或见胸闷，心悸，呕吐，脉弱而无力。

（五）瓦约塔都想（风气过盛）

塔拢（风、气）不足，可见尿频，尿无力，勃起功能障碍，早泄，遗精，疲倦乏力，自汗，小便失禁等，脉快有力。

（六）瓦约塔都软（风气不足）

因感受病邪或体内塔都档细（四塔）功能失调，五脏六腑功能低下，可见勃起功能障碍、小便失禁、尿无力等，脉弱或细而无力。

《巴腊麻他坦》云："土、水、火、风共成身，随彼因缘招异果，同在一处相违害，如四素蛇居一箧……"明确指出"没有土，万物难以生存，没有水，万物会枯死，没有风，万物不能生长，没有火，万物无法成熟"。四塔之间密切联系，而均以"土"为本。病理状态下，风、水、火、土四塔之间互为因果，正所谓"四大各离，百疾丛生"。

【治疗】

1. 内治法　内治主要是以药物内服的方法治疗疾病，使之达到病邪从内而解之目的。

（1）解沙把（解法）　"未病先解、先解后治"，解除火热毒、食物毒、酒毒等各种毒素，再根据病情对症下药。其中替（清法）是使用清热、清火解毒之寒凉方药治疗疾病的常用治法。主要适用于治疗塔菲（火）过盛、火毒偏盛或塔喃（水、血）不足等病证。

（2）皇（温热法）　皇（温热法）是应用温热之性的方药内服，具有补益四塔，特别是补益调节塔拢（风、气）、塔菲（火）之作用。主要适用于治疗体内塔拢（风、气）、塔菲（火）不足之疾病，如阳痿、不育等属塔拢（风、气）、塔菲（火）不足等。

（3）奶亨（化石法）　主要是选用清火解毒、利尿化石，清热解毒、利胆化石的方药治疗泌尿系结石，肝胆结石等病证。

（4）泵（通法）　泵（通法）是指疏通三盘，通利水道，使毒邪从三盘而解的治法。"排毒有口道，利毒有尿道，解毒有肠道，透毒有汗孔"，治病须先疏通三盘，利水道而排毒。主要适用于解热毒等，使毒邪从水道而解。

2. 外治法　因根据患者的不同情况选择治疗方法。治疗泌尿男性疾病多采用烘雅难雅（坐药疗法）、（熏蒸疗法）等，必要时可采用手术治疗。

第二节　夯缅该泵（附睾-睾丸炎）

一、概述

夯缅该泵是指附睾、睾丸的化脓性疾病。

本病的发生多因体内塔都档细（四塔）、夯塔档哈（五蕴）功能失调，风火偏盛，水不能制火，蕴积下盘而致。

临床表现以附睾、睾丸肿胀、疼痛为特征，有急性和慢性之分。大多数睾丸炎，特别是细菌性睾丸炎，常继发于同侧附睾炎，临床中称为睾丸-附睾炎。

傣医将之分为风热火毒偏盛型和风热水毒型两个证型进行论治，治疗分别以清热泻火，凉血解毒；清火解毒，排脓生肌为主。

二、辨解帕雅（病因病机）

本病因患者平素喜食香燥火热之品，体内风火塔偏盛，加之房事不节，感受污秽邪毒，毒邪内蕴，或四塔功能不足，毒邪难排，也可因跌伤，内外相合，蕴结于内，风火毒邪内伤四塔，蕴积下盘而致。

病程后期，塔都档细（四塔）功能受损，水血不行，塔拢（风塔）、塔喃（水塔）偏盛，蕴积下盘，热盛则腐成脓，破溃后或成漏，或睾丸外露。

急性附睾-睾丸炎多见于中青年，常由泌尿系感染和前列腺炎、精囊炎、包皮龟头炎、性传播疾病扩散所致。感染多从输精管逆行传播，血行感染少见。慢性者，多由急性附睾炎治疗不规范、不彻底而形成。

三、诊查要点

根据本病临床表现和实验室检查可明确诊断。

（一）临床表现

本病典型症状为起病突然，可见寒战、高热，阴囊有不同程度的肿大、皮温升高，疼痛剧烈，可沿精索、腹股沟和下腹部放射，部分患者可伴有膀胱刺激征、排尿困难、疲乏、恶心、呕吐、血尿等症。发热时，体温可达 38℃以上，脉搏 80～100 次/分，呼吸 20～25 次/分，疼痛剧烈者可有呼吸急促。

（二）相关检查

1. 实验室检查　白细胞总数增高，尿中可有白细胞、红细胞，血清 C 反应蛋白、降钙素原可升高。

2. 影像学检查　多普勒超声可显示急性炎症为血流增加，慢性期可见附睾回声不均匀。采用钼靶 X 线睾丸摄片或放射性核素 99mTc 做睾丸显像或多普勒超声检查睾丸的血流情况，有助于鉴别诊断。

四、辨解帕雅多雅（病、证分类辨治）

急性附睾－睾丸炎使用傣西结合治疗，配合使用抗生素可收到良好疗效，还可采用内治与外治相结合的方法。若脓肿形成者，须做切开引流。

（一）夯缩该泵塔菲塔拢想（风热毒邪偏盛型附睾－睾丸炎）

1. 夯帕雅（主症）　睾丸或附睾肿大疼痛，按压疼痛加剧，伴发热恶寒，小腹和腹股沟放射痛，大便干，小便黄，脉快有力。

2. 辨解帕雅（病因病机）　体内风火塔偏盛，加之房事不洁，感受污秽邪毒，毒邪内蕴，或四塔功能不足，毒邪难排，内外相合，蕴结于内，风火毒邪内伤四塔，蕴积下盘而成。

3. 平然（治则）　清火解毒，消肿止痛。

4. 多雅（治法）

（1）内治法

①雅解沙把（百解胶囊），口服，每次 4～8 片，每日 3 次。

②雅晒滚缩方：补累（野姜）15g，哈利（旋花茄根）10g，哈吐崩（四棱豆根）30g，水煎内服。

③咪火哇（山大黄）30g，先勒（十大功劳）15g，嘿赛仗（大叶羊蹄甲）15g，雅解先打（傣百解）15g，毫命（姜黄）15g。水煎服，每日 3 次，每次 150mL。

（2）外治法　难雅（坐药疗法）：雅晒滚缩方加减。补累（野姜）15g，哈利（旋花茄根）10g，哈吐崩（四棱豆根）30g，咪火哇（山大黄）50g，先勒（十大功劳）50g，嘿赛仗（大叶羊蹄甲）50g，水煎坐浴。或摆罗买咪赶勒（黄花莢竹桃叶）、楠孩嫩（水杨柳树皮）、楠楞嘎（木蝴蝶树皮）、先勒（十大功劳）、麻补罗勐泰（泰国大风子）、摆管底（蔓荆叶）各15g。水煎浸泡外洗。

（二）夯缅该泵塔菲塔拢塔喃想（风热水毒型附睾-睾丸炎）

1. 夯帕雅（主症） 睾丸或附睾肿大、疼痛，阴囊红肿热痛明显，局部或有波动感，或见阴囊湿烂破溃，伴发热恶寒，小腹和腹股沟放射痛，患侧精索增粗，大便秘结，小便黄，脉快而有力。

2. 辨解帕雅（病因病机） 塔都档细（四塔）功能受损，塔拢（风塔）、塔喃（水塔）偏盛，蕴积下盘，水血不行，热盛则化腐成脓。

3. 平然（治则） 清火解毒，消肿排脓。

4. 多雅（治法）

内治法

①雅解沙把（百解胶囊），口服，4～8粒，每日3次。

②雅领改（楞嘎肿痛方）加减：楠楞嘎（木蝴蝶树皮）15g，吻牧（苦藤）15g，加麻匹囡（胡椒）3g，辛蒋（小姜）5g，哈丹（糖棕根）30g，哈榄（贝叶棕根）30g，哈更方（苏木根）30g，罗罕（红花）5g，水煎服，每日3次，每次150mL。

五、预防调护

1. 患者应卧床休息，兜起阴囊，如切开引流，须注意引流通畅。
2. 饮食清淡，忌烟禁酒，忌辛辣、羊肉、狗肉、海鲜。
3. 性生活适度，注意卫生，感染期禁止性生活。
4. 外生殖器有包茎、龟头炎、尿道狭窄、尿道下裂等，应及时治疗。

六、现代研究进展

急性附睾-睾丸炎是一种中青年男性常见的生殖系统炎性疾病，常因附睾和睾丸两者解剖位置的毗邻，炎症相互累及而习惯性被如此冠名。该病发病率呈不断上升趋势，美国国家卫生研究院每年记录近60万例附睾炎患者，国内报道称近年来性生活频繁年龄段男性急性附睾炎发病率不断攀升。本病临床症状或隐匿或明显，治疗周期长，治疗后往往出现睾丸附睾永久性结构或功能异常，导致生育能力下降，生活质量下降，严重影响了人们的身心健康及家庭幸福。

睾丸本身很少发生细菌性感染，因为睾丸有丰富的血液和淋巴液供应，对细菌感染的抵抗力较强。细菌性睾丸炎大多数是由邻近的附睾发炎引起的。急性附睾炎发病率远远高于孤立性急性睾丸炎，常因病原体沿尿道逆行或者以性生活作为媒介导致感染，如包皮龟头炎、经尿道插管或操作、淋病等，最常见的非特异性致病病原体为大肠埃希菌，还有金黄色葡萄球菌和链球菌、绿脓杆菌及部分肠球菌等细菌类或巨细胞病毒等病毒类病原体，特异性致病病原体常见为沙眼衣原体、解脲支原体、淋病奈瑟菌、梅毒螺旋体，还包括结核分枝杆菌、沙门氏菌、布鲁氏杆菌等，其他还有胺碘酮类药物导致、生理应激性因素导致。孤立性睾丸炎通常因腮腺炎病毒、腺病毒、流感病毒、水痘、风疹、EB病毒等血行播散而患病，也有分枝杆菌（如麻风分枝杆菌和结核分枝杆菌），还有疟疾和丝虫病等寄生虫致病。身体创伤及自身免疫等非感染性因素亦可导致附睾炎、睾丸炎。

（一）一般治疗

主要包括休息、托高阴囊和止痛治疗，若考虑性传播导致，需严格禁止性生活至治疗结束。

（二）药物治疗

1.考虑性传播感染时，指南推荐一线使用头孢曲松钠联合盐酸多西环素，二线使用喹诺酮类药物，系统治疗10～14天。

2.高度怀疑淋球菌感染时，建议在头孢曲松钠治疗的基础上，同时服用盐酸多西环素、阿奇霉素。

3.生殖道支原体感染时，可根据药敏结果用药，定期随访；衣原体感染治疗后6个月回访。性伴侣需同期进行疾病筛查和治疗。

4.其他特殊类型病原体感染，则需根据具体情况及时辅助抗病毒、抗结核、免疫调节等系统治疗。

有脓肿形成时，建议进行手术治疗。对于慢性附睾炎，如局部疼痛剧烈，反复发作，影响生活和工作，如不考虑生育因素，可考虑作附睾切除。但是否需要早期切开手术，国内尚有所争议。本病治疗中，除了要关注对睾丸本身的影响，如睾丸萎缩、炎症复发，还应关注继发男性性功能障碍及精子质量下降的问题。

七、傣医医案选读

刀某，男，32岁。3天前感冒伴有发热，自行服用"新康泰克"后症状好转，体温恢复正常，1天前出现左侧睾丸疼痛，伴有左侧腹股沟区疼痛不适，遂来医院就诊。就诊时见：左侧睾丸疼痛，行走时明显，伴有左侧腹股沟区疼痛，小便短赤刺痛，大便偏干，口苦，咽干，饮食可，眠欠佳。傣医诊断为左侧附睾-睾丸炎（风热毒邪偏盛型），以清火解毒，消肿止痛为法。采取内服外治相结合治疗。方用：咪火哇（山大黄）30g，先勒（十大功劳）15g，嘿赛仗（大叶羊蹄甲）15g，雅解先打（傣百解）15g，毫命（姜黄）15g，哈丹（糖棕根）30g，哈榄（贝叶棕根）30g，哈更方（苏木根）30g，罗罕（红花）5g。水煎服，每日3次，每次150mL。外用药：难雅（坐药疗法），摆罗买咪赶勒（黄花莢竹桃叶）、楠孩嫩（水杨柳树皮）、楠楞嘎（木蝴蝶树皮）、先勒（十大功劳）、麻补罗勐泰（泰国大风子）、摆管底（蔓荆叶）各15g。水煎浸泡外洗。

思考题：

1. 附睾及睾丸炎的主要临床表现是什么？
2. 附睾及睾丸炎的病因病机是什么？

第三节　干浪（遗精）

一、概述

干浪（遗精），也称"团卵"，是指在没有性交或性刺激情况下的射精。临床遗精有梦遗和滑精之分，有梦而遗者为"梦遗"，无梦或因情欲，或因冷、热刺激而遗，甚至白天精液自行滑出者为"滑精"。临床中有生理性和病理性之分。一般情况下，男性无性生活，无手淫，平均每月遗精 1～2 次，且不伴有其他不适感者，均为正常的生理现象，属生理性遗精；若遗精次数在每周 2 次以上，或在清醒状态下，无性意识活动即出现射精，并伴有头晕、耳鸣、神疲乏力、腰酸、失眠等症状，持续 1 个月以上，则为病理性遗精。

干浪（遗精）多为平素过食香辣燥热、肥甘厚腻之品，或手淫过度，导致体内塔都档细（四塔）夯塔档哈（五蕴）功能失调，塔菲（火塔）偏盛，塔喃（水塔）不足，不能制火，火迫精液外泄。

本节主要阐述病理性遗精，临床表现为遗精频频、身体不适、形衰体弱等特征。

傣医学将干浪（遗精）分为风火偏盛型遗精和风火不足型遗精两个证型；病变部位在下盘，按下病治下的原则，治疗以清火解毒、固精止泄和调补四塔、涩精止遗为主。

二、辨解帕雅（病因病机）

干浪（遗精）多为平素过食香辣燥热、肥甘厚腻之品，或手淫过度，导致体内塔都档细（四塔）夯塔档哈（五蕴）功能失调，塔菲（火塔）偏盛，塔喃（水塔）不足，不能制火，火迫精液外泄；或平素过食酸冷性寒之品，或频频手淫，导致体内"四塔"功能失调，塔拢（风、气），塔菲（火塔）不足，精失所固而发病。

病理性遗精可见于性神经症、前列腺炎、龟头包皮炎、精囊炎、精阜炎，以及某些全身性慢性疾病，也可以认为遗精只是某些疾病的临床症状，须积极寻找病因，针对性治疗。

三、诊查要点

干浪（遗精）病变部位在下盘。可根据发病年龄、部位，临床表现特点，在排除其他疾病的基础上，来辨别其是塔拢塔菲想（风火偏盛）或是塔拢塔菲软（风火不足）。

（一）临床表现

1. 临床特征　以非性活动或非手淫时精液自行泄出，每周 2 次以上或一夜数次，产生遗精或滑精为特征。

2. 伴随症状　常伴有头目胀痛，面红目赤，烦躁不安，失眠多梦，口苦咽干，小便短黄，大便干结，舌质红，苔黄厚腻，脉快有力；或腰膝冷痛，面色苍白，畏寒怕冷，少气懒言，心悸，眠差，饮食不佳，舌淡、苔薄白，脉行细、弱、无力。

（二）相关检查

1. 实验室检查　检查内容包括支原体培养及药敏、衣原体检查、前列腺液常规检查、尿液分析、性激素检查。

2. 影像学检查　脑垂体增强 MRI 检查可明确有无脑垂体病变。腰椎 CT 或 MRI 检查可明确有无腰椎间盘突出。

四、辨解帕雅多雅（病、证分类辨治）

（一）干浪塔菲塔拢想（风塔火塔偏盛型遗精）

1. 夯帕雅（主症）　遗精频频，梦遗滑精，其味腥臭，头目胀痛，面红目赤，烦躁不安，口苦咽干，失眠多梦，小便短黄，大便干结或黏滞，舌质红，舌苔黄、厚、腻，脉快、有力。

2. 辨解帕雅（病因病机）　本病多为平素过食香辣燥热、肥甘厚腻之品，或长期手淫，导致体内塔都档细（四塔）夯塔档哈（五蕴）功能失调，塔菲（火塔）偏盛，塔喃（水塔）不足，不能制火而发病。塔拢塔菲想（风塔、火塔过盛）损伤塔喃（水塔），长期手淫更伤塔喃（水塔），不能制火，火迫精液外泄，故见遗精频频，梦遗滑精，其味腥臭；塔菲（火塔）偏盛，上犯上盘，塔拢（风塔）偏盛，风气走窜，而见头目胀痛，面红目赤，烦躁不安，口苦咽干；风火上扰心神，水血不足，心失所养，则见失眠多梦；风火下行下盘，煎熬塔喃（水塔），故见小便短黄，大便干结；塔拢塔菲想（风塔、火塔过盛），则舌质红，舌苔黄、厚、腻，脉快、有力。

3. 平然（治则）　清火解毒，固精止泄。

4. 多雅（治法）

①雅解沙把（百解胶囊），口服，每次 4～8 粒，每天 3 次。

②雅想（增力胶囊）口服，每次 4～8 粒，每天 3 次。

③青山清火固精汤：嘿柯罗（青牛胆）10g，咪火哇（山大黄）15g，波波罕（山乌龟）5g，哈芽拉勐（草决明根）30g，水煎服，每日 3 次，每次 150mL。

④先勒龙（大树黄连）30g，嘿柯罗（青牛胆）10g，竹扎令（宽筋藤）10g，咪火哇（山大黄）10g，波波罕（山乌龟）5g，哈芽拉勐（草决明根）30g，水煎服，每日 3 次，每次 150mL。

（二）干浪塔拢塔菲软（风塔火塔不足型遗精）

1. 夯帕雅（主症）　遗精频频，梦遗滑精，甚至梦滑不止，或遇劳加重，腰膝冷痛，畏寒怕冷，面色苍白，神疲乏力，少气懒言，心悸，眠差多梦，口淡乏味，饮食不佳，夜尿多，大便溏，舌淡、苔薄白，脉行细、弱、无力。

2. 辨解帕雅（病因病机） 本病多为平素过食酸冷性寒之品，或长期手淫，导致体内塔都档细（四塔）功能失调，塔拢（风塔）、塔菲（火塔）不足，精失所固而发病。风火不足，风气运行不畅，精失所固，则见遗精频频，梦遗滑精，甚至梦滑不止；塔拢（风塔）、塔菲（火塔）不足，不能温养机体，故见遇劳加重，腰膝冷痛，畏寒怕冷，面色苍白，神疲乏力，少气懒言，舌淡、苔薄白，脉行细、弱、无力。精血同源，滑精必伤血，精为血之精华，精伤血少，不能滋养周身而见心悸，眠差多梦。

3. 平然（治则） 调补四塔，涩精止遗。

4. 多雅（治法）

①雅叫哈顿（五宝药散），口服，每次 3～6g，每天 3 次，蜂蜜水送服。

②雅想（增力胶囊）口服，每次 4～8 粒，每天 3 次。

③丹姜补火涩精散：比比亮（红花丹）100g，辛（姜）100g，抱冬电（薇籽）100g，罕好喃（水菖蒲）100g，晒干研粉后服用，每次服 5g，每天 2 次，喃温（温开水）送服。

④雅补塔菲（比比亮补火汤）：比比亮（红花丹）10g，哈芽旧雅（含羞云实根）30g，哈管底（三叶蔓荆根）30g，哈娜罕（羊耳菊根）30g。煎汤或泡酒服。

⑤雅杆朗（功红补火散）：比比亮（红花丹）10g，比邻（思茅蛇菰）30g，锅夯板（余甘子）30g，先勒（十大功劳）30g，娜罕（羊耳菊）30g，喃篷（蜂蜜）适量。碾细粉，口服，每次 3～5g，用喃篷（蜂蜜）蜂蜜调服，或水煎服，每日 3 次，每次 150mL，泡酒服。

⑥雅补菲（丹干补火汤）：比比亮（红花丹）5g，沙干（辣藤）10g，补领（芦子藤）10g，麻匹囡（胡椒）5g，辛蒋（小姜）10g。水煎服，每日 3 次，每次 150mL，或研细粉，每次服 1g，每日 3 次。

⑦芽楠嫩（荷包山桂花）30g，覆盆子 30g，益智仁 30g，嘿罕盖（云南五味子藤）10g，比比亮（红花丹）5g，哈芽旧雅（含羞云实根）30g，哈芽拉勐（草决明根）15g，水煎服，每日 3 次，每次 150mL。

五、预防调护

1. 学习性生理卫生知识，有助消除恐惧心理，保持心情舒畅。

2. 排除杂念，戒除过度手淫，忌看色情影像、图片、书籍。

3. 多参加有益的户外集体活动。

4. 注意个人生殖器卫生，有包茎者，建议尽快做包皮环切手术。

六、现代研究进展

遗精可为多种疾病的临床表现，不单独作为疾病进行治疗。青春期男性首次出现遗精多属生理现象。遗精受心理和精神因素影响较大，除药物治疗外，心理疏导也非常重要。由于遗精可出现于前列腺炎、精囊炎、神经衰弱、腰椎间盘突出等多种疾病之中，积极寻找病因，对因治疗是治疗病理性遗精的关键。也有报道称，十一酸睾酮导致持续性遗精的发生，药源性因素也值得临床医生关注。临床中，有使用盐酸舍曲林治疗病理性遗精的报道。

七、傣医医案选读

邹某，男，26岁，梦遗半年。半年来，每周遗精2～3次，或一夜间遗精数次，既往常有手淫史。就诊时见，遗精频频，腰酸，乏力，精神差，眠差，口干口苦，易出汗，大便2～3天一次，记忆力减退，耳鸣。舌尖红，苔黄厚，有裂纹，脉快有力。傣医诊断为干浪塔菲塔拢想（遗精风塔火塔偏盛型），治以清火解毒，固精止泄。方用青山清火固精汤加减，嘿柯罗（青牛胆）10g，咪火哇（山大黄）15g，波波罕（山乌龟）5g，哈芽拉勐（草决明根）30g，先勒龙（大树黄连）30g，竹扎令（宽筋藤）10g，水煎服，每日3次，每次150mL。

思考题：

1. 病理性遗精的临床特点是什么？
2. 简述遗精的病因病机。

第四节　郎嘎温（勃起功能障碍）

一、概述

郎嘎温也称"杆朗软"，是指成年男子发育成熟之后，未到性欲衰退时期，出现阴茎不能勃起，或临房举而不坚，夫妻不能进行性生活的临床常见病证。

本病因塔拢（风塔）不足，塔菲（火塔）衰退，肾气大伤，久之而发病。

临床表现以成年男子发育成熟之后，未到性欲衰退时期，临床以阳事不举、勃起无力或临房举而不坚为特征。按其程度可分为轻、中、重三度，按病因分为心理性勃起功能障碍、器质性勃起功能障碍、混合性勃起功能障碍三大类。

傣医将之分为风火衰退型勃起功能障碍和夯塔档哈（五蕴）失调惊恐伤肾型勃起功能障碍两个证型进行论治。治疗分别以补火增力、壮腰健肾；调节五蕴、镇惊安神为主。

二、辨解帕雅（病因病机）

本病因患者平素体弱，或频频手淫，或大病久病，或因恐吓受惊后，损伤体内塔都档细（四塔）夯塔档哈（五蕴）之功能，导致郎嘎温（勃起功能障碍）。

勃起功能障碍的发病原因分为器质性和非器质性因素。非器质性勃起功能障碍通常由精神因素引发；器质性勃起功能障碍的病因较为复杂，主要包括血管病变、神经源性因素、内分泌性因素、药物影响、炎症性因素、机械性创伤及手术并发症、各器官系统病变、年龄等因素。

三、诊查要点

根据本病的发病年龄、部位、临床表现特点，排除生殖器官发育不良或药物因素，结合实验室检查可明确诊断。

（一）临床表现

本病典型症状：成年男子发育成熟之后，未到性欲衰退时期，临床以阳事不举、勃起无力或临房举而不坚为特征。通常伴有精神萎靡、腰腿酸软、面色苍白、四肢不温、脉沉、细、弱、无力，或胆怯多虑、健忘、不寐多梦，或夜寐不安、心悸易惊。

（二）相关检查

1. 体格检查 体格检查除全身范围外，应重视乳房、神经系统、睾丸及外生殖器方面的检查。注意患者的第二性征发育情况，如有无男性乳房发育，乳头有无分泌物；注意肛门括约肌的张力，以了解球海绵体反射是否正常；排查患者有无前列腺疾病；注意下肢有无感觉丧失、运动障碍、异常腱反射等，以排除任何明显的神经异常；重点检查生殖器，如有无睾丸，睾丸的大小和质地有无异常；阴囊及阴囊内有无异常；阴茎有无畸形、包茎，是否有龟头炎、包皮炎；是否做过包皮手术；观察尿道外口的位置，仔细扪摸阴茎干有无阴茎硬结或阴茎弯曲等情况。

2. 实验室检查 空腹血糖、血尿常规、血脂测定。

3. 特殊检查 夜间勃起测定；激素测定包括血浆睾酮（T）、黄体激素（LH）、促卵泡激素（FSH）和催乳素（PRL）等激素水平；阴茎血压测定及血管系统检查；盆腔血管同位素扫描；盆腔窃血试验；血管活性药物试验；阴茎海绵体造影；盆腔和阴部内动脉造影；神经系统及心理学检查等。

四、辨解帕雅多雅（病、证分类辨治）

（一）郎嘎温塔菲塔拢软（风火衰退型勃起功能障碍）

1. 夯帕雅（主症） 阳事不举，或勃起无力，举而不坚，精液清淡薄冷，头晕，目眩，耳鸣，精神萎靡，腰腿酸软，面色苍白，四肢不温，舌质淡，脉深、细、弱、无力。

2. 辨解帕雅（病因病机） 本病主要由于平素体弱，或大病久病，导致塔都档细（四塔）夯塔档哈（五蕴）功能失调，塔拢（风塔）不足，塔菲（火塔）衰退，而见阳事不举，举而不坚，或勃起无力，精神萎靡，精液清淡薄冷，面色苍白，四肢不温，舌质淡，脉沉细；或因手淫过度，精失所固，出现滑遗；精血同源，精损血耗，不能营养机体，加之风火不足，气血运行无力，而见头晕，目眩，耳鸣，腰腿酸软，脉行无力等症。

3. 平然（治则） 补火增力，壮腰健肾。

4. 多雅（治法）

内治法

①电拎比亮补火汤：占电拎（大尖叶木）30g，比比亮（红花丹）5g，芽旧雅（含羞云实）30g，哈管底（三叶蔓荆根）30g，哈以不烈（距叶山麻黄根）30g，嗬克（肉桂）10g，水煎服，每日 3 次，每次 150mL 或泡劳（酒）服。

②雅想（增力胶囊），口服，每次 6 粒，每天 3 次，饭后服。

③比比亮（红花丹）50g，沙干（青藤）150g，辛蒋（小姜）200g，研粉，用嗬宋庄（酸橘汁）拌匀，搓成小丸药，每丸 2g，每次服 2 丸，每天 3 次。

④比比亮（红花丹）5g，沙干（青藤）10g，嘿摆（芦子藤）10g，麻匹囡（胡椒）5g，辛蒋（小姜）10g，研粉，每次服 1g，每天 3 次。

⑤比比亮（红花丹）5g，哈娜罕（羊耳菊根）30g，哈管底（三叶蔓荆根）30g，哈芽旧雅（含羞云实根）30g，泡劳（酒）内服。

（二）郎嘎温维达纳夯塔冒沙么（五蕴失调惊恐伤肾型勃起功能障碍）

1. 夯帕雅（主症） 阳事不举，举而不坚，胆怯多虑，健忘，失眠多梦，或夜寐不安，心悸易惊，精神不振，舌边尖红，舌苔白、干燥，脉行不畅。

2. 辨解帕雅（病因病机） 本病多因恐吓受惊，惊伤心神，神志不宁，损伤受蕴，导致肾气大伤，塔菲（火塔）受损而致；突受惊恐，塔都档细（四塔）夯塔档哈（五蕴）功能受损，风气运行不畅，塔菲（火塔）受损，内脏失于温养，肾气大伤，故见阳事不举，举而不坚；惊伤心神，神志不宁，五蕴功能受损，维雅纳夯塔（识蕴）失常，而见健忘，失眠多梦或夜寐不安，心悸易惊；四塔功能受损，风气运行无力，而见胆怯多虑、精神不振等症。

3. 平然（治则） 调节五蕴，镇惊安神。

4. 多雅（治法）

①雅叫哈顿（五宝药散），口服，每次 3～6g，蜂蜜水送服。

②决明定心汤：哈芽拉勐（草决明根）30g，邓嘿罕（定心藤）30g，哈管底（三叶蔓荆根）30g，嘿罕盖（云南五味子藤）10g，罕好喃（水菖蒲）10g，芽旧雅（含羞云实）30g，芽楠嫩（荷包山桂花）30g，以埋呼（山黄麻）30g，水煎服，每日 3 次，每次 150mL。

③占电拎（大尖叶木）50g，邓嘿罕（定心藤）30g，芽旧雅（含羞云实）15g，先勒（十大功劳）15g，水煎服，每日 3 次，每次 150mL。

④些拎（鹿仙草）30g，邓嘿罕（定心藤）30g，先勒（十大功劳）30g，锅夯板（余甘子）30g，娜罕（羊耳菊）30g，研粉，喃篷（蜂蜜）调服。

五、预防调护

1. 畅情志，防郁怒，注意生活调摄，加强锻炼，以增强体质。

2. 饮食有节，起居有常，忌过食肥甘醇酒之品。

3.切勿恣情纵欲，或手淫过度。

4.积极治疗可能引致勃起功能障碍的各种疾病。避免服用可能引起勃起功能障碍的药物。

5.出现勃起功能障碍不必忧虑惊慌，及时诊治，切忌讳疾忌医，隐瞒病情，贻误治疗时机。

六、现代研究进展

现代研究将勃起功能障碍（erectile dysfunction，ED）的病因分为心理性、器质性和混合性三类，大多数患者属于混合型 ED。主要病因包括神经损伤、内分泌紊乱、心血管疾病、全身性疾病、激素水平紊乱、局部阴茎疾病、基因遗传、吸毒、营养障碍及各种心理因素等。

ED 的诊断包括如下内容。①病史采集：如性生活史、伴发疾病史、手术史、用药史和个人生活史。②勃起功能量表评估与分级：如国际勃起功能问卷 -5（IIEF-5），勃起硬度评估（EHS）。③体格检查：如第二性征、生殖系统、局部神经系统等检查。④心血管系统评分与分级。⑤精神心理评估：如焦虑自评量表（SAS）、抑郁自评量表（SDS）、症状自评量表（SCL-90）等。⑥实验室检查：包括性激素检查、甲状腺功能检查、血生化、糖化血红蛋白检查等。⑦特殊检查与评估：如阴茎血流动力学检查、夜间阴茎胀大试验（NPT）、视听性刺激勃起检测（AVSS）、盆腔 MRI 等。

ED 的治疗包括非手术治疗和手术治疗。

非手术治疗包括如下内容。①基础治疗：如改善生活方式、基础疾病的治疗、心理疏导、性生活方式的指导。②药物治疗：如 5 型磷酸二酯酶抑制剂（PDE5i），包括他达拉非、伐地那非、西地那非等；雄激素治疗，如十一酸睾酮胶丸、注射剂和贴皮剂等。其他药物治疗，如阿扑吗啡、育亨宾、曲唑酮。③物理治疗：如真空勃起装置（VED）、低能量体外冲击波治疗、低频电刺激治疗等。④海绵体血管活性药物注射治疗：如罂粟碱、酚妥拉明、前列地尔等。

手术治疗包括如下内容。①静脉性 ED 的手术治疗：如阴茎背深静脉结扎术、阴茎背浅静脉结扎术、阴茎背深静脉白膜下包埋术、阴茎脚捆扎术、尿道海绵体松解术等。②动脉性 ED 的手术治疗：如腹壁下动脉 - 阴茎背动脉吻合术（血管成形），腹壁下动脉 - 阴茎背深静脉吻合术（静脉动脉化），腹壁下动脉 - 阴茎背深静脉吻合 + 静脉结扎术。③阴茎假体植入手术。

七、傣医医案选读

李某，男，38 岁。平素体健。2014 年 6 月 28 日，外出遇车祸致伤而受惊吓，经医院治疗后，外伤已治愈，但精神不振，心悸易惊，胆怯多虑，健忘，进而阳事不举，举而不坚，失眠多梦，饮食不佳，舌脉如常，于 2014 年 12 月 4 日到医院就诊。经体检，身体神经系统、内分泌系统、心血管系统和生殖器官无异常发现；血清睾酮测定：2.68nmol/L；血清催乳素测定：32ng/mL，睾酮降低，催乳素增高。据其病证，傣医诊断为郎嘎温维达纳夯塔冒沙么（五蕴失调惊恐伤肾型勃起功能障碍），以调节四塔五蕴、镇惊安神为治。给予雅叫哈顿（五宝药散）口服，每次 5g，每天 3 次，喃篷（蜂蜜）水送服。另取决明定心汤口服，每天 1 剂，水煎取 600mL，分早、中、晚 3 次餐后温服。连服 1 个月获效。

思考题：

1. 勃起功能障碍的主要临床表现是什么？
2. 简述风火衰退型勃起功能障碍的治疗方法。

第五节　毛哆哩滚宰蛮不章米鲁（男性不育症）

一、概述

毛哆哩滚宰蛮不章米鲁是指育龄夫妇同居 1 年以上，性生活正常，未采取任何避孕措施，女方受孕能力正常，由于男方原因，导致女方未能怀孕的一类疾病。

本病的发生多由于先天塔都档细（四塔）夯塔档哈（五蕴）不足，或后天水谷精微滋养不足，或恣情纵欲，房事过度，精伤气耗而导致。

临床表现以久婚无子为特征。可分为原发性不育与继发性不育。原发性不育是指男子从未使女性受孕；继发性不育是指男子曾有使女性受孕史，再次生育时女方无法受孕。不孕不育的发病率约15%，男女因素各占一半。通常导致不孕不育症的病因异常复杂，分为女方、男方和双方三种因素。

傣医将本病分为火塔不足型男性不育症、水塔不足型男性不育症和风塔火塔偏盛型男性不育症三个证型进行论治，主要治法分别为补益火塔，增力强精；滋补水塔，强精助育；清火解毒，调补四塔。

二、辨解帕雅（病因病机）

喃鞍宰（精子）与喃鞍英（卵子）的结合，需要即塔拢（风）的资助、火气的温煦、水血的滋润、土气的运载共同作用。生命产生后，是否能够健康地发育成人体，主要取决于父母，若父母健康，"巴敌先体"（精子和精液的总称），"勒央味"（月经和卵子的总称）的生命力就强。若先天四塔不足或后天功能失调，塔菲（火）不足则性欲低下，勃起困难、遗精、精冷、精弱；或塔喃（水、血）不足则精乏无子；塔拢（风、气）、塔菲（火）过盛则塔喃（水、血）不足，亦可精乏而无子。

三、诊查要点

（一）诊断依据

根据育龄夫妇同居 1 年以上，性生活正常，未采取任何避孕措施未育，结合实验室检查可明确诊断。

应详细了解患者的职业、既往史、个人生活史、婚姻史、性生活史，生殖器部位相关手术及外伤、感染史，以及过去精液检查结果和配偶健康状况等。还应了解有无与放射线、有毒物品接触史及高温作业史，有无腮腺炎并发睾丸炎病史，有无其他慢性病及长期服药情况，是否经常食用棉籽油，有无酗酒、抽烟习惯等；但部分患者因缺乏性生活基本知识，或由于男女双方盼孕心切造成精神过度紧张而致不孕，应进行耐心的开导。

（二）相关检查

1. 体格检查　注意检查第二性征及生殖器发育情况，外生殖器有无畸形、炎症、肿块、结节，有无乳房异常发育，有无隐睾、精索静脉曲张等。

2. 实验室检查　检查内容包括前列腺液常规、精子质量分析、精浆抗精子抗体、精子形态学检查、DNA 碎片率、血清抗精子抗体、性激素、甲状腺激素、支原体培养、衣原体检查、染色体检查。

3. 影像学检查　主要包括睾丸超声检查，考虑输精管梗阻时可行输精管造影检查。

4. 病理学检查　无精子症可进一步行双侧睾丸穿刺活检，以明确睾丸的生精功能（图 5-1）。

四、辨解帕雅多雅（病、证分类辨治）

（一）毛哆哩滚宰蛮不章米鲁塔菲软（火塔不足型男性不育症）

1. 夯帕雅（主症）　面色苍白，性欲低下，勃起困难、遗精，精冷无子，或精乏无子。

2. 辨解帕雅（病因病机）　患者先天塔都档细（四塔）不足或后天功能失调，塔菲（火）不足，则性欲低下，勃起困难、遗精、精冷、精弱；或塔喃（水、血）不足则精乏无子；风火不足，风气运行不畅，精失所固，故腰膝冷痛，畏寒怕冷，面色苍白，神疲乏力，少气懒言，舌淡、苔薄白，脉行细、弱、无力。

3. 平然（治则）　补益火塔，增力强精。

4. 多雅（治法）

内治法

①雅解沙把（百解胶囊），口服，每次 4～8 片，每日 3 次。

②雅想（增力胶囊），口服，每次 4～8 粒，每日 3 次。

③雅补塔菲（比比亮补火汤）：比比亮（红花丹）10g，哈芽旧雅（含羞云实根）30g，哈管底（三叶蔓荆根）30g，哈娜罕（羊耳菊根）30g，水煎服，每次 150mL，每日 3 次。

④伴勃起困难遗精者，用雅补漂（大力丸）：哈嘎沙乱（姊妹树根）、竹扎令（宽筋藤）、哈外郎（黑甘蔗根）、贺贵的罕（粉芭蕉根）各 15g，泡酒内服，每日 2 次。

（二）毛哆哩滚宰蛮不章米鲁塔喃软（水塔不足型男性不育症）

1. 夯帕雅（主症）　少气懒言，精神萎靡，形体瘦弱，筋骨无力，男子精液稀少，或伴口干舌燥，烦渴欲饮而不解，烦躁，心悸，不思饮食，头晕耳鸣，脉细小而无力等。

2. 辨解帕雅（病因病机）　塔都档细（四塔）夯塔档哈（五蕴）功能失调，水塔不足，塔喃（水血）不足，人体内维持生命延续的重要物质不足，故精子产生较少，或活力较弱不能与卵子结合。水血不足，不能滋养机体，则头晕、目眩鸣。水塔不足可见烦躁、口干舌燥。

3. 平然（治则）　滋补水塔，强精助育。

4. 多雅（治法）

内治法　雅喃软勒拢松（补水降压汤）加减。更拢良（腊肠树心）30g，嘿涛勒（鸡血藤）30g，故罕（当归藤）15g，邓嘿罕（定心藤）30g，怀免王（光钩藤）15g，嘿柯罗（青牛胆）10g，水煎服，每日3次，每次150mL。

（三）毛哆哩滚宰蛮不章米鲁塔拢塔菲想（风塔火塔偏盛型男性不育症）

1. 夯帕雅（主症）　性欲亢进，头目眩晕，耳鸣，小便黄，大便秘结，脉快有力。

2. 辨解帕雅（病因病机）　体内塔拢塔菲过盛，或因体内塔都档细（四塔）功能失调，塔拢塔菲偏亢，而见性欲亢进，小便黄，大便秘结；风塔偏盛而见头目眩晕，耳鸣。

3. 平然（治则）　清火解毒，调补四塔。

4. 多雅（治法）

内治法

①百解胶囊，口服，每次4～8粒，每日3次。

②雅麻贺龙（毒邪内消汤）加减：哈罕满（拔毒散根）30g，哈芽拉勐（草决明根）30g，哈迪告（藏药木根）15g，怀哦囡（牛膝）15g，怀哦龙（土牛膝）15g，水煎服，每日3次，每次150mL。

五、预防调护

1. 掌握性知识，性生活适度，学会预测排卵日期（排卵前2～3日至排卵后24小时内），性交次数适度，以增加受孕机会。

2. 调整生活方式，戒烟酒、戒毒，不食棉籽油等。

3. 积极加强锻炼，增强体质，纠正营养不良和贫血；积极治疗内科疾病。

4. 注意消除有害因素的影响，对接触放射线、有毒物品或高温环境而致不育者，可适当调整工作。

六、现代研究进展

导致男性不育的病因比较复杂，该病可由多种疾病或因素导致。临床中可分为少精子症、弱精子症、畸形精子症、无精子症。通常根据疾病、干扰因素或影响生殖环节的不同，分为睾丸前、睾丸和睾丸后三个因素，还有病因不明的特发性男性不育症。微量元素对于人体生殖功能有着重要影响，如缺乏锌对于人体生殖系统产生巨大影响，可导致男性生殖器官发育不良，降低精子的活力，机体分泌促性腺激素水平降低。免疫学因素导致抗精子抗体形成，抗体与精子发生抗原抗体反应，导致弱精子症出现。不良的生活习惯，如熬夜、吸烟、酗酒、吸毒、穿紧身裤、桑拿浴及久坐、缺乏运动等都会影响到精液质量。再者，辐射、环境污染等都可能对精子产生直接的毒性作用。

对于男性不育的治疗，应根据患者具体的生活习惯、工作环境等进行有针对性的生殖健康宣教，主张夫妻双方同时参与治疗的全过程，配偶也应进行全面的生殖评估。避免高温作业，避免接触有害毒物及放射性物质，远离强电离辐射；改善生活方式，如戒酒、戒烟，尽量不食用辛辣刺激食物、不熬夜，保持良好的生活作息及饮食习惯。其对男性精子质量的改善有着重要的作用。临床中可选择药物治疗、手术治疗或采用辅助生殖技术进行治疗。

对于少、弱、畸形精子症，临床上广泛使用药物治疗，因其无创伤、费用较少，患者易于接受，但临床中尚缺乏特异性药物，对因治疗往往能较好地改善精子质量。药物治疗应该至少覆盖 1～2 个生精周期（3～6 个月），同时进一步评价药物治疗的适应证和疗效。药物治疗一般包括基础性治疗，如抗氧化治疗、改善细胞能量代谢的治疗以及改善全身和生殖系统（睾丸附睾等）微循环的治疗。对因治疗，即对于有明确原因的男性不育症，进行针对性的药物治疗。如抗感染治疗，对于男性生殖系统感染（前列腺炎、尿道支原体、衣原体、附睾 - 睾丸炎、精囊炎等）进行治疗；内分泌治疗，如使用雌激素受体拮抗剂（临床常用的有氯米芬和他莫昔芬），生长激素等。其他的药物如非甾体抗炎药物、锌制剂、硒制剂、氨基酸、维生素 A、维生素 D、α 受体阻滞剂等，也均有文献报道，可改善精液质量、提高受孕率，但都缺乏大规模高级别的临床研究证据。因性功能障碍导致的男性不育症，应当明确病因后，根据具体的疾病进行治疗。手术治疗应当严格把握适应证，采取睾丸活检术、精索静脉曲张手术、显微输精管道吻合术等。辅助生殖技术日益进展，为男性不育的治疗，开辟了新的路径。

七、傣医医案选读

刀某，男，29 岁，已婚 3 年未育。患者已婚 3 年，婚后 1 年采取安全套避孕，2 年前开始备育，未采取任何避孕措施，女方未怀孕。女方在妇科规范全面检查未见异常，平素月经规律。患者本人性功能正常，有吸烟饮酒史，否认腮腺炎病史，无手术外伤史，否认家族遗传病史；曾在当地医院检查精液分析提示"精子浓度 36×10^6/mL，PR 26.36%，NP 3.22%，液化时间小于 60 分钟，精液量 2.5mL"，前列腺液常规提示"正常"，抗精子抗体阴性，染色体核型"46，XY"，支原体衣原体均阴性。来诊时见：未育，时有腰酸乏力，困倦，无其他不适，纳眠可，二便调，舌质暗，有齿痕，脉慢无力。傣医诊断为毛哆哩滚宰蛮不章米鲁塔菲软（火塔不足型男性不育症），治以调补四塔，增力强身。方用雅补塔菲（比比亮补火汤）加减：比比亮（红花丹）10g，哈芽旧雅（含羞云实根）30g，哈管底（三叶蔓荆根）30g，哈娜罕（羊耳菊根）30g，喃克（肉桂）10g，覆盆子30g，水煎服，每日3次，每次150mL。

思考题：

1. 男性不育症的病因病机是什么？
2. 男性不育症如何进行调护？

第六节 拢牛亨牛晒（尿石症）

一、概述

拢牛亨牛晒（尿石症）是指发生于肾、输尿管、膀胱、尿道的结石。

本病多因平素体内火塔过盛，积热于内，火盛则损伤水血而致血尿；热积体内，下犯下盘肾和膀胱，煎熬尿液而成石。

本病临床表现以腰痛、腹痛、小便热涩疼痛、血尿或尿中夹带砂石等症状为特征，分为发于肾和输尿管的上尿路结石和发于膀胱及尿道的下尿路结石。二者不仅结石发生的部位不同，而且在病因、年龄、性别、结石成分和预后等方面都有很大差别。

傣医将之分为火塔过盛型尿石症和风塔不足型尿石症两个证型进行论治。治疗以清火解毒，利尿化石；补气利水，化石止痛为主。

二、辨解帕雅（病因病机）

本病与患者体内火、土二塔偏盛，中盘壅塞，内生水湿之邪与火热之邪相合，下注下盘，煎熬尿液成为砂石有密切的关系。或因久病体虚，塔拢（风气）不足，无力运行水湿，水湿停积过久，凝结成石。

结石形成之后，又会阻碍下盘气道、血道、水道，使下盘的风塔、土塔、水塔等的功能受损，从而导致一系列肾结石的临床表现。而肾结石的其他并发症也主要与所形成的结石阻遏气道、水道等有关，在外感风热、风寒毒邪的作用下，导致机体出现一系列并发症如急性肾绞痛、急性肾盂肾炎等表现。

尿石症的形成和内部因素及外部因素密切相关。内部因素包括遗传、性别及年龄。外部因素则包括地理环境、气候与季节、水的摄入、饮食结构与微量元素、营养状况、职业、疾病状况和药物因素等。尿路结石的形成机制是各种致石原因最后作用于尿，使之发生量和质的变化。其形成机制一般有以下几种学说：Randall肾钙化斑学说、过饱和结晶学说、抑制剂学说、基质学说及促进剂学说。

三、诊查要点

根据本病临床表现和辅助检查可明确诊断。

（一）临床表现

拢牛亨牛晒根据结石大小、数目、继发炎症和梗阻程度等可表现为腰痛、腹痛、小便热涩疼痛、血尿或尿中夹带砂石等典型症状，严重时合并感染可伴有发热。

（二）辅助检查

1. 泌尿系超声检查 简便、经济、无创，可作为泌尿系结石诊断的常规检查方法。但对小结石及输尿管中下段结石的敏感性较低。

2. X 线检查 腹部平片（KUB）可确定结石的位置、形态和大小，约 90% 以上输尿管结石可在 KUB 上显影。但单纯的尿酸结石和基质结石不能透过 X 线，且易受腹腔气粪影的干扰。

3. 静脉泌尿系造影 如静脉尿路造影和逆行肾盂造影，可了解尿路的解剖结构，明确结石所在位置及尿路梗阻情况。

4. CT 检查 CT 检查分辨率较 KUB 高，不易受肠道气体干扰，不受结石成分、肾功能和呼吸运动的影响，并且能够对图像进行二维和三维重建。缺点在于对蛋白抑制剂相关结石和基质结石不显影。

5. MRI 检查 不作为泌尿系结石的首选检查，对妊娠期泌尿系结石妇女可作为二线检查手段，可鉴别妊娠期结石性梗阻和妊娠期生理性梗阻。

6. 内镜检查 用于超声检查难以确诊且不能接受放射线风险的患者。属于有创检查，需在麻醉下进行，不推荐常规应用。

7. 实验室检查
（1）尿常规检查 泌尿系结石可见红细胞增多，合并感染可见白细胞增多。
（2）尿细菌培养 有助于感染性结石的诊断。
（3）血常规检查 合并感染白细胞可有轻、中度增加，中性粒细胞常增多。
（4）肾功能检查 当肾功能受到损害时，血中的尿素氮、肌酐可有不同程度的增高。痛风的患者血尿酸增高。
（5）肾图 可了解分肾功能和各侧上尿路通畅的情况。

四、辨解帕雅多雅（病、证分类辨治）

（一）拢牛亨塔菲想（火塔过盛型尿石症）

1. 夯帕雅（主症） 尿频，尿急，尿痛，淋浊，血尿夹带砂石，小腹拘急坠胀或见发热，腰痛，身倦乏力，肾区叩击痛，舌质红，苔黄腻或薄黄而腻，脉行快而不畅。

2. 辨解帕雅（病因病机） 本病的发生主要为平素喜食香燥、性热、酸辣之品，体内塔菲（火）过盛，或感受外在的帕雅拢皇（热风毒邪），内外热毒邪气相合，更加损伤水塔，水塔不足，不能制火，煎水为石。塔菲（火）过盛，侵犯下盘而见尿频，尿急，尿痛，淋浊，小腹拘急坠胀，肾区叩击痛，舌质红；感受外在的帕雅拢皇（热风毒邪）而见发热，腰痛，身倦乏力，苔黄腻或薄黄而腻；热积体内，下犯下盘肾和膀胱，煎熬尿液成石则见血尿夹带砂石，脉行快而不畅。

3. 平然（治则） 清火解毒，利尿化石。

4. 多雅（治法）

内治法

①盖贯累牛化石汤：嘿盖贯（倒心盾翅藤）30g，哈累牛（野芦谷根）30g，芽糯苗（肾茶）15g，帕夯喃（蛤蟆花）15g，哈麻电（圆锥南蛇藤根）20g。每日1剂，水煎取600mL，分早、中、晚3次餐后温服。

②埋过干呆（水红木）30g，结呆盖（鸡内金）50g，哈哈（白茅根）30g，哈累牛（野芦谷根）30g，芽糯妙（肾茶）30g，每日1剂，水煎取600mL，分早、中、晚3次餐后温服。

③芽糯妙（肾茶）15g，嘿贯盖（倒心顿翅藤）30g，淡竹叶15g，每日1剂，水煎取600mL，分早、中、晚3次餐后温服。

④哈香帕（泽兰根）15g，哈罕满（拔毒散根）15g，蒿根15g，罗罕（红花）5g，水煎服，每日3次，每次150mL。

⑤更习列（黑心树根）、沙梗（光叶巴豆）等量。碾细粉，每次服3～5g，每日3次，用喃篷（蜂蜜）水送服。

⑥楠楞嘎（木蝴蝶树皮）、哈芽憨火（牛尾巴蒿根）、亨章（大狗响铃）各15g，水煎服，每日3次，每次150mL。

⑦哈哈（白茅根）30g，埋过干呆（水红木）30g，哈累牛（野芦谷根）30，芽夯燕（马鞭草）15g，芽糯妙（肾茶）30g，水煎服，每日3次，每次150mL。

⑧雅牛斤（血尿清）。罗爽龙（栀子花）15g，贺罗呆亨（黄姜花根）15g，吻牧（苦藤）15g，内菲（棉花籽）15g，水煎服，每日3次，每次150mL。

（二）拢牛亨塔拢软（风塔不足型尿石症）

1. 夯帕雅（主症） 尿频、尿急、尿痛、尿混浊，血尿带夹沙石，小腹拘急坠胀或见腰腹隐痛，面色少华，少气乏力，精神萎靡，肾区叩击痛，舌质红淡、边有齿痕，脉行快、细、无力。

2. 辨解帕雅（病因病机） 本病的发生主要由于平素喜食香辣燥热之品，塔菲（火塔）过盛，加之因久病体虚，塔拢（风气）不足，无力运行水湿、排除热毒，煎熬尿液，日积月累，结成沙石，尿频、尿急、尿痛、尿混浊，血尿夹带沙石。塔拢（风气）不足，则面色少华，少气乏力，精神萎靡。

3. 平然（治则） 补气利水，化石止痛。

4. 多雅（治法）

内治法

①雅解沙把（百解胶囊），口服，每次 4～8 粒，每天 3 次。

②雅牛亨（石得化）加味：哈累牛（野芦谷根）20g，哈扁（三叶五加根）20g，芽对约（含羞草）15g，芽英热（车前草）20g，结呆盖（鸡内金）50g，芽楠嫩（荷包山桂花）30g，黄芪30g，每日 1 剂，水煎取 600mL，分早、中、晚 3 次餐后温服。

③小腹拘急坠胀或见腰腹隐痛、精神萎靡、肾区叩击痛，上方加雅解先打（傣百解）15g，嘿盖贯（倒心盾翅藤）30g，芽英热（车前草）20g，盖嘿（通血香）30g，煎汤送服雅叫哈顿（五宝药散）。

五、预防调护

1. 以预防为主，根据尿石成分分析结果有的放矢地制定预防措施。

2. 增加营养及调整饮食结构。

3. 大量饮水，饮水对预防尿石复发是十分有效的。多饮水可以增加尿量（应保持每日尿量在 2000～3000mL），显著降低尿石成分（特别是草酸钙）的饱和度。

4. 积极治疗造成结石形成的疾病，如原发性甲状旁腺功能亢进、尿路梗阻、尿路感染等。

5. 定期复查。

六、现代研究进展

泌尿系结石包括肾结石、输尿管结石、膀胱结石和尿道结石。现代研究认为其病因与自然环境、社会经济环境、遗传因素、营养水平、代谢异常、尿路梗阻（先天性和后天性），尿路感染密切相关。其发病机制有过饱和结晶学说、晶体诱导肾损伤学说、肾乳头内直小管损伤学说、解剖结构异常学说、尿液抑制因子缺乏或异常学说、Randall斑学说、基质成石学说、取向附生学说。

泌尿系结石的治疗主要有：

1. 药物治疗　包括药物促排如 α 受体阻滞剂、钙通道抑制剂、5 型磷酸二酯酶抑制剂和激素类药物，促进结石自行排出并减少排石过程中的肾绞痛发作；药物溶石如碱性枸橼酸钠、枸橼酸氢钾钠或碳酸氢钠等对尿液进行碱化以达排石目的。

2. 体外冲击波碎石治疗（ESWL）　适用于直径 ≤ 20mm 的肾盂及肾中、上盏结石及直径 <10mm 的输尿管结石，而肾下盏结石 ESWL 治疗无石率较低，不推荐。

3. 输尿管镜碎石取石术（URS）　包括输尿管硬镜和输尿管软镜碎石取石术，适用于输尿管结石和直径 <3cm 的肾结石。

4. 经皮肾镜碎石取石术（PCNL）　适用于铸型结石、有症状的肾盏憩室结石、ESWL 和输尿管镜治疗失败的结石、移植肾脏结石。

5. 腹腔镜/开放手术　在多个治疗方式失败后，可选择腹腔镜手术或腹腔镜结合开放手术。

6. 腹腔镜治疗 适用于复杂成分结石、肾脏或集合系统解剖结构异常、高复发率结石及经过多次其他手术治疗仍未完全清除结石的患者。

名老傣医康朗香老师常建议结石横径在 0.7cm 以上的有较大结石患者在接受体外冲击碎石治疗 1 次以上之后，用他自拟的治疗结石方剂"雅拢牛"进行内服治疗。雅拢牛方是由嘿盖贯（倒心盾翅藤）30g、哈累牛（野芦谷根）30g、芽糯妙（肾茶）20g、咪火哇（山大黄）20g 所组成的。将上 4 味药加水适量煎服，每日 3 次，100mL/ 次，连服 15 天。上述 4 味药中，由于芽糯妙（肾茶）味苦，气清香，性凉，入水、土塔，具有清火解毒、利尿排石、凉血止血的功效；咪火哇（山大黄）味苦，性寒，入风、火、水、土塔，具有清火解毒、消肿止痛、排脓生肌、止咳化痰的功效。在本方中其起到清热除湿、利尿通淋的作用，故作为本方的主药。嘿盖贯（倒心盾翅藤）味淡、微苦，性寒，入水塔，具有清火解毒、利水排石的功效，主要用于淋证（尿血、沙尿、石尿、白尿等）、水肿病、前列腺炎、恶露不尽等的治疗；野芦谷根味甜、淡，性凉，入水、土塔，具有清火解毒、利水消肿、利尿化石的功效，用于治疗泌尿系感染，肾石症引起的小便热涩淋痛、尿夹沙石，水肿病，性病等，在本方中起到化石通淋的功效，能辅助主药起到清热除湿、化石通淋的作用，故用为本方的辅药。上述四药合用可以起到清热除湿、化石通淋之功效，切合肾结石（拢牛亨牛晒）的病机，故特别适合于该病的治疗。在临证之时，对于尿血严重的患者加哈发（棉草根）30g、嘿涛勒（凤庆鸡血藤）15g，伴肾积水者加埋过干呆（灰灰叶）30g、先勒（十大功劳）15g、淡竹叶 10g。在这些傣药之中哈发（棉草根）入水、风塔，味苦、甜、微涩，性凉，具有清火解毒、利尿排石、活血化瘀、止咳平喘之功，用于治疗急慢性支气管炎、支气管炎所引起的咳嗽、六淋证（血尿、尿血、脓尿、沙尿、石尿、乳糜尿）等所引起的尿频、尿急、尿痛或小便热涩点滴难下，水肿病，跌打损伤等病证；嘿涛勒（凤庆鸡血藤）味苦、涩，性凉，入土、水塔，具有清火解毒、补血止血、止泻痢之功，主治腹痛腹泻，赤白下痢（拢蒙沙嘿），产后体弱多病（割鲁了多温多约）等病证。这两种傣药合用可以起到较明显的清火凉血止血的作用，故康朗香老傣医在治疗肾结石时如遇到患者的尿血症状比较明显，经常会加用这两味傣药进行治疗。灰灰叶（埋过干呆）微涩，平，入水、土塔，具有清火解毒、利水通淋、止泻止痛之功效，常用于六淋证患者出现的尿频、尿急、尿痛、脓尿、血尿、尿血、沙石尿、白尿等症状的治疗，还可用于水肿病及腹痛腹泻等的治疗；先勒（十大功劳）味苦，性凉，入土、水塔，有清火解毒、利胆退黄的功效，主治黄疸（拢案答勒），小便热涩疼痛、尿路结石（拢牛哈占波），口舌生疮，疔疮痈疖脓肿（兵洞飞暖龙），腹痛腹泻，赤白下痢（拢蒙沙嘿）等病证；淡竹叶味甘、淡，性寒，归心、肾经，具有清心火、除烦热、利小便的功效，常用来治疗热病口渴，心烦，小便赤涩，淋浊，口糜舌疮，牙龈肿痛等症。

七、傣医医案选读

岩某，男，37 岁，傣族，农民。诉右侧腹痛 1 天，血尿 2 小时，患者腹痛剧烈，右侧腹部叩击痛明显，舌质红、苔黄腻、脉数。B 超示右侧输尿管下段结石（直径约

0.4cm）。傣医辨证认为患者平素喜食香燥性热酸辣之品，体内塔菲（火）偏盛，加之感受外在的帕雅拢皇（热风毒邪），内外热毒邪气相合，更加损伤水塔，水塔不足，不能制火，火塔过盛，火煎尿液为石而致。治疗予嘿盖贯（倒心盾翅藤）50g 开水冲泡，送服五淋化石胶囊每次 8 粒，每日 3 次。治疗期间嘱其多饮水，服用 1 个疗程后，疼痛全部消失，B 超检查未见结石。

思考题：

1. 尿石症的主要临床特点是什么？
2. 如何预防尿石症？

第六章 骨伤科疾病 ▷▷▷

【学习目的】

通过本章节学习，应能说出骨伤科常见疾病的病因病机、临床特点、诊查要点，以及病、证分类辨治。同时，能根据患者的具体情况，选择正确的内外治疗措施，并对所患疾病进行适当的预防调护。同时在诊疗中，要注意人文关怀及掌握傣医特色的治疗方法及治疗思想。

【学习要点】

本章节主要论述临床常见的具有代表性的骨伤科疾病。通过本章节的学习，对常见骨伤科疾病：阻伤（软组织损伤）、路哈（骨折）、凹化（脱位）、接腰（腰痛）、弯梅或路糯接弯（颈椎病）、拢梅兰申（骨关节炎）、路想（骨结核）等疾病的定义、发病机制以及治疗原则应重点学习，对疾病的现代研究进展也应有适当了解。

第一节 骨伤科疾病概述

骨伤科疾病是指发生在人体皮、肉、筋、骨的损伤与疾患，是人们在生产生活中常见的外伤类疾病。主要通过外力作用或长期劳作、劳损引起，发病率高，有一定的致残率，越来越引起人们的重视。

傣医对骨伤科疾病的认识及治疗起源很早，历史悠久，源远流长，是傣族人民长期与骨病疾患做斗争的经验总结，具有丰富的学术内容和卓著的医疗成就。在《傣族古歌语》中就有《拔刺歌》《虎咬人》等有关外伤的记载。傣族先民还发现某些植物的叶片、花朵、果实、植株、块根等不仅可以果腹充饥，而且还有止痛、止血、解毒等作用。比如在实践中发现了"光冒呆"有治疗跌打外伤、接骨的作用，文尚海（百样解）有解毒作用等。相传在3000年前傣族民间的8位名医中，帕牙比沙奴创制了"雅麻哈比扎哈聋"，用于治疗风湿麻木、关节疼痛、腰痛等疾病。傣医最早的人体解说著作《嘎牙山哈雅》中记载，人体有300块骨，50根筋，60根小筋（最细的有7000根），500万根头发，900万根毫毛，20片指甲，32颗牙齿，为骨伤科疾病的诊治提供了解剖基础。《嘎比迪沙迪巴尼》一书广泛涉及内、妇、儿、外伤科病证和一些疑难杂症。

【病因病机】

骨伤科疾病的发生，主要为体内夯塔档哈（五蕴）、塔都档细（四塔）功能失调，塔菲（火）、塔拢（风、气）不足，塔喃（水）过盛，加之外感"帕雅拢嘎"（冷风寒湿之邪）和"帕雅拢皇"（热风毒邪），或外力作用于机体，或劳累日久，伤筋损骨，内外相合，阻滞气血运行，气血不通，不通则痛。病理可将其分为"四塔"功能的"不足、偏衰"或"偏盛、过盛"，治疗用补风调火、补土调火等方法。由于各个疾病在临床表现及发病机制中存在一定差异，其病因病机将在具体疾病中进行阐述。

【治疗】

通过长期医疗实践经验的积累，傣医探索出了一些治疗骨伤病证的有效方药，如雅拢旧（风痛丸）为传统经方，相传已有 2000 多年的悠久历史，能疏风活血、解痉止痛，用于各种痛证。雅罕接片（除风止痛片）能清热解毒、消肿止痛、除风活血，用于治疗老年性腰腿、肩背酸麻胀痛、外伤后瘀血疼痛等疾病。

傣医擅长运用傣医传统特色疗法，以西医学诊断为依据，治疗上注重使用傣医独特的方法及药物，体现傣医、西医学结合的特色，对各种骨伤病证如阻伤（软组织损伤）、路哈（骨折）、接腰（腰痛）等疾病的治疗，多采用暖雅（睡药疗法）、果雅（包药疗法）、闭诺（推拿按摩疗法）、过（拔罐疗法）等，临床有较好的疗效。

骨伤科疾病在临床中表现多样，不同的疾病及不同的时期应采用不同的治疗方法。必要时，应该配合西医学进行手术治疗。

第二节　阻伤（软组织损伤）

一、概述

阻伤（软组织损伤），指人体某些筋脉、关节、肌肉受外来暴力的撞击、强烈扭转、牵拉压迫或因跌仆闪挫等因素所引起的无骨折、脱位或皮肉破裂的损伤。本节特指急性软组织损伤。

本病因受外来暴力，体内塔都档细（四塔）、夯塔档哈（五蕴）功能失调，水血不行而导致。

本病以受伤局部瘀斑、肿胀、疼痛和功能障碍等为特征。傣医将之分为风塔不足型软组织损伤和水塔过盛型软组织损伤两种证型进行论治，治以补风调火，利血行水；补土调火，行血利水为法。诊疗时应注意有无合并其他内脏损伤。

二、辨解帕雅（病因病机）

本病多因受外来暴力的撞击、强烈扭转、牵拉压迫或因跌仆闪挫等因素而致筋脉、关节、肌肉损伤后导致体内塔都档细（四塔）、夯塔档哈（五蕴）功能失调，气血瘀滞，气不通则血不行，不通则痛，故出现肿胀、瘀斑、疼痛、活动受限等症状。

软组织损伤一般是受外来的机械压力的作用，当机械压力达到一定的强度而诱发损伤，产生症状。一般可分为急性损伤和慢性积累性损伤两大类。当软组织受到钝性或锐性暴力损伤时，可以引起局部软组织（包括皮肤、皮下组织、肌肉，其中包含有神经、血管和淋巴组织）的挫伤及裂伤。

三、诊查要点

阻伤（软组织损伤）是临床常见骨伤科疾病。本病有明确的外伤史，典型表现为局部疼痛、压痛、瘀血、肿胀和功能活动受限。本病应注意同骨折相鉴别，可根据外伤史、症状（罕帕雅）及辅助检查来明确诊断。

（一）临床表现

有外伤史，局部压痛、瘀血、疼痛、肿胀、功能活动受限等症状。以肿胀、疼痛为主要表现。急性期局部可见瘀斑、肿胀，疼痛剧烈（图6-1）。晚期可能出现肌肉、肌腱粘连、缺血痉挛，关节周围炎，甚至引起关节僵直等。

（二）相关检查

1. 体温 一般损伤体温不高，损伤严重者会伴有发热，体温一般不超过38℃，脉搏正常或偏快，呼吸正常或疼痛明显者呼吸增快。

2. 血常规 一般正常，或白细胞轻度升高，严重者会伴有红细胞、血红蛋白持续下降，出现贫血。

3. X线、CT检查 提示损伤周围可见软组织肿胀影。

四、辨解帕雅多雅（病、证分类辨治）

（一）风塔不足型阻伤（风塔不足型软组织损伤——急性期）

1. 夯帕雅（主症） 局部肿胀较轻、无瘀斑或轻度瘀斑，无张力性水疱，疼痛较重，关节活动受限。舌质淡红、苔薄白，脉行快。

2. 辨解帕雅（病因病机） 本病多因受外来暴力的撞击，强烈的扭转等暴力原因导致体内塔都档细（四塔）、夯塔档哈（五蕴）功能失调，水血不行，不能滋养肌肉、筋骨，五蕴受损，故见疼痛不适。

3. 平然（治则） 补风调火，利血行水。

4. 多雅（治法）

（1）内治法 光冒呆消肿止痛汤。光冒呆（黑皮跌打）15g，竹扎令（宽筋藤）15g，更拢良（腊肠树心）10g，嘿亮龙（大血藤）30g，更方（苏木）15g，罗罕（红花）5g，哈妹滇（鱼子兰）15g，盖嘿（通血香）30g，怀免王（钩藤）15g。水煎服，每日3次，每次150mL。

（2）外治法 果雅（包药疗法）。取里罗（文殊兰）、芽沙板（除风草）、莫哈朗（大驳骨丹）、莫哈蒿（鸭嘴花）、芽英热（车前草）、摆更方（苏木叶）各60g，切碎舂细，加劳（酒）炒热后取适量外包患处，每次6～8小时，每日换药1次，7天为1个疗程，一般以2个疗程为宜。

（二）水塔过盛型阻伤（水塔过盛型软组织阻伤——瘀肿期）

1. 夯帕雅（主症） 局部肿胀、瘀斑明显，或伴有局部张力性水疱，疼痛较轻，关节活动受限。舌质暗紫、苔薄白，脉行快。

2. 辨解帕雅（病因病机） 本病多因机体受外来暴力的撞击、强烈扭转等暴力外伤后 2～3 天，出现塔都档细（四塔）、夯塔档哈（五蕴）功能失调，水血行不畅，筋脉受阻，故见局部肿胀、瘀斑明显，疼痛不适。

3. 平然（治则） 补土调火，行血利水。

4. 多雅（治法）

（1）内治法　嘿罕盖活血化瘀汤。盖嘿（通血香）30g，更方（苏木）15g，罗罕（红花）5g，竹扎令（宽筋藤）15g，嘿蒿莫（滑叶藤仲）20g，光三哈（三台红花）5g，嘿涛勒（鸡血藤）15g。水煎服，每日 3 次，每次 150mL。

（2）外治法

①闭诺（推拿按摩疗法）：损伤 2～3 天后，进行局部按摩 15～30 分钟。手法以轻揉为主，涂搽外用追风镇痛药酒，每日进行推拿按摩 1 次，连用 7 天。

②过（拔罐疗法）：在患处用梅花针或采血针轻刺患处至出微血后拔罐，留罐 10～15 分钟，可根据病情在不同部位重复治疗 3～5 次。

③果雅（包药疗法）：取摆故罕（小叶信筒叶）、莫哈爹（小驳骨丹叶）、光冒呆（黑皮跌打）、帕崩板（平卧土三七）、英热（车前草）、芽沙板（除风草）各 60g，切碎舂细，加劳（酒）炒热后取适量外包患处，每次 6～8 小时，每日换药 1 次。

五、预防调护

1. 清淡饮食，忌食酸笋类食物。

2. 注意动、静结合配合治疗，伤处制动休息。若受伤部位为四肢，需抬高患肢，若为腰背部受伤，应卧硬板床，护腰带固定腰部，腰部制动 3～5 天。局部肿胀消失后，可逐渐进行损伤肢体肌力、关节活动度、平衡及协调性、柔韧性的训练。

3. 观察肢体肿胀情况及肢端血运情况。

4. 包药时，严格掌握其适应证，冷包适用于新伤 24 小时以内的软组织损伤，热包适用于损伤 24 小时以后。

5. 做好患者的情志疏导和生活护理，避免患者产生焦虑情绪和恐惧心理，使患者积极配合治疗及护理。

六、现代研究进展

软组织挫伤一般是受外来的机械应力的作用，当机械压力达到一定的强度而诱发损伤，产生症状。一般可分为急性损伤和慢性积累性损伤两大类。当软组织受到钝性或锐性暴力损伤时，可以引起局部软组织（包括皮肤、皮下组织、肌肉，以及其中包含的神经、血管和淋巴组织）的挫伤及裂伤。人体软组织损伤是人类运动系统中的一种常见病。软组织的损伤可因急性损伤和慢性积累性损伤导致，可出现颈肩背腰腿及四肢的不同情况、不同程度的不适，近几十年来，研究发现许多病证的很大部分症状来源于软组织的肌肉、韧带、筋膜、脂肪、关节囊、神经、血管等受损后直接导致，危害甚大。

软组织损伤的传统治疗指导思想可总结为"PRICE"——Protection（P，保护），Rest（R，制动休息），Ice（I，冷疗），Compression（C，加压包扎）和Elevation（E，抬高患肢），但未能体现早期介入康复治疗的重要性。一些学者明确提出"POLICE"处理原则—Protection（P，保护），OptimalLoading（OL，最适负荷），Ice（I，冷疗），Compression（C，加压包扎）和Elevation（E，抬高患肢），指导方法的转变体现运动康复的早期介入和个性化的新理念。功能训练贯穿整个闭合性软组织运动损伤的治疗过程，早期的最适负荷也是功能训练的一种体现。功能训练弥补了因损伤无法锻炼的训练空白，提高个体的运动潜力，促进肢体功能恢复。研究显示，物理治疗结合功能训练可预防运动损伤，提高运动员专项技术能力。

七、傣医医案选读

李某，男，21岁，因走路时不慎扭伤右踝部，当即出现疼痛，肿胀，活动受限，曾用"云南白药喷雾剂"喷患处，疗效不佳，前来就诊。症见：右踝部肿胀，疼痛，活动受限，舌质淡，苔白腻，脉行不畅。根据临床表现，傣医诊断为哈摆花摆代阻伤（右踝关节软组织损伤）。治疗：果雅（包药疗法），取里罗（文殊兰）60g，芽沙板（除风草）60g，莫哈朗（大驳骨丹）60g，摆莫哈蒿（鸭嘴花叶）60g，帕崩板（平卧土三七）60g，抱冬电（薇子）60g。切碎、舂烂、炒热加酒适量，取适量外包患处3次，疼痛、肿胀改善。

思考题：

1. 软组织损伤的主症是什么？
2. 如何对软组织损伤患者进行调护？

第三节　腰连（急性腰部软组织损伤）

一、概述

腰连（急性腰部软组织损伤）是常见的急性软组织损伤，指腰部直接或间接地受到外来暴力的突然刺激、撞击、扭闪或过分牵拉时造成腰部某些组织损伤。腰部软组织包括参与支配脊柱运动的肌肉、肌腱和连接椎体的各条韧带及筋膜、滑膜等。

本病因腰部受外来暴力的撞击、强烈扭转、牵拉压迫或因跌仆闪挫等因素而致筋脉、关节、肌肉损伤，体内塔都档细（四塔）、夯塔档哈（五蕴）功能失调，水血不行而导致。

本病多见于青壮年，临床表现以受伤后腰部疼痛、活动受限等为特征。腰部僵硬，腰肌紧张，不能挺直，仰俯转侧均感困难，腰部活动受限，严重者不能坐立、行走甚或卧床难起，有时伴下肢牵涉痛。

傣医将本病分为风塔不足型腰部软组织损伤和水塔过盛型腰部软组织损伤两个证型进行论治。在治疗上采用傣药内服、外敷，傣、西医学相结合的治法，治以补风调火，利血行水；补土调火，行血利水为主。

二、辨解帕雅（病因病机）

本病多因腰部受外来暴力的撞击、强烈扭转、牵拉压迫或因跌仆闪挫等因素而致筋脉、关节、肌肉损伤，导致体内塔都档细（四塔）、夯塔档哈（五蕴）功能失调，水血不行，不通则痛，故出现腰部疼痛、活动受限等症状。

急性腰部软组织损伤是腰部突然受外力作用，引起腰部肌肉、韧带的损伤，而产生以腰痛为主要表现的疾病。本病为持续性疼痛，咳嗽、打喷嚏等用力时均可使疼痛加剧。

三、诊查要点

（一）临床表现

本病有明显外伤史，伤后腰部一侧或两侧即出现剧痛，腰肌紧张，僵硬，活动受限，腰背肌和臀肌紧张痉挛，或可触及条索状反应物，腰部一侧或两侧有压痛及叩击痛。患者常保持一定强迫姿势，常以手按住腰部，借以防止因活动而发生更剧烈的疼痛，其疼痛可因活动、咳嗽、深呼吸而加剧，可伴有下肢牵涉痛，甚者不能坐立，除了暴力撞击时，局部肿胀多不明显。

（二）相关检查

1. 体温　一般损伤体温不高，损伤严重者会伴有发热，体温一般不超过38℃，脉搏正常或偏快，呼吸正常或疼痛明显者呼吸增快。

2. 血常规　一般正常，或白细胞轻度升高。

3. X线、CT检查　提示腰椎生理曲度变直，或脊柱侧弯，损伤严重者腰部周围可见软组织肿胀影。

四、辨解帕雅多雅（病、证分类辨治）

（一）风塔不足型腰连（风塔不足型腰部软组织损伤——急性期）

1. 夯帕雅（主症）　腰部局部轻度肿胀、无瘀斑或轻度瘀斑，腰部一侧或两侧有压痛及叩击痛，腰部强迫体位，腰椎屈伸、旋转活动受限。舌质淡红、苔薄白，脉行快。

2. 辨解帕雅（病因病机）　本病腰部多因受外来暴力撞击、强烈扭转等暴力原因导致体内塔都档细（四塔）、夯塔档哈（五蕴）功能失调，水血不行，不能滋养肌肉、筋骨，五蕴受损，故见疼痛不适，活动严重受限。

3. 平然（治则）　补风调火，利血行水。

4. 多雅（治法）

（1）内治法　光冒呆消肿止痛汤。光冒呆（黑皮跌打）15g，竹扎令（宽筋藤）15g，更拢良（腊肠树心）10g，嘿亮龙（大血藤）30g，更方（苏木）15g，罗罕（红花）5g，哈妹滇（鱼子兰）15g，盖嘿（通血香）30g，怀免王（钩藤）15g，水煎服，每日3次，每次150mL。

（2）外治法　果雅（包药疗法）。取里罗（文殊兰）、芽沙板（除风草）、莫哈朗（大驳骨丹）、莫哈蒿（鸭嘴花）、芽英热（车前草）、摆更方（苏木叶）各60g，切碎春细，加劳（酒）炒热后取适量外包患处，每次6～8小时，每日换药1次，7天为1个疗程，一般以2个疗程为宜。

（二）水塔过盛型腰连（水塔过盛型腰部软组织损伤——淤肿期）

1. 夯帕雅（主症）　腰部局部肿胀、瘀斑明显，腰部一侧或两侧有压痛及叩击痛，腰椎屈伸、旋转活动不利。舌质暗紫、苔薄白，脉行快。

2. 辨解帕雅（病因病机）　本病多因机体受外来暴力撞击、强烈扭转等外伤，2～3天后出现塔都档细（四塔）、夯塔档哈（五蕴）功能失调，水血行不畅，筋脉受阻，故见腰部肿胀、皮肤青紫瘀斑明显，疼痛不适等症状。

3. 平然（治则）　补土调火，行血利水。

4. 多雅（治法）

（1）内治法　嘿罕盖活血化瘀汤。盖嘿（通血香）30g，更方（苏木）15g，罗罕（红花）5g，竹扎令（宽筋藤）15g，嘿蒿莫（滑叶藤仲）20g，光三哈（三台红花）5g，嘿涛勒（鸡血藤）15g，水煎服，每日3次，每次150mL。

（2）外治法

①果雅（包药疗法）：取摆故罕（小叶信筒叶）、莫哈爹（小驳骨丹叶）、光冒呆（黑皮跌打）、帕崩板（平卧土三七）、芽英热（车前草）、芽沙板（除风草）各60g，切碎春细，加劳（酒）炒热后取适量外包患处，每次6～8小时，每日换药1次。

②闭诺（推拿按摩疗法）：手法以轻揉为主，损伤3～5天后进行，局部按摩15～30分钟，每日进行推拿按摩1次，连用7天。

③过（拔罐疗法）：在患处用梅花针或采血针轻刺患处至出微血后拔罐，留罐10～15分钟，可根据病情在不同部位重复治疗3～5次。

五、预防调护

1. 卧硬板床休息，腰部制动3～5天。

2. 腰部局部保暖。腰部护腰带固定1～2周。

3. 症状缓解后，逐步加强腰部功能锻炼。

4. 清淡易消化饮食。

六、现代研究进展

急性腰部软组织损伤的治疗方法主要是治疗性处理，包括药物治疗、理疗等手段及贯穿整个治疗过程的康复训练，对急性腰部软组织损伤的恢复都有重要的积极作用。现代研究表明，急性腰部软组织损伤后，积极、有效地处理，可以提高其治疗效果。

1. 冷疗　在损伤后 24 ~ 72 小时使用，是早期处理急性闭合性软组织损伤的关键措施。冷疗可收缩局部血管，减少出血和渗出，减轻炎症反应，降低神经传导速度，改变疼痛阈值，减轻肿胀，降低组织的代谢率，减少组织对氧和营养物质的需求量。冷疗包括传统的局部冰水浴、冰袋、冰按摩和局部喷制冷剂和新型冷疗的冷水浴，全身超低温冷疗技术。

2. 口服非甾体类抗炎镇痛药　具有抗炎、镇痛、解热等功效。主要通过抑制环氧化酶 -2 的活性达到消炎作用，分为非选择性和选择性环氧化酶抑制剂，常用的药物有对乙酰氨基酚、塞来昔布，双氯芬酸等。

3. 局部痛点封闭　适用于肌肉韧带损伤、肌腱炎、滑囊炎等炎症反应期和反应前期。常用糖皮质激素配合利多卡因局部注射，具有抗炎、迅速缓解局部疼痛的作用，但是封闭使用频繁可以产生局部肌腱钙化等不良作用。

4. 物理治疗　理疗包括声、光、电、磁等治疗手段，具有促进抗炎镇痛，促进损伤部位血液循环等功效。

七、傣医医案选读

岩某，男，33 岁，因劳动抬重物时，不慎伤及腰部，当时感腰部剧痛难忍，活动受限，不能挺立行走，由朋友送来医院就诊，经 X 线检查腰椎骨质无异常。根据临床表现，傣医诊断为腰连（急性腰部软组织损伤），治疗以消肿止痛，活血化瘀为主。果雅（包药疗法）：取里罗（文殊兰）、芽沙板（除风草）、莫哈朗（大驳骨丹）、莫哈蒿（鸭嘴花）、芽英热（车前草）、平卧土三七（帕蚌板）、抱冬电（薇子）、摆更方（苏木叶）各 60g。切碎舂细，加酒炒热后取适量外包患处 7 次，每日换药 1 次。配合针刺、拔罐、推拿治疗而获效。

思考题：

1. 急性腰部软组织损伤的主症是什么？
2. 如何对急性腰部软组织损伤患者进行调护？

第四节　路哈（骨折）

一、概述

路哈（骨折），指骨质的连续性或完整性发生完全或部分中断。分为外伤性骨折和病理性骨折两大类。本节主要论述外伤性闭合性骨折。

本病因机体不能承受间接或直接外力的作用，而导致骨质的连续性或完整性发生完全或部分中断，引起塔都档细（四塔）、夯塔档哈（五蕴）功能失调，出现畸形，因瘀血阻滞气血运行而见局部疼痛、瘀斑等。

本病临床表现以畸形、异常活动、骨擦音或骨擦感、局部疼痛、肿胀和功能障碍为特征。诊疗时应注意有无合并其他内脏损伤。

傣医将其分为风塔不足、水塔过盛型骨折、土火塔不足型骨折和风火塔不足型骨折三个证型进行论治。治疗以补风利水，行血止痛；补土调火，行血利水；补风益火，续筋接骨为主。治疗时首先辨别其为局部损伤还是整体损伤，然后采取外伤与内损兼顾，局部与整体并重，固定与活动统一，动静结合，筋骨并重，内外兼治的方法进行治疗。

二、辨解帕雅（病因病机）

本病因机体受间接或直接外力作用后，不能承受而导致骨质的连续性或完整性发生完全或部分中断，引起塔都档细（四塔）、夯塔档哈（五蕴）功能失调，出现畸形。因瘀血阻滞气血运行而见局部疼痛、瘀斑或并见脏腑损伤，呕血、吐血、便血甚或死亡等。

骨折是由直接暴力作用受伤部位导致，常伴有不同程度的软组织损伤。由间接暴力通过传导、杠杆、旋转和肌肉收缩，可使肢体受伤部位的远处发生骨折。

三、诊查要点

路哈（骨折）典型症状为受伤部位出现畸形、骨响、异常骨动，同时伴有疼痛、肿胀、活动功能障碍。可根据外伤史，临床全身表现和局部的症状以及 X 线检查而明确诊断。

（一）临床表现

有外力作用的受伤史，有疼痛、肿胀、活动功能障碍和骨折（路哈）特有的畸形、骨响、异常活动等表现。

（二）相关检查

1.体温　不高或偏高（37 ～ 38.5℃），脉搏偶有加快，呼吸正常或疼痛明显者呼吸加快。骨折后一般体温正常，出血量较大的骨折可出现低热，体温一般不超过38℃，开放骨折出现高热时应考虑感染的可能。

2.血常规　根据损伤程度，红细胞、血红蛋白、白细胞、红细胞沉降率会出现异常改变。

3.X 线、CT 检查　可见骨连续性中断，可发生骨折成角、侧方、短缩等移位影像。

四、辨解帕雅多雅（病、证分类辨治）

（一）路哈兵迈改泵（风塔不足水塔过盛型骨折——急性期）

1. 夯帕雅（主症） 局部肿胀、疼痛、畸形，活动功能障碍，可触及骨折端和骨擦感。舌质淡红、苔薄白，脉弦涩。

2. 辨解帕雅（病因病机） 本病多因受外来暴力的撞击、强烈扭转等暴力原因导致体内塔都档细（四塔）、夯塔档哈（五蕴）功能失调，水血不行，不能滋养肌肉、筋骨，五蕴受损，故见疼痛不适。

3. 平然（治则） 补风利水，行血止痛。

4. 多雅（治法）

（1）内治法 嘿亮浪消肿止痛汤。嘿亮浪（止血藤）30g，贺波亮（小红蒜）15g，邓嘿罕（定心藤）15g，怀免王（钩藤）15g，莫哈郎（大驳骨丹）10g，罗罕（红花）5g，更方（苏木）15g，水煎服，每日3次，每次150mL。

（2）外治法 根据骨折程度和类型，给予手法复位，小夹板或石膏外固定，骨折复位不理想者可采用手术治疗。

（二）路哈勒拢巴（土火塔不足型骨折——瘀肿期）

1. 夯帕雅（主症） 局部肿胀、瘀斑消退，疼痛减轻，局部压痛减轻、关节活动尚可。舌质暗淡、苔薄白，脉弦细。

2. 辨解帕雅（病因病机） 骨折损伤中期，因体内塔都档细（四塔）、夯塔档哈（五蕴）功能失调，土火塔不足，水血不通，不能滋养肌肤，故仍有疼痛不适，活动不利。但随着五蕴功能逐步恢复，局部肿胀逐步减轻、瘀斑消退，疼痛减轻。

3. 平然（治则） 补土调火，行血利水。

4. 多雅（治法）

（1）内治法 光冒呆接骨续筋汤。光冒呆（黑皮跌打）15g，盖嘿（通血香）30g，芽英热（车前草）15g，更方（苏木）15g，罗罕（红花）5g，哈妹滇（鱼子兰）15g，光三哈（三台红花）5g，怀免王（钩藤）15g，嘿涛勒（鸡血藤）15g，水煎服，每日3次，每次150mL。

（2）外治法 根据骨折程度和类型，继续给予小夹板或石膏外固定，骨折移位再次复位固定不理想者可采用手术治疗。

（三）帕雅改海（风火塔不足型骨折——恢复期）

1. 夯帕雅（主症） 疼痛已消，或年迈体弱，头晕目眩，腰膝酸软，倦怠乏力，舌淡，脉细。

2. 辨解帕雅（病因病机） 骨折损伤后期，受伤后骨折使体内塔都档细（四塔）、夯塔档哈（五蕴）功能失调，塔拎（风塔）及塔菲（火塔）不足，以致水血运行尚未恢复，五蕴受损，不能滋养机体，故见头晕目眩、腰膝酸软、倦怠乏力、舌淡、脉细。

3. 平然（治则）　补风益火，续筋接骨。

4. 多雅（治法）

（1）内治法　光冒呆接骨续筋汤加减方。光冒呆（黑皮跌打）30g，邓嘿罕（定心藤）20g，莫哈蒿（鸭嘴花根）20g，莫哈郎（大驳骨丹）15g，妹滇（珠兰）15g，当度（杜仲）15g，更方（苏木）15g，罗罕（红花）5g。水煎服，每日3次，每次150mL。

（2）外治法　继续给予小夹板或石膏外固定，如果骨折愈合正常可拆除外固定。采用以下方法：

①果雅（包药疗法）：拆除外固定后取里罗（文殊兰）、芽沙板（除风草）、芽英热（车前草）、莫哈朗（大驳骨丹）、摆莫哈蒿（鸭嘴花叶）、帕崩板（平卧土三七）、抱冬电（薇子）各60g，俱切碎春烂加劳（酒）炒热，外敷患处，每日1次，7天为1个疗程，一般2～4个疗程为宜。

②达雅（搽药疗法）治疗：取更方（苏木）、罗罕（红花）、贺波亮（小红蒜）、代盾（大麻疙瘩）、妹滇（珠兰）各30g，加酒5倍，浸泡1周后，取药酒涂搽患处，每天3次。

③喃温闭诺（温热水按摩法）治疗：以莫哈朗（大驳骨丹）、摆莫哈蒿（鸭嘴花叶）、光冒呆（黑皮跌打）各30g等量，煎煮后取药液摆放待水温后，用双手掌蘸药水按损伤部位从上到下、从前至后地轻轻推捏，疏通局部。每天2次，治疗至功能恢复。

五、预防调护

1. 骨折后注意休息，骨折早期抬高患肢，仔细观察肢体远端血循环情况。

2. 若行夹板或石膏固定，应注意观察夹板或石膏外固定情况，若有松动及时调整。

3. 骨折手术患者应充分做好术前准备与术后治疗及护理，对合并有多重内科疾病的老年骨折患者尤为重要，术后积极预防肺炎、心脑血管意外及切口感染等常见并发症，指导患者术后及时康复功能锻炼。

4. 注意饮食调养，骨折早期宜食清淡、易消化食物，忌辛辣、刺激之品。骨折中期宜食清补之品，如鱼肉、瘦肉粥、瘦肉薏米汤等。骨折后期宜食滋补肝肾之品，如骨头汤、核桃煲脊骨汤等。

六、现代研究进展

骨折可分为外伤性骨折和病理性骨折。外伤性骨折是指在强大的直接或间接暴力作用下，骨质的连续性发生完全或部分中断。病理性骨折是指由于骨质病变（骨肿瘤、骨髓炎、骨结核）破坏情况下，轻微外力作用而发生的骨折。根据皮肤、筋膜或骨膜的完整性骨折可分为闭合性骨折和开放性骨折；根据骨折的程度和形态可分为不完全骨折和完全骨折；根据骨折端稳定程度可分为稳定性骨折和不稳定性骨折。骨折患者典型表现为伤后出现局部变形、肢体出现异常活动、移动肢体时可听到骨擦音，患处剧痛，局部肿胀、淤血，伤后出现运动障碍。

骨折治疗的最终目的是使受伤肢体最大限度地恢复功能，骨折治疗的原则包括复位、固定、功能锻炼三个基本原则，因此在骨折的治疗中应严格遵守三个基本原则。首先，复位是将骨折后发生移位的骨折断端重新恢复正常或接近原有解剖关系，以重新恢复骨骼的支架作用。复位的方法有闭合复位和手术复位。固定是因骨折复位后不稳定，容易发生再移位，因此要采用不同的方法将其固定在满意的位置，使其逐渐愈合。常用外固定的方法有小夹板、石膏绷带、外固定支架、牵引制动固定等。通过手术切开，用钢板、钢针、髓内针、螺丝钉等固定，则称内固定。骨折患者不管是在外固定或者内固定后，功能锻炼及康复都非常重要，临床观察及研究表明，功能锻炼及康复可以通过受伤肢体肌肉收缩，增加骨折周围组织的血液循环，促进骨折愈合，防止肌肉萎缩，通过主动或被动活动未被固定的关节，防止关节粘连、关节囊挛缩等，使受伤肢体的功能尽快恢复到骨折前的正常状态。

骨折患者因伤后容易出现焦虑等情绪，因此特别注重其心理和生活方面的护理，骨折后护理注重以下几个方面：

1. 心理护理　伤后患者顾虑多，对预后缺乏信心，应重点从心理上解除顾虑，并与患者建立融洽的关系，取得患者的信任，使其积极配合治疗。

2. 生活护理　提供安静舒适的环境，保证其充足的睡眠，吃易消化食物。

3. 外固定后护理　置患肢于治疗体位，保持有效的外固定，并观察患肢末端的血液循环。

4. 手术护理　需行手术者应充分做好术前准备与术后护理，对老年骨折患者尤为重要，因多数老年患者并存内科疾病，主要为心血管疾病、脑神经疾病、呼吸系统疾病、内分泌疾病、泌尿系疾病、消化道疾病等。术前及早给予对应处理。术后注意观察切口的渗出、感染情况。指导患者及时恢复功能锻炼。具体锻炼方法应根据患者全身健康情况、伤情及手术内固定稳定性而区别制定。术后预防肺炎、心脑血管意外及切口感染等常见并发症，并精心护理。

七、傣医医案选读

张某，男，20岁，1小时前走路时不慎摔倒，伤及右肩部，当时感右肩部剧痛，活动受限，由家人送来就诊。症见右肩锁骨区肿胀，压痛明显，畸形，活动受限，舌质淡红，苔薄白，脉快，无恶心、呕吐等。经门诊X线检查示：右锁骨骨折。根据临床表现，傣医诊断为路动亨哈（右锁骨骨折）。治疗：行手法复位，"八字"绷带固定。分别在第1周、第2周、第4周后复查X线，观察骨折位置及愈合情况。选巴雅今（内服方）：嘿亮浪（止血藤）30g，贺波亮（小红蒜）15g，邓嘿罕（定心藤）15g，怀兔王（钩藤）15g，莫哈郎（大驳骨丹）10g，罗罕（红花）5g，更方（苏木）15g。水煎服，每日1剂，每日3次，每次150mL。4周后复查X线骨折位置良好，愈合正常，去除"八字"绷带后取里罗（文殊兰）、芽沙板（除风草）、芽英热（车前草）、莫哈朗（大驳骨丹）、摆莫哈蒿（鸭嘴花叶）、帕崩板（平卧土三七）、抱冬电（薇子）各60g，俱切碎舂烂加劳（酒）炒热，外敷患处，每日1次，每次时间6～8小时，21天而愈。

思考题：

1. 骨折的主要临床特点是什么？
2. 骨折后应如何调护？

第五节 路泵先哈（桡骨远端骨折）

一、概述

路泵先哈（桡骨远端骨折）是指发生在桡骨远端 2～3cm 范围内的骨折。本病因腕部受直接或间接外力作用后，机体不能承受，而引起桡骨远端骨质的连续性或完整性发生完全或部分中断，引起塔都档细（四塔）、夯塔档哈（五蕴）功能失调，水血不行而导致。

本病临床以有明显外伤史，腕部着地，伤后出现腕部局部肿胀、畸形、疼痛、活动功能障碍为特征。

傣医将其分为风塔不足、水塔过盛型桡骨远端骨折，土火塔不足型桡骨远端骨折，风火塔不足型桡骨远端骨折三个证型进行论治，治以补风利水，行血止痛；补土调火，行血利水；补风益火，续筋接骨为治则。在治疗上采用手法复位，夹板固定，傣药内服、外敷，傣、西医学相结合的治法。

二、辨解帕雅（病因病机）

腕部因受直接或间接外力作用后，机体不能承受，而导致桡骨远端骨质的连续性或完整性发生完全或部分中断，引起塔都档细（四塔）、夯塔档哈（五蕴）功能失调，水血不行，出现瘀血阻滞气血运行而见局部疼痛、瘀斑，活动受限。

三、诊查要点

（一）临床表现

本病好发老年人，有明显外伤史，伤后出现腕部局部肿胀、畸形、疼痛、活动功能障碍为主要表现。急性期，局部瘀斑、水肿，疼痛剧烈。晚期可能出现肌肉、肌腱粘连、缺血痉挛，关节周围炎，甚至引起关节僵直等。

（二）相关检查

1. 实验室检查 一般检查血常规正常，急性期白细胞总数或中性粒细胞比例会升高，红细胞沉降率、CRP 可能增快。

2. 影像学检查 DR 或 CT 提示桡骨远端骨折，骨折可出现不同程度的移位、短缩畸形等（图 6-2、图 6-3）。

四、辨解帕雅多雅（病、证分类辨治）

（一）路哈兵迈改泵（风塔不足、水塔过盛型桡骨远端——急性期）

1. 夯帕雅（主症） 腕部肿胀、疼痛、畸形，活动功能障碍，可触及骨折端和骨擦感。舌质淡红、苔薄白，脉弦涩。

2. 辨解帕雅（病因病机） 本病多因受暴力原因导致腕部受损，体内塔都档细（四塔）、夯塔档哈（五蕴）功能失调，水血不行，不能滋养肌肉、筋骨，五蕴受损。

3. 平然（治则） 补风利水，行血止痛。

4. 多雅（治法）

（1）内治法　嘿亮浪消肿止痛汤。嘿亮浪（止血藤）30g，贺波亮（小红蒜）15g，邓嘿罕（定心藤）15g，怀免王（钩藤）15g，莫哈郎（大驳骨丹）10g，罗罕（红花）5g，更方（苏木）15g，水煎服，每日1剂，每日3次，每次150mL。

（2）外治法　根据骨折程度和类型，给予手法复位，小夹板或石膏外固定，骨折复位不理想者可采用手术治疗。

（二）路哈勒拢巴（土火塔不足型桡骨远端——瘀肿期）

1. 夯帕雅（主症） 腕部局部肿胀、瘀斑消退，疼痛减轻，局部压痛减轻、腕关节活动尚可。舌质暗淡、苔薄白，脉弦细。

2. 辨解帕雅（病因病机） 骨折损伤中期，体内塔都档细（四塔）、夯塔档哈（五蕴）功能失调，土火塔不足，五蕴受损，不能滋养机体，故腕部局部仍有肿胀及活动不利。但随着五蕴功能逐步恢复，局部肿胀逐步减轻、瘀斑消退，疼痛减轻。

3. 平然（治则） 补土调火，行血利水。

4. 多雅（治法）

（1）内治法　光冒呆接骨续筋汤。盖嘿（通血香）30g，芽英热（车前草）15g，更方（苏木）15g，罗罕（红花）5g，哈妹滇（鱼子兰）15g，光三哈（三台红花）5g，光冒呆（黑皮跌打）15g，怀免王（钩藤）15g，嘿涛勒（鸡血藤）15g，水煎服，每日1剂，每日3次，每次150mL。

（2）外治法　根据骨折程度和类型，继续给予小夹板或石膏外固定，骨折移位再次复位固定不理想者可采用手术治疗。

（三）帕雅改海（风火塔不足型桡骨远端——恢复期）

1. 夯帕雅（主症） 疼痛已消，或年迈体弱，头晕目眩，腰膝酸软，倦怠乏力，舌淡，脉细。

2. 辨解帕雅（病因病机） 受伤后骨折使体内塔都档细（四塔）、夯塔档哈（五蕴）功能失调，塔拎（风塔）及塔菲（火塔）不足，以致水血运行尚未恢复，五蕴受损，不能滋养机体，故见头晕目眩，腰膝酸软，倦怠乏力，舌淡，脉细。

3. 平然（治则） 补风益火，续筋接骨。

4. 多雅（治法）

（1）内治法　光冒呆接骨续筋汤加减方。光冒呆（黑皮跌打）30g，邓嘿罕（定心藤）20g，莫哈蒿（鸭嘴花根）20g，莫哈郎（大驳骨丹）15g，妹滇（珠兰）15g，当度（杜仲）15g，更方（苏木）15g，罗罕（红花）5g。水煎服，每日1剂，每日3次，每次150mL。

（2）外治法　继续给予小夹板或石膏外固定，如果骨折愈合正常可拆除外固定。采用以下方法：

①果雅（包药疗法）：拆除外固定后取帕崩板（平卧土三七）、芽沙板（除风草）、摆更方（苏木叶）、里罗（文殊兰）、摆莫哈蒿（鸭嘴花叶）各60～80g，切碎春细，加酒炒热后外敷患部，时间6～8小时，每日1次，7天为1个疗程，一般以2～4个疗程为宜。

②果雅（取适量外包鲜品傣药）：小夹板固定后第3～4周再行此外治法，并在小夹板外固定保护下进行。

根据骨折程度，手法复位后位置不理想者以手术治疗（图6-4、图6-5）。

五、预防调护

1. 注意休息，骨折早期抬高患肢，仔细观察肢体远端血循环情况。
2. 注意观察夹板或石膏外固定情况，若有松动及时调整。
3. 指导患者进行功能锻炼。
4. 注意饮食调养。

六、现代研究进展

桡骨远端骨折在临床中非常常见，约占平时骨折的1/10，多见于老年妇女，青壮年多发生外伤暴力较大者，骨折常伴桡腕关节及下尺桡关节的损伤。桡骨远端骨折临床常见的分型有伸直型骨折（Colles骨折）和屈曲型骨折（Smith骨折）。伸直型骨折（Colles骨折）最常见，多为间接暴力致伤。跌倒时腕关节处于背伸及前臂旋前位、手掌着地，暴力集中于桡骨远端松质骨处而引起骨折。骨折远端向背侧及桡侧移位。儿童可为骨骺分离；老年人由于骨质疏松，轻微外力即可造成骨折且常为粉碎性骨折，骨折端因嵌压而短缩。粉碎性骨折可累及关节面或合并尺骨茎突撕脱骨折及下尺桡关节脱位。屈曲型骨折（Smith骨折）少见，骨折发生原因与伸直型骨折相反。跌倒时手背着地，骨折远端向掌侧移位，骨折近端向背侧移位。本病的临床特点为伤后腕部疼痛、肿胀、畸形、功能受限等。

目前，对于桡骨远端骨折的治疗方法较多。但大体可分为两大类：保守治疗与手术治疗。保守治疗主要方式为闭合复位或C形臂透视下复位，应用小夹板、石膏或高分子支具外固定，效果良好。而手术治疗相对保守治疗方式较多，如经皮克氏针固定、腕关节外固定架固定、切开复位内固定等方式，近几年还出现了腕关节镜、人工腕关节假体等治疗方式。但无论采用何种治疗方式，手术的宗旨都是恢复关节面平整复位、坚强固定及早期功能康复锻炼。

七、傣医医案选读

李某，女，65 岁，30 分钟前下楼梯时不慎摔倒，伤及右手腕部，当时感右腕部剧痛，畸形，活动受限，由家人送来就诊。症见右腕部肿胀，压痛明显，畸形，活动受限，舌质淡红，苔薄白，脉快，无恶心，呕吐等。经门诊 X 线检查示：右桡骨远端骨折，骨折远端向背桡侧移位。根据临床表现，傣医诊断为路泵先哈（右桡骨远端伸直型骨折）。治疗：行手法复位，夹板固定 4 周。分别在第 1 周、第 2 周、第 4 周后复查 X 线，观察骨折位置及愈合情况。选巴雅今（内服方）：嘿亮浪（止血藤）30g，贺波亮（小红蒜）15g，邓嘿罕（定心藤）15g，怀免王（钩藤）15g，莫哈郎（大驳骨丹）10g，罗罕（红花）5g，更方（苏木）15g。水煎服，每日 1 剂，每日 3 次，每次150mL。4 周后复查 X 线骨折位置良好，愈合正常，去除夹板后行果雅（包药疗法），取帕崩板（平卧土三七）、芽沙板（除风草）、摆更方（苏木叶）、里罗（文殊兰）、摆莫哈蒿（鸭嘴花叶）各 60～80g，切碎舂细，加酒炒热后外敷患部，每次 6～8 小时，每日 1 次，21 天而愈。

思考题：

1. 什么是桡骨远端骨折？
2. 桡骨远端骨折的临床特点是什么？

第六节　路纳亨哈（胫骨下段骨折）

一、概述

路纳亨哈（胫骨下段骨折）是指小腿在暴力作用下引起胫骨下段骨的连续性中断，在胫腓骨骨干骨折中最为常见。胫骨是连接股骨下方的支撑体重的主要骨骼，胫骨中下1/3 处易于骨折。

本病因小腿下段受直接或间接外力作用后，机体不能承受，而引起胫骨下段骨质的连续性或完整性发生完全或部分中断，引起四塔、五蕴功能失调，水血不行而导致。

本病的临床以有明显外伤史，伤后小腿下段疼痛、肿胀、畸形、功能受限等为特征。

傣医将其分为风塔不足、水塔过盛型胫骨下段骨折，土火塔不足型胫骨下段骨折，风火塔不足型胫骨下段骨折三个证型进行论治，治以补风利水，行血止痛；补土调火，行血利水；补风益火，续筋接骨为法。诊疗时应注意有无筋膜间室综合征的发生。在治疗上采用手法复位夹板固定，傣药内服、外敷，傣、西医学相结合的治法。

二、辨解帕雅（病因病机）

小腿下段因受直接或间接外力作用后，机体不能承受，而导致胫骨下段骨质的连续性或完整性发生完全或部分中断，引起四塔、五蕴功能失调，水血不行，出现畸形，瘀血阻滞气血运行而见局部疼痛、瘀斑，活动受限。

胫骨下段骨折多由跌倒时受直接或扭转间接集中于小腿下段处而引起骨折。骨折后见局部疼痛、肿胀、畸形、瘀斑，活动受限。

三、诊查要点

（一）临床表现

本病有明显外伤史，伤后小腿下段、踝关节以局部肿胀、畸形、疼痛、活动功能障碍为主要表现。急性期，局部瘀斑、肿胀，疼痛剧烈。恢复期可能出现肌肉、肌腱粘连、缺血痉挛等。

（二）相关检查

1.实验室检查 一般检查血常规正常，急性期白细胞总数或中性粒细胞比例会升高，红细胞沉降率、CRP 可能增快，血红蛋白降低。

2.影像学检查 DR 或 CT 提示胫骨下段骨折，骨折线多呈螺旋形，出现短缩或成角移位（图 6-6、图 6-7）。

四、辨解帕雅多雅（病、证分类辨治）

（一）路哈兵迈改泵（风塔不足、水塔过盛型胫骨下段骨折——急性期）

1.夯帕雅（主症） 小腿下段、踝部肿胀、疼痛、畸形，活动功能障碍，可触及骨折端和骨擦感。舌质淡红、苔薄白，脉弦涩。

2.辨解帕雅（病因病机） 本病多因受暴力导致小腿下段受损，体内四塔、五蕴功能失调，水血不行，不能滋养肌肉、筋骨，五蕴受损。

3.平然（治则） 补风利水、行血止痛。

4.多雅（治法）

（1）内治法 嘿亮浪消肿止痛汤。嘿亮浪（止血藤）30g，贺波亮（小红蒜）15g，邓嘿罕（定心藤）15g，怀免王（钩藤）15g，莫哈郎（大驳骨丹）10g，罗罕（红花）5g，更方（苏木）15g，水煎服，每日 1 剂，每日 3 次，每次 150mL。

（2）外治法 据骨折程度和类型，给予手法复位，小夹板或石膏外固定，骨折复位不理想者可采用手术治疗。

（二）路哈勒拢巴（土火塔不足型胫骨下段骨折——瘀肿期）

1. 夯帕雅（主症）　小腿下段及足踝部局部肿胀、瘀斑消退，疼痛减轻，局部压痛减轻，踝关节活动尚可。舌质暗淡、苔薄白，脉弦细。

2. 辨解帕雅（病因病机）　骨折损伤中期，体内四塔、五蕴功能失调，土火塔不足，五蕴受损，不能滋养机体，故腕部局部仍有肿胀及活动不利。但随着五蕴功能逐步恢复，局部肿胀逐步减轻、瘀斑消退，疼痛减轻。

3. 平然（治则）　补土调火，行血利水。

4. 多雅（治法）

（1）内治法　光冒呆接骨续筋汤。光冒呆（黑皮跌打）15g，盖嘿（通血香）30g，芽英热（车前草）15g，更方（苏木）15g，罗罕（红花）5g，哈妹滇（鱼子兰）15g，光三哈（三台红花）5g，怀兔王（钩藤）15g，嘿涛勒（鸡血藤）15g，水煎服，每日1剂，每日3次，每次150mL。

（2）外治法　根据骨折程度和类型，继续给予小夹板或石膏外固定，骨折移位再次复位固定不理想者可采用手术治疗。

（三）帕雅改海（风火塔不足型胫骨下段骨折——恢复期）

1. 夯帕雅（主症）　小腿下段局部疼痛已消，或年迈体弱，头晕目眩，腰膝酸软，倦怠乏力，舌淡，脉细。

2. 辨解帕雅（病因病机）　受伤后骨折使体内四塔、五蕴功能失调，塔拎（风塔）及塔菲（火塔）不足，以致水血运行尚未恢复，五蕴受损，不能滋养机体，故见头晕目眩，腰膝酸软，倦怠乏力，舌淡，脉细。

3. 平然（治则）　补风益火，续筋接骨。

4. 多雅（治法）

（1）内治法　光冒呆（黑皮跌打）30g，邓嘿罕（定心藤）20g，莫哈蒿（鸭嘴花根）20g，莫哈郎（大驳骨丹）15g，妹滇（珠兰）15g，当度（杜仲）15g，更方（苏木）15g，罗罕（红花）5g。水煎服，每日1剂，每日3次，每次150mL。

（2）外治法　继续给予小夹板或石膏外固定，如果骨折愈合正常可拆除外固定。采用果雅（包药疗法）：拆除外固定后取帕崩板（平卧土三七）、芽沙板（除风草）、摆更方（苏木叶）、里罗（文殊兰）、摆莫哈蒿（鸭嘴花叶）各60～80g，切碎舂细，加酒炒热后外敷患部，每次6～8小时，每日1次，7天为1个疗程，一般以2～4个疗程为宜。

五、预防调护

1. 饮食疗法　骨折早期宜食清淡、凉润、易消化食物，如薏仁粥、青菜、冬瓜，多饮水，忌辛辣、刺激之品。骨折中期宜食清补之品，如鱼肉、瘦肉粥、瘦肉薏米汤等。骨折后期宜食滋补肝肾之品，如骨头汤、核桃煲脊骨汤等。

2. 康复锻炼

（1）骨折早期功能锻炼 取平卧位，患侧下肢用软枕垫高以利于静脉回流，在卧位下开始行患肢髋、踝、趾的主动练习，患肢股四头肌肉的等长收缩。

（2）骨折中期功能锻炼 增加髋、膝、踝关节主动屈、伸和趾的等长收缩、髋部抗阻练习，在持拐保护下适当下地活动。

（3）骨折后期功能锻炼 去除外固定后，增加膝、踝关节的主动练习，两周后开始在扶持下做起坐练习、双足站立下做踮足尖、下蹲练习；做患肢髋屈、伸、内收、外展和膝踝关节的屈伸抗阻练习；30 天后拄拐站立位练习改为双下肢交替步行，逐渐增加患肢的负重。

六、现代研究进展

本病多由于直接暴力引起，直接暴力多见为压砸、冲撞、打击致伤，骨折线为横断或粉碎型；有时两小腿在同一平面折断，软组织损伤常较严重，易造成开放性骨折。间接暴力多见为高处跌下、跑跳的扭伤或滑倒所致的骨折，骨折线常为斜形或螺旋形。胫骨中 1/3 骨折瘀血潴留在小腿的骨筋膜室，增加室内压力造成缺血性肌挛缩。胫骨中下 1/3 骨折使滋养动脉断裂，易引起骨折延迟愈合。胫骨下段骨折的治疗目的是矫正成角、旋转畸形，恢复胫骨上、下关节面的平行关系，恢复肢体长度。无移位的骨折采用小夹板或石膏固定，有移位的横形或短斜行骨折采用手法复位，小夹板或石膏固定。

胫骨下段骨折治疗应根据骨折的类型和软组织的损伤程度选择合适的治疗方法。其治疗目的是恢复小腿的承重功能，所以骨折端的成角移位、旋转移位、侧方移位必须予以完全纠正，恢复上下关节面的平行关系，以免影响邻近关节的负重功能，引起创伤性关节炎。其治疗方法主要有非手术治疗和手术治疗两种。目前，胫骨骨折的治疗已由闭合复位固定趋向手术治疗。目前对于长管骨骨折复位存在两种具有影响力的理论——AO与BO。从 20 世纪 50 年代末起，由 AO 学派推崇的内固定技术，一直是骨折治疗领域中的经典法则。AO 治疗骨折强调解剖复位，坚强固定，通过加压达到坚强内固定，并达到骨折的一期愈合。其核心目的是，通过骨折端的加压固定和解剖结构的重建，消除骨折局部的微动，使骨折达到无骨痂性的一期愈合。如果骨断端出现骨痂，通常认为是固定不稳的征兆，应该尽量避免。在骨折愈合过程中，坚强固定可以使关节肌肉尽早进行充分、主动、无痛的活动，而不需借助任何外固定，防止"骨折病"的发生。BO 治疗骨折时，重视骨的生物学特性，最大限度保护骨折局部的血供。不破坏骨生长发育的正常生理环境，使骨折的愈合速度更快，防止各种并发症的发生。

七、傣医医案选读

刀某，男，35 岁。1 小时前劳作时不慎从田埂上跌倒，伤及左小腿，当时感左小腿下段剧痛，畸形，活动受限，由家人急送来就诊。症见左小腿下段肿胀，压痛明显，畸形，活动受限，舌质淡红，苔薄白，脉快，无恶心，呕吐等。经门诊 X 线检查示：左胫骨下段骨折。根据临床表现，傣医诊断为路纳亨哈（左胫骨下段骨折）。治疗：行手法复位，石膏固定 6 周，分别在第 1 周、第 2 周、第 4 周、第 6 周后复查 X 线，观察骨折位置及愈合情况。选巴雅今（内服方）：嘿亮浪（止血藤）30g，贺波亮（小红蒜）15g，邓嘿罕（定心藤）15g，怀兔王（钩藤）15g，莫哈郎（大驳骨丹）10g，罗罕（红花）5g，更方（苏木）15g。水煎服，每日 1 剂，每日 3 次，每次 150mL。

思考题：

1. 什么是胫骨下段骨折？
2. 如何对胫骨下段骨折患者进行调护？

第七节　路罕哈（肋骨骨折）

一、概述

路罕哈（肋骨骨折），是由于受到外来直接或间接的暴力，导致肋骨的连续性和完整性发生破坏，约占胸廓骨折的 90%，本病因胸部受直接或间接外力作用后，机体不能承受，而引起肋骨骨质的连续性或完整性发生完全或部分中断，引起塔都档细（四塔）、夯塔档哈（五蕴）功能失调，水血不行而导致。

本病以伤后胸部疼痛，呼吸、咳嗽等活动时疼痛明显为特征。

傣医将本病分为风塔不足、水塔过盛肋骨骨折和土火塔不足肋骨骨折两个证型进行论治。分别以补风利水，行血止痛和补土调火，行血利水为治疗原则。在治疗上采用外固定，傣药内服、外敷，傣、西医学相结合的治法。

二、辨解帕雅（病因病机）

本病属路罕哈范畴，其病因病机主要由于受外来暴力作用，机体不能承受，而导致胸部肋骨骨质的连续性或完整性发生完全或部分中断，引起塔都档细（四塔）、夯塔档哈（五蕴）功能失调，出现瘀血阻滞气血运行而见局部疼痛，瘀斑。

肋骨骨折多因胸部受外力撞击引起肋骨骨质的连续性或完整性发生完全或部分中断，出现胸部疼痛，活动后疼痛加重。

三、诊查要点

（一）临床表现

本病有明显外伤史，胸部外伤后出现胸痛、气促、咳嗽，伤侧呼吸运动减弱，呼吸音低或消失，局部触痛和胸廓挤压征（+），典型的临床特征是骨擦音和骨擦感，多发性肋骨骨折有时可有反常呼吸。

（二）相关检查

1.实验室检查 一般检查血常规正常，急性期白细胞总数或中性粒细胞比例会升高，CRP 可能增快。

2.X 线、CT 检查 提示肋骨骨折，骨折严重者可出现成角、短缩移位（图 6-8）。

四、辨解帕雅多雅（病、证分类辨治）

（一）路哈兵迈改泵（风塔不足水塔过盛型肋骨骨折——急性期）

1.夯帕雅（主症） 伤后胁肋刺痛，痛处固定，局部肿胀，可见瘀斑、瘀点，呼吸及咳嗽时疼痛加重。舌质淡红、苔薄白，脉弦涩。

2.辨解帕雅（病因病机） 本病多因受暴力原因导致胸部受损，体内塔都档细（四塔）、夯塔档哈（五蕴）功能失调，水血不行，不能滋养肌肉、筋骨，五蕴受损。

3.平然（治则） 补风利水，行血止痛。

4.多雅（治法）

（1）内治法 嘿亮浪消肿止痛方。嘿亮浪（止血藤）30g，贺波亮（小红蒜）15g，邓嘿罕（定心藤）15g，怀免王（钩藤）15g，毫命郎（莪术）10g，莫哈郎（大驳骨丹）10g，水煎服，每日 3 次，每次 150mL。

（2）外治法

①果雅（包药疗法）：取帕崩板（平卧土三七）、芽沙板（除风草）、摆更方（苏木叶）、里罗（文殊兰）、摆莫哈蒿（鸭嘴花叶）各 60～80g 等量，切碎舂细，加酒炒热后外敷患部，每次 6～8 小时，每日 1 次。

②胸部宽胶布固定或宽弹力绷带环绕胸部固定骨折区 3～4 周。

（二）帕雅改海（土火塔不足型肋骨骨折——恢复期）

1.夯帕雅（主症） 局部肿胀、瘀斑消退，疼痛减轻，局部刺痛减轻。舌质淡、苔薄白，脉行慢。

2.辨解帕雅（病因病机） 骨折损伤中期，体内塔都档细（四塔）、夯塔档哈（五蕴）功能失调，土火塔不足，五蕴受损，不能滋养机体，故腕部局部仍有肿胀及活动不利。但随着五蕴功能逐步恢复，局部肿胀逐步减轻、瘀斑消退，疼痛减轻。

3.平然（治则） 补土调火，行血利水。

4.多雅（治法）

（1）内治法 光冒呆接骨续筋汤。盖嘿（通血香）30g，芽英热（车前草）15g，更方（苏木）15g，罗罕（红花）5g，哈妹滇（鱼子兰）15g，光三哈（三台红花）5g，光冒呆（黑皮跌打）15g，怀免王（钩藤）15g，毫命郎（莪术）10g，水煎服，每日 1 剂，每日 3 次，每次 150mL。

（2）外治法 果雅（包药疗法）：取帕崩板（平卧土三七）、芽沙板（除风草）、摆更方（苏木叶）、里罗（文殊兰）、摆莫哈蒿（鸭嘴花叶）各 60～80g 等量，切碎春细，加酒炒热后外敷患部，每次 6～8 小时，每日 1 次。

五、预防调护

1. 注意休息，避免过劳，避免着凉感冒、咳嗽。

2. 胸部宽胶布或胸带固定 2～3 周，待胸部疼痛缓解后，适当行功能锻炼。

3. 注意饮食，加强营养，骨折早期宜食清淡、易消化食物，如薏苡仁粥、青菜、冬瓜，多饮水，忌燥热、辛辣、刺激之品。骨折中期宜食清补之品，如鱼肉、瘦肉粥、瘦肉薏米汤等。骨折后期宜食滋补肝肾之品，如骨头汤、核桃煲脊骨汤等。

六、现代研究进展

肋骨共 12 对，平分在胸部两侧，前与胸骨、后与胸椎相连，构成一个完整的胸廓。胸部损伤时，无论是闭合性损伤或开放性损伤，肋骨骨折最为常见，成人尤其是老年人，肋骨弹性减弱，更容易骨折。

肋骨骨折的治疗可分为保守治疗和手术治疗。大多数肋骨骨折患者可以通过非手术治疗获得痊愈。

1. 保守治疗　对于无明显错位的肋骨骨折多采用控制补液、镇痛、适当外固定等保守治疗方法。肋骨骨折疼痛剧烈，影响患者咳痰和呼吸功能，增加肺部感染概率，影响患者恢复。肋骨骨折患者应常规予镇痛治疗。常见的镇痛方法有口服镇痛剂、静脉持续镇痛、肋间神经阻滞、硬膜外镇痛、椎旁神经阻滞及胸膜间阻滞等。对于骨折断端无明显移位、胸壁较为稳定的患者，系统性止痛能取得良好疗效。外固定用于治疗多发肋骨骨折或连枷胸，可减少疼痛，纠正反常呼吸。

2. 手术治疗　肋骨骨折的手术适应证一直存在较大争议。连枷胸是肋骨骨折的一种特殊类型，可造成局部浮动胸壁，反常呼吸运动，严重影响呼吸循环功能。手术常使用镍钛合金记忆环抱器、纯钛爪型接骨板、可吸收固位钉等材料。手术治疗与保守治疗比较，能有效缓解患者胸痛，降低肺部并发症的发生率。

七、傣医医案选读

杨某，男，41 岁，劳作时被重物撞击左胸部，当时感左胸部剧痛，呼吸、活动时疼痛明显，门诊就诊，症见左胸部局部皮肤发红，压痛明显，辗转不利，舌质淡红，苔薄白，脉数，无恶心、呕吐等。经门诊 X 线检查示：左侧第 9、第 10 肋骨骨折。根据临床表现，傣医诊断为路罕哈（左侧第 9、第 10 肋骨骨折）。治疗：行宽弹力绷带环绕胸部固定骨折区 3～4 周后行果雅（包药疗法），取帕崩板（平卧土三七）、芽沙板（除风草）、摆更方（苏木叶）、里罗（文殊兰）、摆莫哈蒿（鸭嘴花叶）各 60～80g 等量，切碎春细，加酒炒热后外敷患部，经 21 天而愈。

思考题：

1. 肋骨骨折的主要临床表现是什么？
2. 如何治疗肋骨骨折的患者？

第八节　凹化（脱位）

一、概述

凹化（脱位），是指组成关节的骨端关节面脱离了正常的对应关系，引起关节功能障碍，分为外伤性脱位及病理性脱位。外伤性脱位多为直接暴力或间接暴力作用所致；病理性脱位多为先天性关节发育不良、关节和关节周围韧带松弛所致，关节内病变或近关节内病变可引起骨端或关节面的破坏，依据脱位程度的不同，可分为半脱位和脱位。依据脱位的时间可分为急性脱位、陈旧性脱位，以及少见的习惯性脱位。依据关节囊及周围软组织损伤的性质，又可分为开放脱位或脱臼。

本病是外伤后导致体内塔都档细（四塔）、夯塔档哈（五蕴）功能失调。脱位伤筋动血，血瘀则肿，阻碍气血运行，不通则痛。

本病临床以局部出现疼痛、肿胀，关节功能障碍，可见关节畸形、关节盂空虚、肢体弹性固定以及可触及移位的关节头为特征。

傣医以水血不行型脱位为论证，以行血利水、化瘀止痛为治疗原则。在治疗上采取局部与整体并重，固定与活动统一，动静结合，内服外治相结合的方法治之。

二、辨解帕雅（病因病机）

本病是外伤后导致体内塔都档细（四塔）、夯塔档哈（五蕴）功能失调。脱位伤筋动血，血瘀则肿，阻碍气血运行，不通则痛。塔喃为水，水血同源，水肿瘀斑并见。由于脱位局部瘀血水肿而影响了功能活动，出现活动受限，辗转不利。

脱位是外力或病变破坏了稳定关节的因素，如关节囊、韧带等，使形成的骨端关节面失去正常的位置关系。

三、诊查要点

（一）临床表现

外伤性脱位有明显的外伤史，习惯性脱位可有轻度外伤，局部出现疼痛、肿胀、畸形，关节功能障碍。体格检查可见关节畸形、关节盂空虚、肢体弹性固定，以及可触及移位的关节头。

（二）相关检查

X 线检查　可明确脱位的部位、程度、方向及有无骨折及移位。

四、辨解帕雅多雅（病、证分类辨治）

凹化（水血不行型脱位）

1. 夯帕雅（主症）　伤后关节周围疼痛，肿胀，畸形，关节功能障碍。舌质淡红、苔薄白，脉弦涩。

2. 辨解帕雅（病因病机）　本病多因受暴力原因导致关节失去正常的对位关系，体内塔都档细（四塔）、夯塔档哈（五蕴）功能失调，脱位伤筋动血，血瘀则肿，阻碍气血运行，不通则痛。塔喃为水，水血同源，水肿瘀斑并见。

3. 平然（治则）　行血利水，化瘀止痛。

4. 多雅（治法）

（1）内治法　光冒呆接骨续筋汤。光冒呆（黑皮跌打）15g，哈妹滇（鱼子兰）15g，更方（苏木）15g，罗罕（红花）5g，光三哈（三台红花）10g，怀免王（钩藤）15g。水煎服，每日 1 剂，每日 3 次，每次 150mL。

（2）外治法

①果雅（包药疗法）：取里罗（文殊兰）、芽沙板（除风草）、芽英热（车前草）、莫哈朗（大驳骨丹）、摆莫哈蒿（鸭嘴花叶）、帕崩板（平卧土三七）、抱冬电（薇子）各60g。切碎舂烂加劳（酒）炒热，外敷患处，每日 1 次，7 天为 1 个疗程，一般以 1～2 个疗程为宜。

②达雅（搽药疗法）：取更方（苏木）、罗罕（红花）、贺波亮（小红蒜）、代盾（大麻疙瘩）等量，加酒 5 倍浸泡 1 周，取药酒涂搽患处，每日 3 次。

五、预防调护

1. 脱位手法复位后要进行必要的固定和保护。

2. 指导患者逐渐进行功能锻炼，以促进康复。

3. 加强营养，脱位早期宜食清淡易消化食物，如薏苡仁粥、青菜、冬瓜，多饮水，忌燥热、辛辣、刺激之品。脱位中期宜食清补之品，如鱼肉、瘦肉粥、瘦肉薏米汤等。脱位后期宜食滋补肝肾之品，如骨头汤、核桃煲脊骨汤等。

六、现代研究进展

脱位也称脱臼，是指组成关节的上下两个骨端失去了正常的位置，多因暴力作用所致，以肩、肘、下颌及手指关节最易发生脱位。临床上可分损伤性脱位、先天性脱位及病理性脱位。关节脱位后，关节囊、韧带、关节软骨及肌肉等软组织也有损伤，另外关节周围肿胀，可有血肿，若不及时复位，血肿机化，关节粘连，可使关节不同程度地丧失功能。

外伤性脱位多见于青壮年，儿童和老年人较少见。病理因素如先天性关节发育不良、关节和关节周围韧带松弛较易发生脱位，如先天性髋关节脱位。关节脱位后经手法复位成功，如未能固定足够的时间或根本未固定，关节囊和关节周围韧带的损伤未能很好修复或修复不全，常可导致关节再脱位或习惯性脱位。

关节内病变或近关节病变可引起骨端或关节面损坏，导致病理性关节脱位。

一旦发生关节脱位，应让患者受伤的关节安静地固定在患者感到最舒适的位置。尽可能在进行妥善固定后，迅速就医行脱位复位。常见的关节脱位有肩关节脱位、肘关节脱位、桡骨头半脱位、髋关节脱位等。如果出现开放性关节脱位，应争取在 6～8 小时内进行清创术，在彻底清创后，将脱位整复，缝合关节囊，修复软组织，缝合皮肤，橡皮条引流 48 小时，石膏固定于功能位 3～4 周，并选用适当抗生素以防感染。

七、傣医医案选读

岩某，男，35 岁，劳动时不慎摔倒，右肘部着地，即感右肘部疼痛剧烈，畸形，肘关节活动受限，急到院就诊。症见右肘部疼痛，活动受限，右肘关节畸形。经 X 线检查示：右肘关节后脱位。根据临床表现，傣医诊断为路先说凹化（右肘关节后脱位）。治疗：行手法复位后，取里罗（文殊兰）、芽沙板（除风草）、芽英热（车前草）、莫哈朗（大驳骨丹）、摆莫哈蒿（鸭嘴花叶）、帕崩板（平卧土三七）、抱冬电（薇子）各60g。切碎舂烂外敷患处 3 周，并右肘部制动休息而获效。

思考题：

1. 脱位的主要临床表现是什么？
2. 如何对脱位患者进行调护？

第九节　贺先凹化（肩关节脱位）

一、概述

贺先凹化（肩关节脱位），亦称为肩肱关节脱位，凡关节面的正常关系，因外力或病理的破坏而超出正常的范围之外的，称为关节脱位。因肩关节脱位在临床中较为常见，故单独论述。

本病是外伤后导致体内塔都档细（四塔）、夯塔档哈（五蕴）功能失调。脱位伤筋动血，血瘀则肿，阻碍气血运行，不通则痛。

本病临床以伤后肩关节局部出现疼痛、肿胀、畸形，关节功能障碍，关节盂空虚、肩关节弹性固定，以及可触及移位的肱骨头为特征。好发于 20～50 岁的人群，男性多于女性，是全身关节中最常见的脱位。

傣医在治疗上采取局部与整体并重，固定与活动统一，动静结合，内服外治相结合的方法治之。以行血利水为原则。

二、辨解帕雅（病因病机）

外伤后导致体内塔都档细（四塔）、夯塔档哈（五蕴）功能失调。脱位伤筋动血，血瘀则肿，阻碍气血运行，不通则痛。塔喃为水，水血同源，水肿瘀斑并见。由于脱位局部瘀血水肿而影响了功能活动，出现活动受限，旋转不利。

肩关节脱位分为前脱位和后脱位两种类型。以肩关节前脱位最常见。肩关节前脱位后的病理变化主要为肩关节囊的破裂和肱骨头的移位，也有盂唇处破裂不易愈合，可为肩关节复发性脱位的原因。肩关节脱位时因肱骨头由胸大肌的牵拉发生内旋，又因肩关节囊及其周围的韧带及肌肉的牵拉作用，从而使肱骨头紧紧卡于肩胛盂或喙突的前下方，严重者可达锁骨下方，使肱骨呈外展内旋及前屈位弹性畸形固定，丧失肩关节的各种活动功能。肩关节后脱位很少见。

三、诊查要点

（一）临床表现

本病有明确的外伤史，肩部凹陷畸形，同时伴有疼痛、肿胀、功能障碍，搭肩试验阳性。

（二）相关检查

X 线检查 可见关节解剖关节失常，通过 X 线可明确脱位的部位、程度、方向，以及有无大结节骨折及移位（图 6-9）。

四、辨解帕雅多雅（病、证分类辨治）

贺先凹化（水血不足型肩关节脱位）

1. 夯帕雅（主症） 伤后患侧肩关节呈"方形"，肩峰突出，其下呈方形凹陷，肩部下重，在腋窝可摸到肱骨头，疼痛明显，活动受限。舌质淡红、苔薄白，脉弦涩。

2. 辨解帕雅（病因病机） 本病多因受暴力原因导致肩关节失去正常的对位关系，体内塔都档细（四塔）、夯塔档哈（五蕴）功能失调，脱位伤筋动血，血瘀则肿，阻碍气血运行，不通则痛。塔喃为水，水血同源，水肿瘀斑并见。

3. 平然（治则） 行血利水，消肿止痛。

4. 多雅（治法）

（1）内治法 光冒呆接骨续筋汤。光冒呆（黑皮跌打）15g，哈妹滇（鱼子兰）15g，更方（苏木）15g，罗罕（红花）5g，光三哈（三台红花）10g，怀兔王（钩藤）15g。水煎服，每日 1 剂，每日 3 次，每次 150mL。

（2）外治法 果雅（包药疗法）。里罗（文殊兰）、芽沙板（除风草）、摆莫哈蒿

（鸭嘴花叶）、芽英热（车前草）、莫哈朗（大驳骨丹）、帕崩板（平卧土三七）、抱冬电（薇子）各60g，切碎舂烂加酒炒热，外敷患处，每日1次。

五、预防调护

1.脱位后早期行手法复位。

2.脱位后选择合适的方式固定3～4周。

3.脱位固定后早期即可行屈伸肘关节和腕关节、握拳锻炼，适当行耸肩、内收、外旋活动以防功能障碍。

4.清淡饮食。

5.使用傣药外敷治疗时，应注意药物的温度，待药物温热后再敷于患处，过敏体质者应注意观察局部颜色的变化，有无发红或出现皮疹，若有异常，则立即停止治疗，严重者给予抗过敏治疗。

六、现代研究进展

肩关节脱位按肱骨头的位置分为前脱位和后脱位，前脱位者多见。间接或直接暴力均可引起肩关节前脱位，但以间接暴力引起者为最多见，可为传导暴力和杠杆暴力的作用所致。因肩关节脱位时大结节受撞击，故常伴肱骨大结节骨折。也可伴肩盂、外科颈或解剖颈骨折，很少合并小结节骨折。肱二头肌腱长头有时可滑脱至肱骨头的外后侧阻碍肱骨头的复位。腋丛或臂丛神经有时被牵拉或被肱骨头压迫，引起不同程度的腋神经损伤。直接暴力所致脱位，均为暴力从肱骨头外后部直接撞击，使肱骨头向前脱位，但较少见。

肩关节脱位患者，保守治疗适用于内科情况较差或功能要求不高、长期陈旧脱位的老年患者，如果疼痛不明显或可以忍受，肩关节残留一些活动范围，能完成基本的日常生活，可以考虑维持此种状态，不予进一步手术治疗。对于一些存在心理或行为的异常，术后不能配合制动或功能锻炼，甚至会变得更差的患者，也不建议手术治疗。闭合复位不成功、脱位时间超过6周或肱骨头前内侧压缩小于45%～50%，首选保留肱骨头的治疗方法，包括切开复位、治疗肱骨头前内侧缺损。手术大多取前方三角肌、胸大肌间隙入路，自肩袖间隙进入关节，必要时可切断肩胛下肌腱或小结节截骨，以便进一步显露关节。如果脱位时间较长，关节囊后方粘连严重，也可同时选择后方入路。也有三角肌劈开入路或肩关节外上方入路，将三角肌止点自肩峰游离，前后同时显露关节。复位后首先应检查盂肱关节的稳定性及肱骨头压缩的程度，根据具体情况选择肱骨头压缩骨折的治疗方法。

七、傣医医案选读

李某，男，23岁，骑摩托车不慎摔倒，右肩部着地，即感右肩部疼痛剧烈，畸形，肩关节活动受限，左手托肘。急到院就诊。症见右肩部疼痛，活动受限，右肩关节呈方形，肩峰突出，其下呈方形凹陷，在右腋窝可摸到肱骨头。经X线检查示：右肩关节脱位。患者伤后无头昏痛，无恶心、呕吐等。小便正常，大便未解。根据临床表现，傣医诊断为贺先摆化凹化（右肩关节前脱位）。治疗：行手法复位后，三角巾右上肢贴胸壁悬吊 3 周。取帕崩板（平卧土三七）100g，芽沙板（除风草）100g，里罗（文殊兰）100g，莫哈朗（大驳骨丹）100g，莫哈爹（小驳骨）100g，芽沙板（接骨草）100g，摆嘿些（双合藤叶）100g。切碎舂烂加适量炒热，取适量外包患处 3 周获效。

思考题：

1. 肩关节脱位的主症是什么？
2. 肩关节脱位的治则治法是什么？

第十节　接腰（腰痛）

一、概述

接腰（腰痛），是临床常见的疾病之一，以腰部一侧或两侧疼痛为主，常可放射到腿部，常伴有外感或内伤症状。其发生与多种因素有关，除运动系统疾病与外伤以外，其他器官的疾病也可引起腰痛。如泌尿系炎症或结石、肾小球肾炎、某些妇女疾病（盆腔炎、子宫后倾等），妊娠、腰部神经根炎和某些腹部疾病皆可出现腰痛。

本病因塔菲（火）、塔拢（风）不足，塔喃（水）过盛，感受外在的帕雅拢嘎、皇（冷、热风邪），或突然受外力作用，塔拢（风）、塔喃（水血）运行不畅，或体内塔都档细（四塔）功能不足，筋肌失养，加之感受外在的帕雅拢嘎（冷风寒邪），下犯下盘，阻滞气血运行而导致。

本病临床以腰部酸麻胀痛，隐痛或剧烈疼痛，活动受限，不能挺直行走，俯仰转侧活动均感到困难，严重者不能站立等为特征。

傣医学将本病分为风湿性腰痛、腰椎骨质增生腰痛、跌打损伤腰痛、慢性腰腿痛四个证型进行论治，以除风活血，温通止痛；除风通血，化瘀止痛；活血化瘀，消肿止痛；调补塔都，除风活血，温通止痛为治则。治疗上采用傣药内服、外敷，傣、西医学相结合的治法，诊疗时应注意有无其他内脏疾病的发生。

二、辨解帕雅（病因病机）

本病发生有以下四种原因：

1. 塔菲（火）、塔拢（风）不足，塔喃（水）过盛，加之感受外在的帕雅拢嘎（冷风寒邪），风夹病邪蕴结下盘，阻滞气血运行。

2. 感受外在的帕雅拢嘎、皇（冷、热风邪），内外相合，风夹病邪蕴结下盘，久治不愈，出现增生或突出，阻滞气血运行。

3. 突然受外力作用，塔拢（风）、塔喃（水血）运行不畅，瘀血痹阻，气血不通。

4.体内塔都档细（四塔）功能不足，筋肌失养，加之感受外在的帕雅拢嘎（冷风寒邪），下犯下盘，阻滞气血运行。

本病的发生是由于外来暴力扭伤、挫伤腰部，或久坐劳损伤腰部等因素而致的，临床上以腰部酸麻胀痛，隐痛或剧烈疼痛，活动受限，不能或难以挺立行走为特征。

三、诊查要点

（一）诊断

本病多有外伤史，受寒湿侵袭史，腰部慢性劳损史，局部压痛、隐痛不能挺立行走或直立腰部活动受限，或行走活动受限，应排除其他病证引起的腰痛。

（二）相关检查

1.体温、脉搏、呼吸多正常，若腰痛明显者可出现脉搏、呼吸增快。

2.血常规检查多正常，红细胞沉降率可出现轻度升高。

3.X线、CT、MRI检查可有异常影像，常出现腰椎退行性改变，脊柱生理曲度改变、侧弯，椎间隙变窄。CT、MRI检查多表现为椎间盘退变、膨出、突出，椎管和神经根管狭窄等表现（图6-10、图6-11）。

四、辨解帕雅多雅（病、证分类辨治）

（一）拢梅兰申接腰（风湿性腰痛）

1.夯帕雅（主症） 腰部酸麻胀痛，遇冷加剧，得温则减，活动受限，不能挺直行走，俯仰转侧活动均感到困难，舌质淡，苔白腻，脉行深而慢。

2.辨解帕雅（病因病机） 本病的发生主要为体内塔都档细（四塔）功能失调，塔菲（火）、塔拢（风、气）不足，塔喃（水）过盛，加之感受外在的帕雅拢嘎（冷风寒邪），内外相合，风夹病邪蕴结下盘，阻滞气血运行，气血不通，不通则痛而发为本病。

3.平然（治则） 除风活血，温通止痛。

4.多雅（治法）

（1）内治法 三姜温通止痛汤。毫命（姜黄）15g，补累（野姜）15g，辛蒋（小姜）10g，更拢良（腊肠树心）30g，怀兔王（钩藤）15g，盖嘿（通血香）30g，更方（苏木）15g。水煎服，每日1剂，每日3次，每次150mL。

（2）外治法

①暖雅（睡药疗法）：取摆拢良（腊肠树叶）、盖嘿（通血香）、摆更方（苏木叶）、莫哈朗（大驳骨丹）、莫哈蒿（鸭嘴花）、芽英热（车前草）、芽沙板（除风草）、毫命（姜黄）、补累（野姜）各700g。蒸煮后置入睡药床上行睡药治疗，每日1次，连续2次，休息1～2天，6次为1个疗程，以1个疗程为宜。

②果雅（包药疗法）：选用摆拢良（腊肠树叶）、摆更方（苏木叶）、莫哈朗（大驳

骨丹）、莫哈蒿（鸭嘴花）、芽英热（车前草）、芽沙板（除风草）、毫命（姜黄）、补累（野姜）各 15g。切碎舂细加劳（酒）炒热，取适量外包患处，每日 1 次。切碎舂细，加劳（酒）炒热后取适量外包患处，每日换药 1 次，7 天为 1 个疗程，一般以 2 个疗程为宜。

③闭诺（推拿按摩疗法）：进行局部按摩 15～30 分钟。每日进行推拿按摩 1 次，连用 7 天。

④过（拔罐疗法）：用梅花针或采血针轻刺患处至出微血后拔罐，留罐 10～15 分钟，可根据病情在不同部位重复治疗 3～5 次。

（二）路糯接腰（腰椎骨质增生、椎间盘突出腰痛）

1. 夯帕雅（主症） 腰部酸麻胀痛或刺痛，单侧或双下肢放射疼痛，遇冷或活动加剧，得温则减，活动受限，不能挺直行走，俯仰转侧活动均感到困难，舌质淡，苔白腻，脉行深而慢。

2. 辨解帕雅（病因病机） 本病的发生主要为体内塔都档细（四塔）功能失调，塔菲（火）、塔拢（风、气）不足，塔喃（水）过盛，加之感受外在的帕雅拢嘎、皇（冷、热风邪），内外相合，风夹病邪蕴结下盘，久治不愈，故而出现增生或突出，阻滞气血运行，气血不通，不通则痛而发为本病。

3. 平然（治则） 除风通血，化瘀止痛。

4. 多雅（治法）

（1）内治法　拢良化瘀止痛汤。更拢良（腊肠树）30g，怀免王（钩藤）15g，盖嘿（通血香）30g，嘿档囡（小木通）15g，更方（苏木）15g，毫命（姜黄）15g，补累（野姜）15g，毫命郎（莪术）15g，水煎服，每日 3 次，每次 150mL。

（2）外治法

①暖雅（睡药疗法）：取摆管底（蔓荆叶）、摆拢良（腊肠树叶）、摆更方（苏木叶）、莫哈朗（大驳骨丹）、摆莫哈蒿（鸭嘴花叶）、芽英热（车前草）、（珠兰）、芽沙板（除风草）各 700g。蒸煮后置入睡药床上行睡药治疗，每日 1 次，连续 2 次，休息 1～2 天，6 次为 1 个疗程，以 1 个疗程为宜。

②果雅（包药疗法）：取贺罗（绿包藤）、阻扎领（宽筋藤）、毫命（姜黄）、补累（野姜）、摆拢良（腊肠树叶）、摆更方（苏木叶）、芽英热（车前草）、芽沙板（除风草）各 15g。捣烂加劳（酒）炒热，取适量外包患处，每日换药 1 次，7 天为 1 个疗程，一般以 2 个疗程为宜。

③闭诺（推拿按摩疗法）：取更方（苏木）30g，盖嘿（通血香）30g，水煎，取温热药水热敷后进行局部按摩 15～30 分钟。每日进行推拿按摩 1 次，连用 7 天。

④过（拔罐疗法）：用梅花针或采血针轻刺患处至微出血后拔罐，留罐 10～15 分钟，可根据病情在不同部位重复治疗 3～5 次。

（三）阻伤接腰（跌打损伤腰痛）

1. 夯帕雅（主症）　腰部隐痛，剧烈疼痛或刺痛，局部肿胀，压痛明显，活动受限，不能挺直行走，俯仰转侧活动均感到困难，严重者不能站立，舌质淡红，苔薄白或黄腻或正常，脉行快。

2. 辨解帕雅（病因病机）　多因突然受间接或直接的外力作用后，使得体内塔都档细（四塔）、夯塔档哈（五蕴）之功能失调，塔拢（风、气）、塔喃（水血）运行不畅，瘀血痹阻，气血不通，不通则痛，发为本病。

3. 平然（治则）　活血化瘀，消肿止痛。

4. 多雅（治法）

（1）内治法　五味活血止痛汤。盖嘿（通血香）30g，咪火哇（山大黄）10g，竹扎令（宽筋藤）15g，更方（苏木）15g，罗罕（红花）5g。水煎服，每日 3 次，每次 150mL。

（2）外治法

①果雅（包药疗法）治疗：取光冒呆（黑皮跌打）、里罗（文殊兰）、宋先嘎（炸酱草）、莫哈朗（大驳骨丹）、莫哈蒿（鸭嘴花）、芽英热（车前草）、芽沙板（除风草）鲜品，等量 50g。捣烂加酒炒热，取适量外包患处，每日 1 次。

②可配合推拿按摩、拔火罐、针刺等疗法治之。

（四）塔都软接腰（慢性腰腿痛）

1. 夯帕雅（主症）　腰部隐隐作痛，腰膝酸软，活动受限，不能挺直行走，俯仰转侧活动均感到困难，或伴有周身困乏无力，勃起功能障碍，遗精，宫寒无子，经来腰腹冷痛，舌质淡，舌体软，苔白或白腻，脉行深而慢。

2. 辨解帕雅（病因病机）　本病的发生主要为体内塔都档细（四塔）功能不足，筋肌失养，加之感受外在的帕雅拢嘎（冷风寒邪），下犯下盘，蕴结腰部，阻滞气血运行，气血不通，不通则痛而发为本病。

3. 平然（治则）　调补塔都，除风活血，温通止痛。

（1）内治法　补火壮腰止痛汤。占电拎（大剑叶木）30g，更拢良（腊肠树心）30g，盖嘿（通血香）30g，怀免王（钩藤）15g，毫命（姜黄）15g，恩倒（闭鞘姜）10g，嘿盖贯（倒心盾翅藤）15g，水煎服，每日 3 次，每次 150mL。

（2）外治法

①果雅（包药疗法）治疗：取代盾（大麻疙瘩）、盖嘿（通血香）、摆拢良（腊肠树叶）、辛（生姜）、芽英热（车前草）、芽沙板（除风草）、毫命（姜黄）、毫命郎（莪术）各 15g。碾细粉，加酒炒热，取适量外包患处，每日 1 次。

②可配合闭诺（推拿按摩）、过（拔火罐）、沙雅（针刺）等疗法治之。

③烘雅管（药烟熏疗法）治疗。

五、预防调护

1. 避风寒，注意休息。

2. 避免剧烈运动，与职业有关者，应改进工作习惯，加强防护措施。

3. 使用傣医果雅（包药疗法）治疗时，应注意药物的温度，待药物温热后再敷于患处，过敏体质者应注意观察局部颜色的变化，有无发红或出现皮疹，若有异常，则立即停止治疗，严重者给予抗过敏治疗。

4. 使用烘雅管（药烟熏疗法）治疗时应注意患者是否患有气管炎、支气管炎肺部疾患，严重过敏者不宜使用该疗法治疗。

六、现代研究进展

腰痛治疗方法可采用手术治疗和非手术治疗。非手术方法可以采用药物和局部封闭治疗；手术治疗应严格掌握适应证。

现代腰痛主要治疗进展如下：

1. 心理治疗　认知行为疗法是一种心理治疗取向的谈话治疗，通过改变患者的错误认知、去除导致不良情绪和行为的认知根源，结合行为训练和技能学习，达到缓解病情、提高患者生活质量的目的。

2. 药物治疗　常用的治疗药物有非甾体抗炎药、骨骼肌松弛药、类固醇激素、曲马多、阿片类药物及抗抑郁药等。指南认为对药物治疗效果的评价，主要取决于其是否有效地减少疼痛的持续时间和强度，增加了治疗的功能结果并提高了重返工作岗位率。

3. 物理治疗与康复　既往的观点认为休息是治疗腰痛的措施之一，是缓解疼痛的有效手段。有氧运动可改善非特异性腰痛患者短期的疼痛、残疾和心理健康。运动，包括用于评估负荷运动策略的维持姿势和重复运动，还包括教育和姿势训练。

4. 手术治疗　若患者有腰椎间盘突出伴神经根病，但无严重或进行性神经功能障碍，目前没有证据表明及早手术可改善结局。相比非手术治疗，椎间盘切除术的短期随访结局更好；进行外科手术治疗与仅采用医学介入治疗相比，在减少疼痛、改善功能结果及提高返工率等方面的疗效优劣目前没有定论。大部分存在非特异性腰痛所致慢性症状的患者不采用手术治疗。

七、傣医医案选读

李某，女，65岁。近2月来，常感腰部酸麻胀痛，遇冷加剧，辗转不利，活动受限，而前来就诊。症见：腰部酸麻胀痛，活动受限，俯仰转侧活动均感到困难，舌质淡，苔白腻，脉行深而慢。根据临床表现，傣医诊断为拢梅兰申接腰（风湿性腰痛）。平然（治则）：除风活血，温通止痛。予三姜温通止痛汤：毫命（姜黄）15g，补累（野姜）15g，辛蒋（小姜）10g，更拢良（腊肠树心）30g，怀免王（钩藤）15g，盖嘿（通血香）30g，更方（苏木）15g，水煎服，每日1剂，每日3次，每次150mL。暖雅（睡药疗法）：取摆拢良（腊肠树叶）、盖嘿（通血香）、摆更方（苏木叶）、莫哈朗（大驳骨丹）、莫哈蒿（鸭嘴花）、芽英热（车前草）、芽沙板（除风草）、毫命（姜黄）、补累（野姜）各 500g，蒸煮后放入睡药床上行睡药治疗，每日 1 次，连续 2 次，休息 1～2 天，6 次为 1 个疗程，以 1 个疗程为宜。治疗两周；配合拔罐、针灸治疗而获效。

思考题：

1.腰椎骨质增生、椎间盘突出腰痛的主症是什么？
2.如何对腰痛患者进行调护？

第十一节 弯梅（颈椎病）

一、概述

弯梅（也称"路糯接弯"）（颈椎病），为一种慢性颈脊椎退变性疾病，是指颈椎骨质、椎间盘及周围软组织的退变增生等改变，刺激或压迫颈脊神经根、椎动脉、脊髓或交感神经等组织引起的一系列神经、血管等病证。

本病因机体内塔菲（火）、塔拢（风）不足，感受外界的帕雅拢嘎（风湿邪气），阻滞气血运行，风邪夹水湿之邪气流窜于上盘，使气血阻滞不通，不通则痛，故发为本病。

本病临床以颈肩部疼痛、双上肢麻木疼痛，头晕，严重者可出现脊髓受压表现，行走踩棉感等为特征。

傣医学将其分为风火不足型颈椎病、水土不足型颈椎病、风火过盛型颈椎病、水土不足型颈椎病四个证型进行论治，治疗上认为其病位在上盘，应上病治上，按型辨治，分别采取补风益火、补风利水、疏风降火及滋水补土的方法治之。

二、辨解帕雅（病因病机）

本病属弯梅范畴，其病因病机主要由于机体内塔都档细（四塔）功能失调，塔菲（火）、塔拢（风）不足，加之感受外界的帕雅拢嘎（风湿邪气），内外相合入侵人体，阻滞气血运行，塔喃（水）过盛，塔拎（土）不足，风邪夹水湿之邪气流窜于上盘，使气血阻滞不通，不通则痛，故发为本病。

本病为一种慢性颈脊椎退变性疾病，颈椎骨质、椎间盘及周围软组织的退变增生等改变，刺激或压迫颈脊神经根、椎动脉、脊髓或交感神经等组织引起的一系列神经、血管等病症。临床上分为颈型颈椎病、神经根型颈椎病、脊髓型颈椎病、椎动脉型颈椎病、交感神经型颈椎病。

三、诊查要点

（一）临床表现

1. 颈型颈椎病 以颈项僵硬、疼痛、颈椎活动障碍为主要症状。颈椎生理曲度变直或消失，颈部肌肉痉挛，散在压痛点，受累节段棘突间及两侧可有压痛，但多较轻，多无放射痛。椎间孔挤压试验和臂丛神经牵拉试验阴性。

2. 神经根型颈椎病 以颈部僵直，活动受限，颈部肌肉痉挛受累节段棘突压痛为主要症状。颈肩臂痛，向前臂或手指放射，手麻，手或臂无力感，持物不稳或失落，颈部后伸、咳嗽等增加腹压时症状加重。颈椎生理曲度变直或消失、侧弯，棘突旁有条索状或结节状硬结；病变节段间隙、棘突旁压痛，相应神经分布区域有放射痛、麻的症状；臂丛神经牵拉试验、椎间孔挤压试验、椎间孔分离试验中有一项以上阳性；受累神经支配的皮肤感觉减退或肌力下降。

3. 脊髓型颈椎病 以四肢麻木、酸胀、僵硬无力，行走不稳，又有足踩棉花样感觉为主要症状，可出现大、小便失禁，甚至瘫痪。四肢肌张力增高，肌力减弱；腱反射亢进，腹壁反射和提睾反射减弱；霍夫曼征和巴宾斯基征阳性。

4. 椎动脉型颈椎病 以颈枕部疼痛酸胀，可出现视力减弱、恶心呕吐、耳鸣、听力下降、体位性眩晕，甚至猝倒，但神志清醒等为主要症状。寰枕、寰枢关节两侧压痛；旋颈试验阳性。

5. 交感神经型颈椎病 可见头痛、头晕、眼花、心率加快或减慢，或有心前区隐痛、肢体发凉、耳鸣或听力下降等交感神经刺激的症状。颈部压痛，无明显特异性体征。

（二）相关检查

1. X 线检查 可见椎体骨质增生，钩椎关节增生，椎间隙变窄，颈椎生理曲度变直、消失甚至反弓，颈节段不稳，韧带钙化和椎间孔变小等改变（图 6-12、图 6-13）。

2. CT 或 MRI 检查 显示髓核突出、脊神经根受压的影像学改变。椎动脉型颈椎病患者可出现椎动脉受压，椎动脉造影可见椎动脉扭曲、狭窄、入横突孔异常或呈串珠样痉挛。

3. 经颅多普勒 显示基底动脉供血不足。

四、辨解帕雅多雅（病、证分类辨治）

（一）弯梅（风火不足型颈椎病）

1. 夯帕雅（主症） 头痛或后枕部疼痛、颈僵，转侧不利，一侧或两侧肩臂及上肢酸胀麻木；或头痛牵扯至上背部，肌肤冷湿，畏寒喜热，颈椎旁可触及软组织肿胀结节。舌淡红，苔薄白，脉行慢。

2. 辨解帕雅（病因病机） 本病的发生主要为体内塔都档细（四塔）功能失调，塔菲（火）、塔拢（风）不足，阻滞气血运行，气血不通，不通则痛而发为本病。

3. 平然（治则） 补风益火。

4. 多雅（治法）

（1）内治法

①雅叫哈顿（五宝胶囊），口服 4～8 粒，每日 3 次。

②雅罕接（除风止痛胶囊），口服 4～8 粒，每日 3 次。

③罗罕（红花）5g，更方（苏木）15g，邓嘿罕（定心藤）20g，光冒呆（黑皮跌打）30g，更拢亮（腊肠树心）20g，怀免王（钩藤）20g，嘿当杜（金丝藤仲）20g。水煎服，每日 1 剂，每次 150mL，每日 3 次。

（2）外治法

①闭诺（推拿疗法）。

②果雅（包药疗法）：辛（生姜）50～100g，捣细加入雅叫哈顿（五宝药）粉 30～50g，外包颈部每日 1 次，每次 1～2 小时为宜。

③过（拔罐疗法）等。

（二）弯梅（风水不足型颈椎病）

1. 夯帕雅（主症） 头晕，眩晕，视物模糊或视物目痛，身软乏力，纳差，颈部酸痛或双肩部疼痛。舌淡红，边有齿痕，苔薄白而润，脉行弱。

2. 辨解帕雅（病因病机） 本病的发生主要为体内塔都档细（四塔）功能失调，塔拢（风）、塔喃（水）不足，气血运行不畅，筋脉失于濡养，气血不通，不通则痛而发为本病。

3. 平然（治则） 补风利水。

4. 多雅（治法）

（1）内治法

①雅叫哈顿（五宝胶囊），口服 4～8 粒，每日 3 次。

②雅罕接（除风止痛胶囊），口服 4～8 粒，每日 3 次。

③邓嘿罕（定心藤）20g，光冒呆（黑皮跌打）30g，更拢亮（腊肠树心）20g，怀免王（钩藤）20g，盖嘿（通血香）20g，罕好喃（水菖蒲）15。水煎服，每日 1 剂，每日 3 次，每次 150mL。

（2）外治法

①闭诺（推拿疗法）。

②果雅（包药疗法）：辛（生姜）50～100g，捣细加入雅叫哈顿（五宝药）粉 30～50g，外包颈部每日 1 次，每次 1～2 小时为宜。

③过（拔罐疗法）等。

（三）弯梅（风火过盛型颈椎病）

1. 夯帕雅（主症） 眩晕反复发作，甚者一日数十次，卧床无缓解，伴恶心呕吐，身软乏力，行走失稳，或心悸、气短、烦躁易怒，咽干口苦，眠差多梦。舌淡红，苔薄白，脉行快。

2. 辨解帕雅（病因病机） 本病的发生主要为体内塔都档细（四塔）功能失调，塔拢（风）、塔菲（火）过盛，气血流窜于上盘而发为本病。

3. 平然（治则） 疏风降火。

4. 多雅（治法）

（1）内治法

①雅叫哈顿（五宝胶囊），口服 4～8 粒，每日 3 次。

②邓嘿罕（定心藤）15g，波波罕（山乌龟）5g，罕好喃（水菖蒲）15，更拢亮（腊肠树心）20g，更习列（黑心树心）15g，怀免王（钩藤）20g，光冒呆（黑皮跌打）30g，嘿当杜（金丝藤仲）20g，盖嘿（通血香）20g。水煎服，每日 1 剂，每日 3 次，每次 150mL。

（2）外治法

①闭诺（推拿疗法）。

②果雅（包药疗法）：贺呆哼（姜花根）50～100g，捣细加入雅叫哈顿（五宝药）粉 30～50g，外包颈部每日 1 次。

③过（拔罐疗法）等。

（四）弯梅（水土不足型颈椎病）

1. 夯帕雅（主症） 四肢不完全瘫痪，大小便失禁，畏寒喜暖，饮食正常或纳差。舌淡，苔白腻，脉行慢。

2. 辨解帕雅（病因病机） 本病的发生主要为体内塔都档细（四塔）功能失调，塔喃（水）、塔拎（土）不足，不能濡养机体而发为本病。

3. 平然（治则） 滋水补土。

4. 多雅（治法）

（1）内治法

①雅叫哈顿（五宝胶囊），口服 4～8 粒，每日 3 次。

②雅想（增力胶囊），口服 4～8 粒，每日 3 次。

③邓嘿罕（定心藤）20g，光冒呆（黑皮跌打）30g，更拢亮（腊肠树心）20g，怀免王（钩藤）20g，盖嘿（通血香）20g，故罕（当归）20g。水煎服，每日 1 剂，每日 3 次，每次 150mL。

（2）外治法

①闭诺（推拿疗法）。

②果雅（包药疗法）：辛（生姜）、毫命（姜黄）、补累（野姜）鲜品 50～100g，捣细，加热后外包颈部每日 1 次。

③过（拔罐疗法）等。

五、预防调护

1.保持乐观的态度，树立与疾病艰苦抗衡的思想，配合医生治疗，减少复发。

2.注意颈肩部保暖，避免头颈负重物，避免过度疲劳，要保持脊柱的正直，注意端正头、颈、肩、背的姿势，不要偏头耸肩。长期伏案工作者，应定时改变头部体位，按时做颈肩部肌肉的锻炼。

3.避免高枕睡眠的不良习惯，高枕使头部前屈，增大下位颈椎的应力，有加速颈椎退变的可能。

4.加强颈肩部肌肉的锻炼，在工间或工余时，做头及双上肢的前屈、后伸及旋转运动，既可缓解疲劳，又能使肌肉发达，韧度增强，从而有利于颈段脊柱的稳定性，增强颈肩顺应颈部突然变化的能力。

六、现代研究进展

1.非手术治疗 目前可行非手术治疗的颈椎病有颈型、神经根型、其他型（椎动脉型、交感神经型）。其治疗方式如下：

（1）健康教育 调整不良姿势及生活习惯，适当运动，使用颈椎枕保护颈部，各种类型的颈椎病患者均适应。

（2）药物 以非甾体类药物、扩张血管药等为主，适用于轻型的颈椎病类型，不适用于反复发作的颈椎病，若患者神经、血管等周围组织压迫较重则改善效果欠佳，且长期服用不良反应较多。

（3）牵引 颈部牵引是临床上常用的有效方法，适用于神经根型及颈型颈椎病，其中青少年牵引效果较好，老年人因骨质疏松，故临床不建议使用。牵引因体位、牵引角度有关等各种因素有关，临床效果因人而异。

（4）其他 物理疗法、神经节阻滞治疗、激光照射治疗、高压氧治疗等，根据临床适应证，选择合适的治疗方案，对于上述类型的颈椎病治疗，均有一定的临床疗效。

2.手术治疗 手术治疗多见于多节段脊髓型颈椎病、食管型颈椎病以及保守治疗无效及反复发作的颈椎病。根据手术入路方式，分为前路、后路及前后联合入路。前入路主要适用于椎管前方受压者，后入路主要适用于椎管后方受压者，而前后联合入路主要适用于椎管前方受压严重、广泛，单纯前路风险较大者及椎管前后均有严重、广泛压迫者。

七、傣医医案选读

李某，女，30岁。近1个月来，常感颈肩部伴双上肢麻木胀痛，颈部活动不利，而前来就诊。症见颈肩部伴双上肢麻木胀痛，颈部活动不利，舌淡红，苔薄白，脉行快。根据临床表现，傣医诊断为弯梅（颈椎病）风火不足证。平然（治则）：补风益火，①内治法：雅叫哈顿（五宝胶囊），口服4～8粒，每日3次。雅罕接（除风止痛胶囊），口服4～8粒，每日3次。邓嘿罕（定心藤）20g，光冒呆（黑皮跌打）30g，更拢亮（腊肠树心）20g，怀免王（钩藤）20g，盖嘿（通血香）20g，罕好喃（水菖蒲）15g，水煎服，每日1剂，每日3次，每次150mL。②外治法：闭诺（推拿疗法）；果雅（包药疗法），辛（生姜）50～100g，捣细加入雅叫哈顿（五宝药）粉30～50g，外包颈部每日1次。配合拔罐、针灸治疗两周而获效。

思考题：

1. 颈椎病的主要临床特点是什么？
2. 如何预防颈椎病。

第十二节　拢梅兰申（膝骨关节炎）

一、概述

骨关节炎又称退行性关节病、增生性骨关节炎、老年性关节病等，是一种以关节软骨的变性、破坏及骨质增生为特征的慢性关节病。

本病因体内塔都档细［塔都档细（四塔）：风塔、火塔、水塔、土塔功能失调］，加之感受外在的冷风寒湿之邪而致。

本病以膝关节疼痛及压痛、肿胀、僵硬、骨摩擦音（感），关节活动受限，严重者可出现膝内翻或膝外翻畸形为特征。其早期症状为上下楼梯时关节疼痛明显，尤其是下楼时为甚，呈单侧或双侧交替出现；平地行走时，可出现关节交锁；后期或关节有炎症时，可出现关节肿大，也可出现关节腔积液。

傣医将本病分为火塔不足型膝骨关节炎、土塔不足型膝骨关节炎、风塔过盛型膝骨关节炎三个证型进行论治。治以补火除寒，除风止痛；补土活血，除湿止痛；除风散寒，活血止痛为法。

二、辨解帕雅（病因病机）

本病的发生主要为体内塔都档细（四塔）功能失调，塔菲（火）、塔拢（风、气）不足，塔喃（水）过盛，加之感受外在的帕雅拢嘎（冷风寒邪），内外相合，风夹病邪遍行周身，留滞关节，阻滞气血运行。气血不通，不通则痛。久之伤筋损骨而发为本病。拢梅兰申的发生是内、外因共同作用，导致体内"四塔"功能失调的结果。内因多为生活习惯与体内"四塔"失衡。外因则与外感帕雅拢嘎（冷风寒湿之邪）和帕雅拢皇（热风毒邪）有关；其病性可分为寒、热，病理可分为四塔功能的"不足、偏衰"或"偏盛、过盛"。拢梅兰申的病理变化主要因人体体内塔喃（水血）不足，而人体是一个有机的整体。在病理上会相互影响。无论哪一塔发生病变，皆可影响其他塔的功能，进而出现相应症状。

骨关节炎的病因是多因素造成的，关节软骨的退变是骨关节炎的最直接原因。骨关节炎除了年龄增加、磨损、肥胖外还有生化、遗传等因素均可抑制软骨基质蛋白多糖合成，促进蛋白多糖、透明质酸和胶原的降解，另外细胞因子、生长因子、免疫因素等都可能与骨关节炎的发病有关。

三、诊查要点

（一）临床表现

疼痛是膝关节骨性关节炎的最常见症状，关节疼痛可发生于活动时或活动后，严重时休息不能缓解，并可以出现夜间疼痛加剧。晨僵和粘着感：缓慢发生的活动受限，一般不超过 30 分钟。膝关节骨性关节炎体征主要有以下表现：

1.压痛　受累的关节局部可以有压痛，被动活动关节亦可引起疼痛。

2.关节活动弹响或摩擦音　于膝关节常发生，可能是由软骨受损和关节面粗糙所致。

3.关节肿胀　可能是由局部的骨性增生或渗出性滑膜炎引起的。肿胀严重时可以引起关节畸形、半脱位等。

4.肌肉萎缩　于膝关节骨关节炎常见，关节疼痛和活动能力下降可以导致受累关节周围肌肉萎缩，关节无力。

（二）相关检查

1.血常规　多无明显变化。红细胞沉降率、C 反应蛋白可能升高。

2.X 线检查　可见膝关节间隙变窄，软骨下骨硬化或囊性变，关节边缘骨赘形成，甚至关节变形，关节面凹凸不平，关节内可见游离体（图 6-14）。

四、辨解帕雅多雅（病、证分类辨治）

（一）拢梅兰申塔菲软（火塔不足型膝骨关节炎）

1.夯帕雅（主症）　关节肿胀、冷痛、畏寒，得热痛减，遇寒痛增。关节屈伸不利，局部皮色不红，触之不热，活动时疼痛加重，纳食欠佳，小便清长，大便溏薄。舌苔薄白或白滑，脉行深而缓慢。

2.辨解帕雅（病因病机）　本病是体内塔都档细（四塔）功能失调，塔菲（火）不足，加之感受外在的帕雅拢嘎（冷风寒邪），内外相合，风夹病邪遍行周身，留滞关节，阻滞气血运行。气血不通，不通则痛。

3.平然（治则）　补火除寒，除风止痛。

4.多雅（治法）

（1）内治法

①雅罕接（除风止痛胶囊），口服 4 ～ 8 粒，每日 3 次。

②比比蒿（白花丹）5g，更习列（黑心树心）15g，埋哦龙（芦荟）15g，更埋沙（柚木树心）15g，加沙干（辣藤）15g，哈麻沙（毛瓣无患子根）15g，盖嘿（通血香）

15g，毫命（姜黄）15g，补累（野姜）15g，怀免王（钩藤）15g，内管底（三叶蔓荆子）20g。水煎服，每日1剂，每日3次，每次150mL。

（2）外治法

①果雅（包药疗法）治疗：取代盾（大麻疙瘩）、盖嘿（通血香）、摆拢良（腊肠树叶）、辛（生姜）、芽英热（车前草）、芽沙板（除风草）、毫命（姜黄）、毫命郎（莪术）各15g。碾细粉，加酒炒热，取适量外包患处，每日1次。

②洪雅（熏蒸疗法）：可选择除风止痛方。

③过（拔罐疗法）等。

（二）拢梅兰申塔拎软（土塔不足型膝骨关节炎）

1. 夯帕雅（主症） 关节肿胀疼痛，弹响，僵直变形，筋肉萎缩，腰膝酸软。关节屈伸不利，运动时疼痛加剧，腰腿不利，伴胃脘闷胀，饮食不佳。舌淡，苔白或白厚腻，脉行深慢而无力。

2. 辨解帕雅（病因病机） 本病是因体内塔都档细（四塔）功能失调，塔拎（土）不足，不能濡养机体肌肉筋骨，气血不通，不通则痛而发本病。

3. 平然（治则） 补土活血，除湿止痛。

4. 多雅（治法）

（1）内治法

①雅罕接（除风止痛胶囊），口服4～8粒，每日3次。

②比比蒿（白花丹）5g，更习列（黑心树心）15g，埋哦龙（芦苇）15g，埋沙（柚木树心）15g，加盖嘿（通血香）30g，毫命（姜黄）15g，补累（野姜）15g，哈管底（三叶蔓荆根）10g，贺姑（九翅豆蔻根）30g。水煎服，每日1剂，每日3次，每次150mL。

（2）外治法

①果雅（包药疗法）治疗：取代盾（大麻疙瘩）、盖嘿（通血香）、摆拢良（腊肠树叶）、辛（生姜）、芽英热（车前草）、芽沙板（除风草）、毫命（姜黄）、毫命郎（莪术）各15g。碾细粉，加酒炒热，取适量外包患处，每日1次。

②洪雅（熏蒸疗法）：可选择除风止痛方。

③过（拔罐疗法）、咱雅（拖擦药物疗法）等。

（三）拢梅兰申塔拢想（风塔过盛型膝骨关节炎）

1. 夯帕雅（主症） 关节肿胀酸痛，畏风，遇风痛增，痛无定处，关节屈伸不利，局部活动时疼痛加重，小便清，大便溏薄。舌边尖稍红，舌苔薄白或白燥，脉行稍快而紧。

2. 辨解帕雅（病因病机） 本病是体内塔都档细（四塔）功能失调，塔拢（风）过盛，加之感受外在的帕雅拢嘎（冷风寒邪），内外相合，风夹病邪遍行周身，留滞关节，阻滞气血运行，久之伤筋损骨而发为本病。

3.平然（治则） 除风散寒，活血止痛。

4.多雅（治法）

（1）内治法

①雅罕接（除风止痛胶囊），口服4～8粒，每日3次。

②比比蒿（白花丹）5g，更习列（黑心树心）15g，埋哦龙（芦苇）30g，更埋沙（柚木树心）30g，加内管底（三叶蔓荆子）20g，盖嘿（通血香）30g，怀哦囡（牛膝）20g，哈妹滇（鱼子兰）15g，怀免王（钩藤）15g，水煎服，每日1剂，每日3次，每次150mL。

（2）外治法

①果雅（包药疗法）：取代盾（大麻疙瘩）、盖嘿（通血香）、摆拢良（腊肠树叶）、辛（生姜）、芽英热（车前草）、芽沙板（除风草）、毫命（姜黄）、毫命郎（莪术）各15g。碾细粉，加酒炒热，取适量外包患处，每日1次。

②洪雅（熏蒸疗法）：可选择除风止痛方。

③过（拔罐疗法）、咱雅（拖擦药物疗法）等。可根据病情的需要选用。

五、预防调护

1.增强体质，延缓衰老。减轻体重，减少膝关节负荷。

2.防止过度劳累，减少爬楼爬山等运动，避免高强度劳动和运动。

3.适当进行体育锻炼，增强体能，改善关节稳定性。

4.对患病的关节应妥善保护，防止再度损伤，可佩戴护膝，注意保暖。

六、现代研究进展

膝骨关节炎（KOA）是中老年人最常见的膝骨关节疾病，早中期时常以轻中度的非持续性疼痛为第一主诉，且与活动呈明显相关性，随着疾病进展可出现明显的内翻、外翻和（或）旋转畸形，严重影响患者生活质量。

本病起病缓慢，随年龄增多，其中女性的发病率高于男性。发病部位多在负重大、活动多的关节，如膝、髋、手指、脊柱关节。主要侵害关节软骨、骨和滑膜组织，导致关节疼痛、畸形和功能障碍，从而影响患者的活动能力。膝关节骨性关节炎最常见的症状是膝关节疼痛。

西医学治疗：膝关节疼痛肿胀明显者，首选口服抗炎镇痛药以缓解疼痛肿胀，如非甾体抗炎药布洛芬、塞来昔布等。有局部压痛者，可予局部注射1%盐酸利多卡因2～5mL，加复方倍他米松1mL或曲安奈德40mg，每周1次，通常1～2次即可。

常用的软骨保护药物有氨基葡萄糖、硫酸软骨素等口服，双醋瑞因是骨关节炎IL-1（白介素）的首要抑制剂，可诱导软骨生成，具有止痛、抗炎和退热的作用，有延缓骨关节炎进程的作用。中早期骨关节炎患者可予玻璃酸钠关节腔内注射，每周1次，5次为1个疗程。

如果患者持续疼痛症状重，畸形，X线示软骨损坏明显，游离体等，可考虑手术治疗，根据患者病情、年龄、职业等因素综合考虑手术方式，膝关节常用的手术方法有关节镜、高位截骨矫形、单髁置换、人工膝关节表面置换等。

七、傣医医案选读

王某，女，66岁。5年多以来时感双膝关节疼痛，右侧较重，上下楼时疼痛加重。近两周来，常感双膝关节疼痛，上下楼活动不灵活，遇冷加重，故前来就诊。症见双膝关疼痛，活动受限，下楼困难，苔薄白，脉行深。根据临床表现，傣医诊断为拢梅兰申塔菲软（火塔不足型）。多雅（治法）：补火除寒，除风止痛。先予雅罕接（除风止痛胶囊）口服，每次5粒，每日3次。再用傣医汤药白黑除风止痛汤加减，比比蒿（白花丹）5g，更习列（黑心树心）15g，埋哦龙（芦苇）15g，更埋沙（柚木树心）15g，加沙干（辣藤）15g，哈麻沙（毛瓣无患子根）15g，盖嘿（通血香）15g，毫命（姜黄）15g，补累（野姜）15g，怀免王（钩藤）15g，内管底（三叶蔓荆子）20g。水煎服，每日1剂，每次150mL，每日3次。外治法：①果雅（包药疗法）治疗，取代盾（大麻疙瘩）、盖嘿（通血香）、摆拢良（腊肠树叶）、辛（生姜）、芽英热（车前草）、芽沙板（除风草）、毫命（姜黄）、毫命郎（莪术）各15g。碾细粉，加酒炒热，取适量外包患处，每日1次。②洪雅（熏蒸疗法），可选择"除风止痛方"。③过（拔罐疗法）、咱雅（拖擦药物疗法）等治疗而获效，疼痛改善。

思考题：

1. 膝骨关节炎的主要临床表现是什么？
2. 膝骨关节炎的病因病机是什么？

第十三节　路想（骨结核）

一、概述

路想（骨结核）是指结核分枝杆菌侵入骨或关节而引起的慢性化脓性破坏病变。约50%的患者合并肺结核。发病部位多数在负重大、活动多、容易发生劳损的骨或关节。最好发部位是脊柱，其次是髋、膝、足、肘、手等。骨结核患者也可以没有肺结核病史，属于结核菌的隐匿性感染。

本病因塔都档细（四塔）、夯塔档哈（五蕴）功能失调，塔喃（水血）不足，水不制火，塔菲（火）、塔拢（风）过盛，风、火上犯上盘及筋骨，损伤骨后影响全身，出现一些特有的局部症状体征和全身的临床表现。临床主要表现以局部疼痛，关节畸形，寒性脓肿及窦道等为特征。

傣医认为本病为水血不足、风火过盛，治以调补气血、清火解毒为法。

二、辨解帕雅（病因病机）

路想（骨结核）一病的发生，主要是因塔都档细（四塔）、夯塔档哈（五蕴）功能失调，塔喃（水血）不足，水不制火，塔菲（火）、塔拢（风）过盛，风、火上犯上盘及筋骨，损伤骨后影响全身。

三、诊查要点

（一）病史

常有拔想（肺结核）病史，临床上发病慢，关节可出现肿胀与积液，伴有压痛，至后期可出现肌萎缩，关节畸形。

（二）临床表现

低热（37～38℃）时间长，形体渐瘦，盗汗，食欲不振，贫血，关节或骨骼疼痛，肿胀，功能障碍，后期可出现关节畸形，因为缺乏红、热等急性炎性反应，称之为"寒性脓肿"。脊柱脓肿可顺腰大肌筋膜流注到盆腔，形成髂窝脓肿，甚至流注到膝关节。脓肿可流向体表，破溃成窦道，窦道经久不愈，常流出米汤样脓液。全身症状有低热、乏力、盗汗、消瘦等症状。

（三）相关检查

1. 一般检查 血常规可见血红蛋白正常或细胞正常性轻度贫血，多发病灶或长期合并继发感染者，可有较严重贫血。白细胞计数可正常或增高，混合感染者白细胞计数明显增加。红细胞沉降率、CRP 增快，结核抗体阳性。

2. 结核菌培养 关节或脓肿穿刺，脓液或关节液培养呈结核菌阳性。

3. X 线检查 有骨坏死，骨小染毛玻璃样改变，死骨，空洞形成。

4. CT 检查 可见多发骨破坏，边缘环绕骨硬化，冷脓肿形成，部分脓肿边缘可见钙化，增强后见边缘环行强化（称之为"边缘"征）；软组织内形成钙化及死骨。

5. MRI 检查 可确定骨质破坏水肿范围，若为脊柱结核，可见椎间隙破坏，裂隙样强化，椎旁及硬膜外脓肿，可清楚腰大肌、髂窝内是否有脓肿，增强后脓肿壁呈环形强化，后纵韧带呈线条样强化。

四、辨解帕雅多雅（病、证分类辨治）

路想（水血不足、风火过盛型骨结核）

1. 夯帕雅（主症） 全身羸瘦，盗汗低热，贫血，食欲不振，午后潮热，舌边夹红，脉弱而快。骨局部疼痛肿胀，功能障碍，畸形，肌皮萎缩，冷脓包形成。

2. 辨解帕雅（病因病机） 本病是塔都档细（四塔）、夯塔档哈（五蕴）功能失调，塔喃（水血）不足，水不制火，塔菲（火）、塔拢（风）过盛，风、火上犯上盘及筋骨，损伤骨后影响全身，出现一些特有的局部症状体征和全身的临床症状表现。

3. 平然（治则）　调补气血，清火解毒。

4. 多雅（治法）

（1）内治法

①取雅叫哈顿（五宝药散），每次服 3～6g，每日 3 次，用蜂蜜水调服或蒸鸡蛋食。

②妇女产后患路想（骨结核），手足痉挛，取芽桑西双哈（地胆头）15g，罗尖（丁香）5g，景郎（黑种草籽）10g，泡酒内服，每日 2～3 次。

③形体赢瘦、大量盗汗、低热者，取哈莫哈朗（大驳骨根）、哈皇旧（旱莲草根）、黄芪、芽楠嫩（荷包山桂花）各 30g，水煎服，每日 1 剂，每次 150mL，每日 3 次。

（2）外治法　系统抗结核药物治疗后复查 X 线及 CT，必要时行结核病灶清除手术。

五、预防调护

1. 加强营养支持治疗，树立健康心态，补充充足的蛋白质和维生素。

2. 定期监测肝肾功，避免肝肾功能损害。抗结核药物治疗是一个长期的过程，需要适当服用护肝药。

3. 注意充分休息及适当的户外活动。

六、现代研究进展

骨关节结核尤其是脊柱结核在进入 21 世纪以来得到持续关注，如此古老的疾病面对诸多的现代诊疗技术与理念，生发出许多新的问题。骨关节结核作为最常见的肺外结核，日益得到结核领域及骨科领域专家的重视。

骨关节结核需要以西药治疗为主，遵循的用药原则：早期、联合、适量、规律、全程。化学疗法仍是骨关节结核病的最主要、最基本的疗法，常用的药物包括异烟肼、利福平、吡嗪酰胺、乙胺丁醇、对氨基水杨酸钠、利福喷汀、链霉素等。目前，国内对骨关节结核手术前化疗时间最短的是两周，但 4 周左右是业界普遍能够接受的时间；在疗程选择上，12～18 个月的标准化疗仍然是主流；在进一步缩短疗程的问题上，有必要就 6、9、12、18 个月化疗疗程的疗效开展多中心的随机对照研究，但最根本的还是应根据患者不同的临床特点及自身条件进行个体化治疗，以最大限度地保持关节功能，预防畸形，减少残废。

手术治疗：对经久不愈的窦道、脓肿致局部症状重、神经功能受损、脊柱不稳或重度畸形、药物治疗效果不佳经调整后病情恶化者可考虑手术治疗。手术方式应根据病灶部位、椎体破坏程度、椎管累及程度、脓肿的部位及大小，个体化地选择术式。同时强调，伴随内固定技术在脊柱结核治疗中的广泛应用，切口设计除兼顾传统病灶清除入路的基础上，还需考虑如何安全、便利地植入内固定这一因素。手术方式应根据病灶情况及术者的熟悉程度进行个体化选择。病灶清除术是最常用的方法。在行手术之前通常需要 2～3 周系统规范的抗结核药物治疗，脊柱结核的治疗可行病灶清除、置管引流、植骨融合固定等方法。全关节结核晚期，大部分关节软骨破坏，关节活动的物质基础丧失，即使病变已停止，关节功能将大部分丧失，甚至发生纤维性强直或骨性强直，有的需要做关节融合术，有的需要做关节成形术，人工关节置换术能有效重建关节功能。儿童的全关节结核晚期，因骨骺尚未闭合，如上述手术有伤及骨骺而影响肢体发育时，可暂不做此类手术，行病灶清除术后，将患肢用支架保护，防止畸形发生，待成年后再做进一步处理。

七、傣医医案选读

刀某，女，68 岁。腰背部疼痛 2 年余，前来就诊，既往有肺结核病史，症见全身羸瘦，盗汗低热，贫血，食欲不振，午后潮热，舌边尖红，脉弱而快。X 线：腰椎椎体有骨坏死。CT 检查：可见多发骨破坏，边缘环绕骨硬化，冷脓肿形成。根据临床表现，傣医诊断为路想（腰椎骨结核）。多雅（治法）：调补气血，清火解毒，凉血止血。内治法：取雅叫哈顿（五宝药散），每次服 3～6g，每日 3 次。取哈莫哈朗（大驳骨根）、哈皇旧（旱莲草根）、黄芪、芽楠嫩（荷包山桂花）各 30g，水煎服，每日 1 剂，每日 3 次，每次 150mL。联合西医学治疗选异烟肼、利福平、乙胺丁醇联合运用抗结核药物治疗 3 个月。外治法：系统抗结核药物治疗后复查 X 线、CT，必要时行腰椎结核病灶清除手术。

思考题：

1. 骨结核的主症是什么？
2. 如何对骨结核的患者进行治疗？

第七章　其他外科疾病 ▷▷▷▷

【学习目的】

掌握农飞（急性乳腺炎）、农赶（乳腺囊性增生）、脓兵洞飞桑（乳腺癌）、格鲁了冒米喃农（产后缺乳）、塞恩兵洞（急性阑尾炎）、牛咪免沙把（胆囊炎、胆石症）、菲埋喃皇罗（烧、烫伤）、哦毕剁（毒蛇咬伤）、帕夹（刀伤）、帕雅火捻（甲状腺肿大、囊肿、癌）、习道（狐臭）、洞飞暖（脓肿）、拢连呼（急性淋巴结炎）的概念、病因病机、诊查要点、病证分类辨治。

【学习要点】

普通外科疾病中，常见的有急性乳腺炎，乳腺囊性增生，乳腺癌，产后缺乳，急性阑尾炎，胆囊炎，胆石症，烧、烫伤，毒蛇咬伤，刀伤，甲状腺肿大，甲状腺囊肿，甲状腺癌，狐臭，脓肿，急性淋巴结炎，疾病范围较广，临床表现复杂，发病原因、病、证分类辨治差异较大，是本章的重点难点。

第一节　其他外科疾病概述

外科疾病指的是那些只有通过手术或手法整复处理才能获得最好治疗效果的疾病。外科学是一门学科，不仅需要掌握相关疾病的诊断、预防以及治疗的知识和技能，还要研究疾病的发生和发展规律。外科学是医学科学的一个重要组成部分，它是在整个医学发展的历史中形成的，并且还在不断地更新变化。

傣医对外科疾病的认识及治疗起源很早，傣族先民发现某些植物的叶片、花朵、果实、植株、块根等不仅可以果腹充饥，而且还有止痛、止血、解毒等作用。通过长期医疗实践经验的积累，傣医探索出了一些治疗外科病的有效方药。傣医治疗外科疾病，疗法种类增加，剂型丰富，如治疗腹部绞痛时会将红豆蔻枝茎做成剑样叩刺背部，再用罕好喃（水菖蒲），香附、绣毛野枣根、荜茇、巴豆磨水外搽患处。

【病因病机】

病因病理学是傣医基础理论体系的重要组成部分，是阐释各种致病因素、致病特点和致病规律的理论。傣族人民和医家通过长期的生活和医疗实践，认识到致病因素是多种多样的，可简要分两类：地理环境、三季气候的偏性或异常及外伤属于外因；饮食失宜、劳逸失度、情志失调及房劳所伤等属于内因。不同的病因有不同的性质和致病特点。

外科疾病范围较广，病因差别大，总而言之是各种致病因素作用于机体，导致机体塔都档细（四塔）夯塔档哈（五蕴）原本相对平衡的状态失调，引起形态改变、功能障碍或损害，表现为复杂多样的病理变化。虽然疾病的发生、发展千变万化，病变机制各异，但从整体上脱离不了塔都档细（四塔）失调、夯塔档哈（五蕴）失调、脏腑功能失调和三盘失调的病变机制。

【诊查要点】

傣医学诊断疾病主要是依靠外部直接观察，在傣医特有的思维结构指导下进行系统考察和辨证思维，通过对疾病事实和患者个体因素、环境因素等方面的相关分析来揭示疾病本质，对疾病作出判断的认识过程。傣医对疾病的诊断主要遵守罕端摆乃摆诺（审察内外）、过辽哈害（审症求因）和过尼该档细碰赶（四诊合参）三个基本原则：

1. 罕端摆乃摆诺（审察内外）　凡因感受外邪而发生的疾病称为帕雅百诺（外病），有形外邪和无形外邪侵犯人体而导致体内塔都档细（四塔）、夯塔档哈（五蕴）功能失调，致使疾病发生，又称为内外合病。发生疾病是机体整体性平衡失调的反映，局部的病变往往与全身脏腑功能的盛衰或营养物质的盈亏有关，而局部的病变又可以影响全身。自然环境、精神因素和情志因素也可使人体内的塔都档细（四塔）、夯塔档哈（五蕴）功能失调，从而产生疾病。一个"塔都"偏盛偏衰，会影响其他塔都的平衡关系失调。

（1）有形外邪致病　有形外邪指看得见的病邪，如毒蛇咬伤、水火烫伤、刀伤等，侵犯人体后导致体内塔都档细（四塔）、夯塔档哈（五蕴）功能失调。临床表现为局部症状及全身症状。①菲埋喃皇罗塔菲想（火毒偏盛型烧烫伤—休克期）局部症状可见烧烫伤创面，全身症状轻症可见精神不佳，表情淡漠，口渴欲饮，脉细而散，重症可见躁动不安，烦渴，小便涩少，手足不温，甚者神志不清，四肢厥冷，脉微欲绝或深伏不起等。②毒蛇咬伤局部症状可见红肿、疼痛、皮肤瘙痒、麻木感，或瘀斑、血疱、糜烂或组织坏死，伤口出血不止，伴有剧痛，局部淋巴结肿大疼痛。全身症状可见运动失调，肢体麻木或瘫痪，眼睑下垂，眼球转动不灵，舌体活动不灵，言语不清，声音嘶哑，迅速发展为全身瘫痪，甚至死亡。③不慎刀伤后，局部可出现皮肉损伤，引起红、肿、热、痛及出血，合并感染可导致发热及化脓性疾病。

（2）无形外邪致病　无形外邪指因自然界气候变异而产生的病邪，如细菌、病毒等侵犯人体后导致体内塔都档细（四塔）、夯塔档哈（五蕴）功能失调。例如：①农飞（急性乳腺炎）是在乳汁淤积的基础上，细菌通过乳头进入乳房引起的急性化脓性感染。表现为乳房结块、红、肿、热、痛伴有发热等全身症状并容易发生传囊。②习道（狐臭）是由小汗腺引起的臭汗症，多由表皮细菌分解皮肤表面物质引起，常与多汗症伴发。③洞飞暖（脓肿）是急性炎症过程中在组织、器官或体腔内出现的局限性脓液积聚，四周有一完整的腔壁，其中，结核分枝杆菌引起的脓肿病程长，发展慢，局部可无红、痛、热等急性炎症表现。④拢连呼（急性淋巴结炎）是感染导致淋巴结发生的急性炎症，表现为局部淋巴结肿大、压痛。

2. 过辽哈害（审症求因） 过辽哈害（审症求因）是傣医学诊断的基本原则之一，是指在观察内外、察看局部与整体的基础上，将诊法收集到的全面而详细的临床资料（包括患者的自觉症状和体征），运用傣医学的基本理论加以分析，综合求得疾病的本质和原因，为临床治疗提供确切的依据。

抓住疾病的发病原因、疾病所在部位及病程的长短等有助于对其进行全面了解，根据傣医基础理论，如塔都档细（四塔）夯塔档哈（五蕴）理论、脏腑学说等，通过疾病所反映出来的具体症状，运用以表知里的方法，进一步分辨患者当时的状态，探求疾病的根本原因，从而把握疾病的本质。求因就是通过辨别症状，找出致病的主要原因和主要矛盾。导致疾病发生的原因是很广泛的，包括"风、火、水、土"四塔失调，除五蕴中的"想蕴""受蕴""识蕴"等精神、情志因素外，还有嘎麻（先天）、啊哈腊（饮食劳伤）、哈滚暖（虫类）等，这些都是导致疾病发生的重要因素，均可作为诊断治疗的重要依据。所谓审症求因，就是要根据患者临床上所表现的自觉症状和体征，找出其致病原因，如病变部位、病程发展、病理变化等，为临床治疗提供可靠的依据，从而为采用正确的治则及选用有效的方药奠定基础，还能掌握疾病的转变及预后，及时提出预防措施。例如：格鲁了冒米喃农（产后缺乳）为产妇产前体质虚弱，塔都档细（四塔）功能低下，塔铃（土）之风气不足，加之生产中耗伤气血，无力生化气血，或情志不舒，气血瘀滞而致。抓住本病的发病人群，结合病史及产后特殊体质，即可推断本病的病因病机，从而为治疗用药进行指导。

3. 过尼该档细碰赶（四诊合参） 过尼该档细碰赶（四诊合参），即四诊并重，各种诊法参用，综合收集病情资料，并将收集到的全部病情资料，参照互证，综合分析，去伪存真，以便全面准确地作出诊断。由于疾病是一个复杂的过程，故临床要做到全面、详尽地获取诊断所需的临床资料，必须四诊相互参用，取长补短，才能见病知源晓因，全面了解病情，对疾病作出正确诊断。对于脓兵洞飞桑（乳腺癌）、塞恩兵洞（急性阑尾炎）、牛咪免沙把（胆囊炎、胆石症）、帕雅火捻（甲状腺肿大、甲状腺囊肿、甲状腺癌）等疾病，在诊病时要做到对患者的发病经过、患病部位、既往病史、接受过何种治疗等资料逐一详细询问；患者声音、气味的异常变化要听、要闻；患者的形态神色变化要细致看、望；患者的性别、年龄要查清楚；患者肌肤的冷热，脉搏的快慢，包块大小、性质、活动度、压痛等情况要触诊明了。如对脓兵洞飞桑（乳腺癌）的诊断，其病史、体格检查、乳腺超声、钼靶检查或 MRI 是临床诊断的重要依据。确诊乳腺癌则需要组织活检进行病理检查。临证之时，若不采取四诊合参之法，夸大四诊中任何一种诊法单方面的作用，必然造成收集临床资料的缺失，从而给准确的诊断带来隐患，导致严重后果的发生。

【治疗方法】

傣医治疗外科疾病包括外治、内治、内外合治三种方法，以外治为主，除采用傣医刺药、拔火罐、傣药外敷以外，还可配合内服傣药煎剂或酒剂治疗，以增强疗效，调整四塔、五蕴功能。

如：治疗农赶勒拢巴（气滞血瘀型乳腺囊性增生）以通气活血，化瘀止痛，清火解毒为平然（治则）。

多雅（治法）：

①雅叫哈吨（五宝胶囊），口服，每次4～8粒，每日3次。

②雅压农杆内（乳结消胶囊），口服，每次4～8粒。每日3次。

③八味消结汤：文尚海（百样解）30g，雅解先打（傣百解）15g，盖嘿（通血香）30g，毫命郎（莪术）15g，给拎（甲珠）10g，嘿档囡（小木通）5g，芽罗绒（蒲公英）15g，罕满囡（拔毒散）15g。水煎服，每日1剂，每日3次，每次150mL。

④果雅（包药疗法）：哈罕满（拔毒散根）、摆埋丁别（灯台树叶）、咪火哇（山大黄）、摆宋拜（蛇藤叶）、嘿柯罗（青牛胆）各15g，捣烂炒热，外敷患处。

⑤可配合贴敷疗法，按摩治疗等。内外合治，以增强疗效。

第二节　农飞（急性乳腺炎）

一、概述

乳房疾病，傣医称为"农赶农飞"，农飞（急性乳腺炎）是乳房的化脓性疾病。

由于体内塔都档细（四塔）、夯塔档哈（五蕴）功能失调，致风火毒热蕴结于乳房之内，火盛则肉腐，肉腐成脓而发为本病。

本病初产妇较为多见，其临床以乳房结块、红肿疼痛、乳汁不行为特征。

傣医将本病分为火毒蕴结型急性乳腺炎和风火过盛型乳腺炎进行辨治，分别以清火解毒，通气止痛，消肿排脓；疏风清热，通乳止痛的方法为主。

二、辨解帕雅（病因病机）

"农飞"主要是由于体内塔都档细（四塔）、夯塔档哈（五蕴）功能失调，致风火毒热蕴结于乳房之内，因哺乳导致乳头破溃，以致感受外界风热毒邪，而发为本病。

病程后期，风热火毒损伤塔都档细（四塔）、夯塔档哈（五蕴），水不能制火，故火盛则肉腐，肉腐成脓。

急性乳腺炎的发生多由金黄色葡萄球菌或链球菌感染引起，少数由大肠埃希菌引起，链球菌少见。

三、诊查要点

农飞（急性乳腺炎）是乳房的化脓性疾病，尤以初产妇较为多见，其主要症状为乳房结块，肿胀疼痛，乳汁不行，寒热头痛等，根据临床表现及相关检查进行诊断。

（一）临床表现

农飞（急性乳腺炎）：多发生于产后哺乳期，临床上表现如下：

1. 郁滞期 初起常有乳头皲裂，哺乳时感觉乳头刺痛，伴有乳汁郁积不畅或结块，有时可有一两个乳管阻塞不通。继而乳房局部肿胀疼痛，结块或有或无，伴压痛，皮色微红或不红，皮肤微热或不热（图 7-1）。全身症状不明显或伴有全身感觉不适，恶寒发热，头痛胸闷，心烦易怒，食纳不佳，大便干结。

2. 成脓期 患乳肿块不消或逐渐增大，皮肤红肿焮热，局部疼痛明显加重，如鸡啄样或搏动性疼痛，患处拒按（图 7-2）。伴高热不退，头痛骨楚，同侧腋淋巴结肿大压痛，此时肿块中央渐软，按之有波动应指感，查血常规示白细胞计数明显增高，局部穿刺抽吸有脓。

3. 溃脓期 急性脓肿成熟时，可自行破溃出脓，或手术切开排脓。若溃后脓出通畅，局部肿消痛减，寒热渐退，疮口逐渐愈合。若脓腔部位较深，或有多个脓腔，溃后脓出不畅，肿势不消，疼痛不减，身热不退。若久治不愈，乳汁夹杂有清稀脓液自疮口溢出，则成乳漏，收口缓慢，至断奶后方能收口（图 7-3）。

（二）相关检查

1. 血常规检查 初期白细胞计数一般正常，成脓期白细胞计数及中性粒细胞计数增加。

2. 局部诊断性穿刺 对于急性乳腺炎是否已形成脓肿，尤其是深部脓肿，可行穿刺抽脓术，有助于确诊并判断脓肿位置。

3. B超检查 炎症区乳房组织增厚，内部回声较正常低，分布欠均匀。当有脓肿形成时，可见数目不一、大小形态不等的无回声区，边缘欠清晰。

4. 脓液细菌培养及药敏试验 有助于确定致病菌种类，针对性地选择抗生素。

四、辨解帕雅多雅（病、证分类辨治）

（一）农飞塔菲如乃（火毒蕴结型急性乳腺炎）

1. 夯帕雅（主症） 一侧或双侧乳房结块，红肿疼痛，乳汁不行，寒热头痛。初期表现为乳房内结硬块，皮色不变，胀痛拒按，或伴见恶寒发热，口渴烦躁，不思饮食，大便干结；继而乳房灼热，红肿；舌质红，苔黄腻，脉快有力。中期可见发热，口渴欲饮，烦躁不安，乳房患部红肿跳痛，有波动感；或见皮肤水肿，舌苔黄，脉快有力。后期见脓肿破溃，脓毒泻出后，疮面变浅，逐渐缩小，但愈合迟缓，脓液常长期外溢不断，伴身倦无力，食少；舌质淡红，苔薄白，脉细弱。

2. 辨解帕雅（病因病机） 本病的发生主要为产妇乳汁过多，或产妇哺乳不当，乳汁积滞；饮食不节，过食香燥性热之品，积热于内；或情志不畅，气滞血瘀，乳汁排泄不畅；加之产后体弱易复感热毒邪，内外相合，蕴结于乳房之内，风火偏盛，火盛则肉腐，肉腐则成脓而见乳房结块，红肿疼痛，寒热头痛，或脓肿破溃等。

3. 平然（治则） 清火解毒，通气止痛，消肿排脓。

4. 多雅（治法）

（1）内治法

①雅解沙把（百解胶囊），口服，每次 4～8 粒（成人量），每日 3 次。

②哈满囡乳痈汤：哈罕满（拔毒散根）30g，文尚海（百样解）15g，雅解先打（傣百解）15g，芽罗绒（蒲公英）15g，给拎（甲珠）10g，朋借蒿（芒硝粉）10g，毫命郎（莪术）15g，嘿档囡（小木通）15g。水煎服，每日 1 剂，每日 3 次，每次 150mL。

（2）外治法

①达雅（搽药疗法）：麻嘎朗（石莲子）30g，碾细粉，调水涂搽患处，每日 3 次。

②果雅（包药疗法）：摆宋拜（蛇藤叶）鲜品 30g，舂细加红糖，包敷患处，每日 1 次。

③果雅（包药疗法）：摆帕利（旋花茄叶）30g，煎汤外洗，再将楠麻点（滇刺枣树皮）舂成细粉，敷于患处，每日 3 次。

④达雅（搽药疗法）：麻脑（柠檬去皮）、麻烊布（瓜子金）各 30g。舂细，外搽患处，每日 3 次。

（二）农飞菲拢罕河（风火过盛型乳腺炎）

1. 夯帕雅（主症）　一侧或双侧乳房结块，红肿疼痛，乳汁不行，寒热头痛。皮色不变或微红，胀痛拒按，伴见恶寒发热，口渴烦躁，不思饮食，大便干结，苔薄黄，脉数。

2. 辨解帕雅（病因病机）　本病的发生主要为产妇乳汁过多，或产妇哺乳不当，乳汁积滞；饮食不节，过食香燥性热之品，积热于内；或情志不畅，气滞血瘀，乳汁排泄不畅，导致风火偏盛热毒停滞于乳房之内，则乳房结块，红肿疼痛，寒热头痛，食欲不振等。

3. 平然（治则）　疏风清热，通乳止痛。

4. 多雅（治法）

（1）内治法

①雅解沙把（百解胶囊），口服，每次 4～8 粒，每日 3 次。

②雅压农杆内（乳结消胶囊），口服，每次 4～8 粒。每日 3 次。

③乳疾消汤：埋丁楠（美登木）15g，罗罕（红花）5g，毫命（姜黄）15g，芽罗绒（蒲公英）15g，毫命郎（莪术）15g，嘿档囡（小木通）15g。水煎服，每日 1 剂，每日 3 次，每次 150mL。

（2）外治法

①果雅（包药疗法）：雅农兵洞飞暖（三黄解毒散结散）：毫命（姜黄）、黄姜、咪火哇（山大黄）、宋拜（蛇藤嫩尖）、朋借蒿（芒硝粉）各 15g。碾粉加酒或醋拌匀或加蜂蜜调匀，包敷患处，每日 1 次。

②达雅（搽药疗法）：麻脑（柠檬去皮）、麻烊布（瓜子金）适量。舂细，外搽患处。

五、预防调护

1. 保持乳头清洁，避免婴儿含乳而睡，注意乳儿口腔清洁。
2. 若有乳头皲裂、擦伤，可外涂麻油或蛋黄油。
3. 养成良好哺乳习惯，哺乳要定时以防乳汁淤积。
4. 保持哺乳期精神愉快，饮食清淡，忌食辛辣油腻之品。

六、现代研究进展

1. 乳腺炎的致病菌多为金黄色葡萄球菌，链球菌少见。乳汁淤积，排乳细菌入侵是发病的主要原因。产后体虚、免疫力低下、长期哺乳、母亲个人卫生较差，容易发生本病。

2. 临床治疗基本原则是消除感染、排空乳汁。在未形成脓肿前，应用抗生素可获得良好的疗效。应用青霉素治疗，或用耐青霉素酶的苯唑西林钠（青霉素Ⅱ），或头孢一代抗生素如头孢拉定。青霉素过敏者，则应选用红霉素。形成脓肿后主要的措施是及时行脓肿切开引流。

3. 急性乳腺炎可以有不同程度的病理变化。从单纯炎症开始，到最后形成脓肿，病理变化过程中常可出现大量的组织分解和变性坏死。脓肿病灶可单一，亦可多发，浅者可在皮下，深者可在乳房后壁胸大肌筋膜前面。有时两个脓肿之间仅有一小孔相通，形成哑铃样脓肿。如手术时仅切开了浅在的或较大的脓肿，忽视了深部的或较小的脓肿，导致手术后症状仍未得到改善，必须再次手术，否则导致坏死组织和脓液引流不畅，病变有演变成慢性乳腺脓瘘的可能。

七、傣医医案选读

朱某，女，26岁，2020年1月15日初诊。足月顺产3个月，哺乳期，左侧乳房肿痛3天，伴见恶寒发热，不思饮食，口干，大便干结，舌质红，苔黄腻，脉快有力。检查：左乳皮色微红，触及肿块疼痛。傣医诊断为农飞（急性乳腺炎），以先解后治的原则，配合局部用药，取雅解沙把（百解胶囊），口服，每次4粒，每日3次，连服3天；取扁少火（粗叶木）30g，芽敏龙（益母草）15g，毫命郎（莪术）15g，芽依秀母（香附）15g，芒硝10g，3剂，水煎服，每日1剂，每日3次，每次150mL；再行果雅（包药疗法）：将摆宋拜（蛇藤叶）鲜品适量，舂细加红糖，包敷患处，每日1次，连用5天而获效。

思考题：

1. 急性乳腺炎的临床特点是什么？
2. 火毒蕴结型急性乳腺炎的主症是什么？

第三节 农赶（乳腺囊性增生）

一、概述

农赶（乳腺囊性增生）是乳腺实质不同程度地增生与复旧不全所致的，以乳腺结构在数量和形态上的异常为基本病理变化的一类疾病的总称，是一种慢性乳腺良性增生性疾病。

由于饮食不节，情志不畅，导致塔都档细（四塔）、夯塔档哈（五蕴）功能失调，风气不行，阻碍气血运行而使气血不通，郁结于上盘，导致乳房一侧或双侧胀痛或结节，加之情志不畅，五蕴失调，火热毒邪蕴结体内下犯下盘故见月经不调，痛经。

本病临床以一侧或两侧乳房胀痛，乳房内可触及散在大、小不等的块状结节，症状与月经相关为特征。

傣医将本病以气滞血瘀型乳腺囊性增生来进行辨证论治，治以通气活血，化瘀止痛。

二、辨解帕雅（病因病机）

"农赶"的发生是由于体内塔都档细（四塔）、夯塔档哈（五蕴）功能失调，致气血不通，郁结于上盘乳房内而发病，同时情志不畅，五蕴失调，火热毒邪蕴结体内下犯下盘，故见月经不调，痛经，心烦易怒。

本病主要是由于雄、雌激素比例失调，使乳腺实质增生过度和复旧不全，部分乳腺实质成分中女性激素受体的质和量异常，使乳房各部分的增生程度参差不齐。

三、诊查要点

农赶（乳腺囊性增生）主要临床表现为患者常有一侧或两侧乳房胀痛，轻者如针刺，疼痛可牵扯至肩部、上肢或胸背部，检查时可在乳房内触及散在大小不等的块状结节，质韧，时有触痛。

（一）临床表现

1.乳房疼痛 一般以胀痛为主，亦有刺痛、牵拉痛或隐痛，可累及一侧或双侧乳房。疼痛常呈周期性，或疼痛随情绪波动而变化。乳房疼痛主要以肿块局部为甚，可向患侧腋窝及肩背放射，甚者在行走或活动时加剧。部分患者伴乳头疼痛及瘙痒。

2.乳头溢液 5%～15%的囊性增生病患者可出现乳头溢液，单侧或双侧均可发生，多呈被动性，一般为黄色、棕色、乳白色、浆液性或清水样，偶见血性。

3.其他伴随症状 胸闷不舒、精神抑郁或心烦易怒。每遇恼怒或劳累后症状加重。可伴月经不调。

（二）相关检查

1. 体格检查 了解肿块的部位、大小、质地、形状、活动度、压痛等以及腋下淋巴结情况等。

2. 辅助检查

（1）B超检查 可见增生乳腺组织呈增多、增高、增强的反射波形，结构紊乱，有的腺体层呈光条或光斑样回声带，混杂有囊状或管状无回声区。如遇囊肿形成时，也可形成小区域的液性暗区。

（2）近红外线扫描 可见云雾状、片状、花絮状或点状灰影，血管影清晰度欠清，呈树枝状，边缘稍模糊，有毛刺样或斑点样改变，或粗细欠均匀，血管走行尚自然，临床所及乳房结块与血管间关联不大。

（3）钼靶X线检查 平片中增生处密度增高，表现为腺性、囊性及纤维小叶性增生的不同表现。

四、辨解帕雅多雅（病、证分类辨治）

农赶勒拢巴（气滞血瘀型乳腺囊性增生）

1. 夯帕雅（主症） 妇女一侧或两侧乳房胀痛，一般月经来潮前明显，月经来潮后疼痛减轻或消失。病灶位于乳房外上方较多，也可影响到整个乳房，少数患者可有乳头溢液，常为棕色、浆液性或血性液体；病程有时很长，但停经后症状常自动消失或减轻。伴有月经不调，痛经，胸胁胀满，心烦易怒；舌质红，苔黄厚腻，脉行快而不畅。

2. 辨解帕雅（病因病机） 本病的发生主要是由饮食不节，情志不畅，导致塔都档细（四塔）、夯塔档哈（五蕴）功能失调，风气不行，阻碍气血运行而使气血不通，郁结于上盘乳房内而出现一侧或两侧乳房胀痛和结节；体内风火过盛，积热于内，加之情志不畅，五蕴失调，二者相合，阻碍气血运行而致气血不通，上犯上盘而致乳房内有散在大小不等的结节，下犯下盘故见月经不调、痛经，胸胁胀满，心烦易怒；舌质红，苔黄厚腻，脉行快而不畅。

3. 平然（治则） 通气活血，化瘀止痛。

4. 多雅（治法）

（1）内治法

①雅叫哈吨（五宝胶囊），口服，每次4～8粒，每日3次。

②雅压农杆内（乳结消胶囊），口服，每次4～8粒。每日3次。

③八味消结汤：文尚海（百样解）30g，雅解先打（傣百解）15g，盖嘿（通血香）30g，毫命郎（莪术）15g，给拎（甲珠）10g，嘿档囡（小木通）5g，芽罗绒（蒲公英）15g，罕满囡（拔毒散）15g。水煎服，每日1剂，每日3次，每次150mL。

（2）外治法

①果雅（包药疗法）：摆罕满（拔毒散叶）、摆埋丁别（灯台树叶）、咪火哇（山大

黄）、摆宋拜（蛇藤叶）、嘿柯罗（青牛胆）各 15g。捣烂炒热，外敷患处。

②可配合贴敷疗法，按摩治疗等。

五、预防调护

1. 调畅情志，保持心情愉快，情绪稳定。
2. 适当控制脂肪类食物摄入。
3. 合理健康饮食，禁烟酒，忌食燥热、辛辣刺激食物，保证大便通畅。
4. 加强有关乳腺健康知识的学习，掌握乳腺的自查方法。

六、现代研究进展

1. 本病的发生发展与卵巢内分泌状态密切相关，乳腺组织与子宫内膜一样，受卵巢内分泌周期性调节，并产生相应的周期性变化，因此，乳房也存在相应的增殖和复旧的周期性改变。周期性的激素分泌失调及乳腺组织对激素的敏感性增高是本病发病的主要原因。作用机制：①下丘脑－垂体－卵巢轴内分泌紊乱，黄体酮分泌减少，雌激素、催乳素分泌增多，雌、孕激素比例失调，使乳腺实质及结缔组织增生过度和复旧不全。②部分乳腺实质成分中女性激素受体的质和量异常，使乳房各部分增生程度参差不齐。雌激素增多，可导致乳腺组织结构发生紊乱，乳腺导管上皮和纤维组织不同程度的增生和末梢腺管或腺泡形成囊肿；孕激素减少，其对雌激素的抑制性减弱，而导致间质结缔组织过度增生与胶原化及淋巴细胞浸润。

2. 本病的治疗主要是对症治疗，缓解患者主要症状。对于局限性乳腺囊肿增生病，应在月经干净后 5 天内复查，若肿块变软、缩小或消退，则以观察或继续中药治疗；若肿块无明显消退者，或观察过程中，对于局部病灶有恶性病变可疑，应予切除并做快速病理学检查。

七、傣医医案选读

玉某，女，28 岁，2008 年 3 月 10 日初诊。反复双侧乳房胀痛 3 个月，伴月经来潮前明显，月经来潮后疼痛减轻消失。伴有月经不调，痛经，胸胁胀满，心烦易怒；舌质红，苔黄厚腻，脉行快而不畅。检查：左、右乳腺外侧触及结节，边界欠清，触痛。无乳头溢液等症状。傣医诊断为农赶勒拢巴（气滞血瘀型乳腺囊性增生），以通气活血，化瘀止痛。给予雅叫哈吨（五宝胶囊），口服，每次 6 粒，每日 3 次。雅压农杆内（乳结消胶囊），口服，每次 6 粒。每日 3 次。方药：八味消结汤。药物组成：文尚海（百样解）30g，雅解先打（傣百解）15g，盖嘿（通血香）30g，毫命郎（莪术）15g，给拎（甲珠）10g，嘿档图（小木通）5g，芽罗绒（蒲公英）15g，罕满囡（拔毒散）15g。水煎服，每日 1 剂，每日 3 次，每次 150mL。用药与月经后 5～7 天服用，至经前停用。果雅（包药疗法）：摆罕满（拔毒散叶）、摆埋丁别（灯台树叶）、咪火哇（山大黄）、摆宋拜（蛇藤叶）、嘿柯罗（青牛胆）各 15g。捣烂炒热，外敷患处。连用两周期疼痛明显好转，部分结节消失。

思考题

1. 乳腺囊性增生的病因病机是什么？
2. 乳腺囊性增生的主要临床表现是什么？

第四节　脓兵洞飞桑（乳腺癌）

一、概述

脓兵洞飞桑（乳腺癌），是乳房部的恶性肿瘤，是女性最常见的恶性肿瘤之一，在我国占全身各种恶性肿瘤的 7%～10%，呈逐年上升趋势。

本病是由于妇女情志不畅，夯塔档哈（五蕴）失调，或喜食煎炸香燥性热、醇酒厚味、肥甘厚腻之品，使得体内塔菲（火）偏盛，土塔（脾胃）运化受阻，风气运转不利，塔都档细（四塔）功能失调，水血不行，毒邪蕴结乳部而成。

本病临床以无痛、无热、皮色不变的肿块，质地坚硬，推之不移，边界不清，凹凸不平，可伴乳头溢血为特征。病情进展可产生不同程度疼痛，皮肤可呈橘皮样水肿、变色，甚至肿块溃烂。

傣医将本病分为四塔不调型乳腺癌及四塔衰败型乳腺癌两个证型进行论治，治以调节四塔、五蕴，解毒活血，散结消肿；调补四塔，清火解毒，消肿止痛。

二、辨解帕雅（病因病机）

"脓兵洞飞桑"的发生主要为妇女情志不畅，夯塔档哈（五蕴）失调，塔菲（火）偏盛，土塔（脾胃）运化受阻，风气运转不利，塔都档细（四塔）功能失调，水血不行，毒邪蕴结乳部而成癌肿。

病程后期塔都档细（四塔）功能严重受损，气血大伤。最终四塔功能衰败，热毒盛则肉腐，转移周身。

乳腺癌的病因尚不清楚。发病年龄一般在 40～60 岁，绝经期妇女发病率相对较高。目前认为雌酮及雌二醇与乳腺癌的发病有直接关系。无生育史或哺乳史、月经初潮早或绝经晚、有乳腺癌家族史、有乳腺增生病史等因素，是乳腺癌发病的危险因素。

三、诊查要点

（一）临床表现

①早期患侧乳房出现无痛、单发肿块，质地坚硬，表面不光滑，与周围组织分界不清，不易推动。

②可出现"酒窝征"（肿瘤累及 Cooper 韧带），个别可伴乳头溢液。随着癌肿逐渐增大，产生不同程度疼痛，皮肤可呈"橘皮样改变"（皮下淋巴管被癌细胞堵塞，淋巴

回流障碍，出现真皮水肿）。病变周围可出现散在的小肿块，状如堆栗。乳头偏向癌肿一侧，扁平、回缩或凹陷，偶可见到皮肤溃疡。晚期乳房肿块溃烂，疮口边缘不整齐，中央凹陷似岩穴，有时外翻似菜花，时渗紫红血水，恶臭难闻（图7-4、图7-5）。

③腋窝淋巴结肿大，质硬、无痛、可被推动，数目增多并融合成片。

④癌肿转移至腋下及锁骨上时，可触及散在、数目少、质硬无痛的肿物，以后渐大，互相粘连，融合成团，继而形体消瘦，面色苍白，憔悴等恶病质貌。

（二）相关检查

1. 体温、脉搏、呼吸　早期正常。

2. 血常规检查　早期正常。

3. B 超检查　可见实质性占位病变，肿块边界不整齐，凹凸不平，呈蟹足样改变。肿块后方常伴有衰减暗区，肿块内可见微钙化，癌瘤可向皮肤或组织浸润，纵径常大于横径（肿块纵径∶横径 >1）。

4. 钼靶 X 线检查　癌肿可见致密的肿块阴影，大小比实际触诊要小，形态不规则，边缘呈现毛刺状或结节状，密度不均匀，可有细小成堆的钙化点，常伴血管影增多增粗，乳头回缩，乳房皮肤增厚或凹陷。

5. 病理切片检查　可帮助确诊。

相关病史、体格检查、乳腺超声、钼靶检查或 MRI 是临床诊断的重要依据。确诊乳腺癌则需要组织活检进行病理检查。

四、辨解帕雅多雅（病、证分类辨治）

（一）脓兵洞飞桑塔都冒沙么（四塔不调型乳腺癌）

1. 夯帕雅（主症）　早期可见乳房内无痛、单发的小肿块，边界不清，质地坚硬，表面不光滑，不易推动；或出现"酒窝征"，个别可伴乳头溢液。或伴急躁易怒，心烦不安，舌淡红或紫暗，苔白或黄厚腻，脉行深而不畅。

2. 辨解帕雅（病因病机）　由于患者情志不畅，所欲不遂，或喜食煎炸香燥性热、醇酒厚味、肥甘厚腻之品，使得体内塔都档细（四塔）功能失调，塔菲（火）偏盛，风气运转不利，水血不行，蕴积乳部而出现肿块；塔都档细（四塔）、夯塔档哈（五蕴）失调，风气运转不利，故急躁易怒，心烦不安；毒邪内积，土塔（脾胃）运化受阻，水血不行，故舌淡红或紫暗，苔白或黄厚腻，脉行深而不畅。

3. 平然（治则）　调节四塔五蕴，解毒活血，散结消肿。

4. 多雅（治法）

（1）内治法

①取雅解沙巴（百解胶囊），口服，每次4～8粒，每日3次。

②哈文尚海（竹叶兰）30g，雅解先打（傣百解）15g，毫命郎（莪术）15g，芽令哦（白花蛇舌草）30g，哈麻王喝（刺天茄根）30g，芽依秀母（香附子）20g，毫命（姜

黄）15g。水煎服，每日 1 剂，每日 3 次，每次 150mL。

③芬雅（磨药疗法）：竹叶兰块根、毫命郎（莪术）根、雅解先打（傣百解），帕利（旋花茄根）各 15g。磨汁内服。

（2）外治法　果雅（包药疗法）。取白麻莫来（瓜蒌壳）、毫命郎（莪术）、毫命（姜黄）、咪火哇（山大黄）各 15g。春烂加洗米水炒热包于患处。

（二）脓兵洞飞桑塔都迭（四塔衰败型乳腺癌）

1. 夯帕雅（主症） 随着癌肿逐渐增大，产生不同程度疼痛，皮肤可呈橘皮样水肿、变色、酒窝征；晚期可见乳房肿块溃烂，疮口边缘不整齐，中央凹陷似岩穴，有时外翻似菜花，时渗紫红血水，恶臭难闻。癌肿转移至腋下及锁骨上时，可触及散在、数目少、质硬无痛的肿物，以后渐大，互相粘连，融合成团，继而形体消瘦，面色苍白，周身困乏无力，饮食不佳，眠差，舌质淡，薄白而腻，脉深慢而无力。

2. 辨解帕雅（病因病机） 由于癌肿日久不愈，塔都档细（四塔）功能严重受损，气血大伤所致。最终四塔功能衰败，热毒盛则肉腐，转移周身，发为本病。

3. 平然（治则） 调补四塔，清火解毒，消肿止痛。

4. 多雅（治法）

（1）内治法

①取雅解沙巴（百解胶囊），口服，每次 4～8 粒，每日 3 次。

②取雅叫哈顿（五宝药散），口服，每次 5～10g，用黑母鸡汤冲服。

③取芽喃嫩（荷苞山桂花）30g，芽令哦（白花蛇舌草）10g，埋丁楠（美登木）30g，文尚海（百样解）15g，雅解先打（傣百解）15g，毫命（姜黄）15g，哈贺嘎（草豆蔻）15g，毫命郎（莪术）10g。水煎服，每日 1 剂，每日 3 次，每次 150mL。

（2）外治法

①芬雅（磨药疗法）、达雅（搽药疗法）：哈文尚海（百样解根）、毫命郎（莪术）根、雅解先打（傣百解）、哈利（旋花茄根）各 15g。磨汁外搽。

②阿雅（洗药疗法）：楠秀（白花树皮）、楠说（云南石梓树皮）、涛喃（三开瓢）、嘿蒿莫（滑叶藤仲）、楠孩嫩（水杨柳树皮）、咪火哇（山大黄）、楠过（槟榔青树皮）各 20～50g 等量。水煎煮，外洗患处，每日 1～2 次。

五、预防调护

1. 普及防癌知识宣传，推广和普及乳房自我检查。

2. 忌食煎炸香燥性热、醇酒厚味、肥甘厚腻之品。

3. 保持精神和情绪的稳定，避免工作学习过度紧张。

4. 重视乳腺癌高危人群的定期检查。

5. 积极治疗乳腺良性疾病。

6. 及时诊治早期乳腺癌。

7. 加强营养支持治疗，补充蛋白质等营养物质。

8.保持精神和情绪的稳定，树立正确健康心态，积极配合医生治疗。

六、现代研究进展

女性 20 岁以后乳腺癌发病率逐渐上升，45～50 岁发病率较高。与西方国家相比，我国乳腺癌的高发年龄更年轻。

乳腺癌的转移途径：①局部扩散（癌细胞沿导管或筋膜间隙蔓延，继而侵及 Cooper 韧带）；②淋巴转移（沿乳房淋巴引流途径，向外侧到腋窝淋巴结，向内到胸骨旁淋巴结）；③血行转移（早期即可存在，常见远处转移依次为骨、肺、肝）。

乳腺癌的治疗：①手术治疗；②化学治疗；③内分泌治疗；④放射治疗；⑤靶向治疗。目前采取以手术治疗为主的综合治疗。近年来手术治疗更倾向于缩小手术范围、加强术后综合辅助治疗。由于检查手段的不断完善及患者的认识程度不断提高，乳腺癌得以早期发现，早期诊断，同时术后综合辅助治疗也在不断完善，所以近 10 年来乳腺癌的 5 年生存率较前明显提高。相关癌性疾病的卫生宣教及普及应得到重视。

七、傣医医案选读

嗬某，女，52 岁，农民。素来急躁易怒。近 3 年来，发现左乳肿物，无瘙痒疼痛，未重视。2020 年 4 月以来感肿块增大明显，疼痛加重，局部破溃流脓有恶臭，至外院就诊，行 MRI、病理检查，诊断为"左乳浸润性乳腺癌 cT3N2M0 ⅢA 期 LuminalB 型"，拒绝化疗及手术治疗。病情加重，于 2020 年 12 月到我院就诊。症见形瘦体弱，面色苍白，乏力气短，心悸，饮食不佳，眠差，舌质淡，舌苔薄白，脉深慢而无力。查体：左乳肿块，大小约 15cm×15cm，皮肤暗红色，包块质硬，位置固定，表面破溃大小约 5cm×4cm，破溃面见少量坏死组织，有渗液及渗血，左侧腋窝可触及融合成团肿大淋巴结，大小约 4cm×5cm，左侧锁骨上未触及肿大淋巴结。饮食不佳，眠差，舌质淡，薄白而腻，脉深慢而无力。诊为脓兵洞飞桑塔都迭（乳腺癌）。予口服雅解沙把（百解胶囊），每次 4～8 粒，每日 3 次。雅叫哈顿（五宝药散），每次 8g，每日 3 次，用黑母鸡汤冲服。配合化疗。症状好转。

思考题：

1. 早期乳腺癌的临床表现是什么？
2. 乳腺癌的病因病机是什么？

第五节 格鲁了冒米喃农（产后缺乳）

一、概述

产后缺乳，傣医称为"格鲁了冒米喃农"，指产妇在分娩后乳汁较少或缺乳。

本病是一种由勒拢软（气血不足），勒拢巴（气血瘀滞）而致的产后乳汁较少或缺乳，不能满足婴儿需要的常见病。

本病临床主要以产后乳汁量少清稀，甚至点滴皆无，乳房无明显胀痛为特征。常见于产后气血失调的哺乳期妇女。

傣医将本病分为气血不足型产后缺乳和气血瘀滞型产后缺乳两个证型进行辨治，治疗以补益水血，通乳下乳；或通气活血，通乳下乳为法。

二、辨解帕雅（病因病机）

本病因产妇产前体质虚弱，塔都档细（四塔）功能低下，塔铃（土）之风气不足，加之生产中耗伤气血，无力生化气血；或情志不舒，气血瘀滞而缺乳。

本病可因乳腺发育不良，产后调理不当，营养不良，产妇焦虑、抑郁情绪抑制垂体释放催乳素（PRL）或哺乳方法不当等导致，早产儿或先天性腭异常儿吸吮力弱，乳房排空不畅也可导致乳汁分泌减少。

三、诊查要点

产后哺乳开始即见乳汁量少清稀，甚至点滴皆无，乳房无胀痛；或产后乳汁不行，或行而甚少，乳房无胀感或感胀闷；或哺乳期间乳汁本足而突然减少，或原本乳汁不足而骤然泌乳更少，甚或全无，乳房胀痛。

体格检查：乳房柔软无胀痛感，加压乳房，不见乳汁排出；或排出甚少，乳汁多清稀；或乳房胀满触之硬痛明显，乳汁排出不畅。

根据产后乳汁不足，或点滴皆无，不能满足哺乳需要的临床表现即可明确诊断。

四、辨解帕雅多雅（病、证分类辨治）

（一）格鲁了冒米喃农勒拢软（气血不足型产后缺乳）

1. 夯帕雅（主症） 产后虚弱乳汁不下，或患拢匹勒（月子病）乳汁清稀量少，乳房柔软无胀痛感，面色苍白，皮肤干燥，爪甲无泽，饮食不佳，大便溏稀；舌质淡红，苔少或无苔，脉行深细、弱而无力。

2. 辨解帕雅（病因病机） 主要为产妇产前塔都档细（四塔）功能低下，塔铃（土）不足，加之产后气血大伤，乳汁为气血所化生，气血以脾土的水谷精微为源，土塔之中风气不足，无力生化气血而乳汁不下或缺乳，或患拢匹勒（月子病）乳汁清稀量少，乳房柔软无胀痛感；气血大伤，不能荣养全身则面色苍白，皮肤干燥，爪甲无泽；土塔不足，不能运化血水则饮食不佳，大便溏稀，舌质淡红，苔少或无苔，脉行深细、弱而无力为气血不足之象。

3. 平然（治则） 补益气血，通乳下乳。

4. 多雅（治法）

内治法

①二满通乳汤：哈罕满龙（黄花稔根）30g，哈罕满（拔毒散根）30g，哈槟蒿（哈

宾蒿（白花臭牡丹根）15g。水煎服，每日 1 剂，每日 3 次，每次 150mL。

②雅米喃农（补血通乳方）：盖杆（黑母鸡）1 只，锅拢浪（望江南根）50g，麻蜜囡（树菠萝嫩果）3 个。煎煮，饮汤食肉。

③嫡嫩补血汤：芽楠嫩（荷包山桂花）30g，嘿亮浪（止血藤）15g。水煎服，每日 1 剂，每日 3 次，每次 150mL。

④叫哈蒿（弯管花根）10g，芽呼话（扇叶铁线蕨）10g。水煎服，每日 1 剂，每日 3 次，每次 150mL。

⑤叫哈蒿（弯管花根）15g。水煎服，每日 1 剂，每日 3 次，每次 150mL。

⑥哈麻抱（椰子根）30g。水煎服，每日 1 剂，每日 3 次，每次 150mL。

（二）格鲁了冒米喃农勒拢巴（气血瘀滞型产后缺乳）

1. 夯帕雅（主症）　产后乳汁不下，乳房胀满而痛，伴身热，神情抑郁，胸胁不舒，脘腹胀满，食欲减退；舌质淡红，苔薄黄，脉行不畅。

2. 辨解帕雅（病因病机）　主要由于产后情志不舒，使塔拢（风）、水（血）塔失调，气郁血滞，气血运行不畅，阻碍乳汁下行，乳房胀满而痛；或产后情志不舒，郁而化热则伴身热，神情抑郁，胸胁不舒，脘腹胀满；气郁土壅，运化失常则食欲减退。舌质淡红，苔薄黄，脉行不畅，皆为气血瘀滞之象。

3. 平然（治则）　通气活血，通乳下乳。

4. 多雅（治法）

内治法

①罕盖公英乳通汤：盖嘿（通血香）30g，档嘿（川木通）10g，芽罗绒（蒲公英）15g，哈宾蒿（白花臭牡丹根）30g，叫沙短（长柄异木患）30g，故罕（当归藤）15g。水煎服，每日 1 剂，每日 3 次，每次 150mL。

②哈宾蒿（白花臭牡丹根）30g，叫沙短（长柄异木患）30g。水煎服，每日 1 剂，每日 3 次，每次 150mL。

③麻蜜囡（树菠萝嫩果）30 ～ 50g，母鸡每日 1 只炖服，每日服 3 次。

④哈宾亮（赪桐根）15 ～ 30g。水煎服，每日 1 剂，每次 150mL，每日 3 次。

五、预防调护

1. 母婴同室，及早开乳。

2. 养成良好的哺乳习惯，勤吸乳，按需哺乳。

3. 乳头皲裂者，要及时清洁，鼓励产妇克服怕疼心理，指导正确喂哺方法。

4. 饮食应清淡而富有营养且容易消化，不宜服寒凉或辛热刺激食物。

5. 产妇宜保持乐观、舒畅的心情。

六、现代研究进展

1. 产后泌乳是一个复杂的神经体液调节的结果，乳汁的分泌与垂体催乳素、哺乳时的吮吸刺激，与产妇的营养、睡眠、情绪及健康状况密切相关。乳汁的合成及分泌是一个复杂的生理过程。丘脑下部、垂体、卵巢、胎盘、甲状腺、肾上腺及胰腺等都参与这个调节过程。

2. 分娩后，血中的雌激素、孕激素浓度大大降低，其对催乳素的抑制作用解除，催乳素与乳腺腺泡上皮受体结合，使之发挥始动和维持泌乳作用。同时胰岛素、皮质激素、甲状旁腺素及生长激素分泌增多，促进乳汁的合成和释放。

3. 频繁吸吮乳头及乳房排空亦是重要因素，一方面吸吮刺激能使丘脑下部泌乳抑制因子分泌减少，导致垂体分泌 PRL 增加；另一方面吸吮刺激通过感觉神经，经脊髓传导至下丘脑，使垂体后叶释放缩宫素，缩宫素直接作用于肌上皮细胞，使之收缩增加乳腺管内压而使乳汁排出。

七、傣医医案选读

李某，女，28 岁，2019 年 10 月 22 日初诊。产妇足月顺产 15 天，乳汁分泌甚少，婴儿每次只能吮吸 2～3 口。患者形体肥胖，农（乳房）发育良好，柔软无胀痛感，无结块，面色苍白，皮肤干燥，爪甲无泽，饮食不佳，大便溏稀，纳可；舌质淡，白苔，脉行细。根据临床表现，傣医诊断：勒拢软格鲁了冒米喃农（气血不足型产后缺乳）。治以补益气血、通乳下乳为原则，予雅米喃农（补血通乳方）：盖杆（黑母鸡）1 只，锅拢浪（望江南根）50g，麻蜜囡（树菠萝嫩果）3 个。2 剂，水煎，饮汤食肉，每日 1 剂，每日 2 次，之后乳汁充裕。

思考题：

1. 产后缺乳的病因病机是什么？
2. 如何治疗气血不足型产后缺乳？

第六节　塞恩兵洞（急性阑尾炎）

一、概述

塞恩兵洞（急性阑尾炎），是外科常见的急腹症，指由各种致病因素引起的阑尾急性炎症病变。可发生于任何年龄，多见于青壮年。

本病是由于塔都档细（四塔）功能失调，土塔（脾胃）运化受阻，胃肠传导失常，气道不通，水血郁久化热而使塔菲（火）偏盛，毒热壅滞郁而化热所致。

本病临床主要以转移性右下腹痛及右下腹麦氏点压痛及反跳痛为特征。

傣医将之分为急性阑尾炎瘀滞期、急性化脓性阑尾炎蕴热期和慢性坏疽性阑尾炎毒热期三个证型来论治。分别治以清火解毒，通腑泄热，化瘀止痛；清火解毒，通气止痛；泄热通腑，解毒排脓。病情重者首选手术治疗。

二、辨解帕雅（病因病机）

患者饮食不节，暴饮暴食，食滞中盘，或食后急行，肠管扭曲，肠寄生虫梗阻于阑尾腔等，导致塔都档细（四塔）功能失调，土塔（脾胃）运化受阻，胃肠传导失常，气道不通，水血郁久化热而使塔菲（火）偏盛，毒热壅滞，导致塔拎（土）的失调，脾胃、大肠等脏腑功能受损。其病因病机关键是气道不通，水血郁而化热。

病程后期，体内塔都档细（四塔）功能失调，风、火过盛，与水互结，水气不通，使得病邪不断扩散，损伤塔拎（土），故脾胃受之所困，运化升降功能失常，毒热郁久，热盛则肉腐，肉腐则成脓。

阑尾易发生炎症是由其自身解剖特点决定的，其解剖结构为一细长盲管，腔内富含微生物，肠壁内有丰富的淋巴组织，容易发生感染。

三、诊查要点

（一）临床表现

1. 腹痛 典型的腹痛发作始于上腹，逐渐移向脐部，数小时（6～8小时）后转移并局限在右下腹。此过程的时间长短取决于病变发展的程度和阑尾位置。腹痛突然发作，开始于上腹部或脐周，呈持续性隐痛或阵发性加剧，渐渐移至右下腹。右下腹压痛是本病常见的重要体征，压痛点通常在麦氏点（右髂前上棘与脐连线上的中、外三分之一交界处），可随阑尾位置变异而改变，但压痛点始终在一个固定的位置上。有时可扪及局限的肿块。

2. 胃肠道症状 发病早期可能有厌食，恶心、呕吐也可发生，但程度较轻。

3. 全身症状 早期乏力，炎症重时出现中毒症状，心率增快，发热，达38℃以上。

（二）相关检查

1. 体温 38～40℃；脉搏 80～100 次/分；呼吸频率加快。

2. 血常规检查，白细胞总数和中性粒细胞增高。

3. 麦氏征阳性、结肠充气试验阳性、腰大肌试验阳性。

四、辨解帕雅多雅（病、证分类辨治）

（一）塞恩兵洞塔菲塔喃想（急性阑尾炎瘀滞期）

1. 夯帕雅（主症） 腹痛突然发作，开始于上腹部或脐周，呈持续性隐痛或阵发性加剧。渐渐移至右下腹，兼有纳呆，恶心，呕吐，大便秘结或腹泻，小便清或黄。右下腹有压痛或反跳痛，腹肌紧张不明显，有时可扪及局限的肿块，体温在38℃以上，白细胞计数升高。舌质淡红，苔白或黄腻，脉行快。

2. 辨解帕雅（病因病机） 由于饮食不节，暴饮暴食，食滞中盘；或食后急行，肠管扭曲；或肠寄生虫梗阻于阑尾腔等，导致塔都档细（四塔）功能失调，土塔（脾胃）运化受阻，胃肠传导失常，气道不通，不通则痛而见腹痛、纳呆、恶心、呕吐。郁久化热而使塔菲（火）偏盛，壅滞下盘而出现压痛或反跳痛，便秘，小便黄等。体温增高，可达 38℃以上，舌红，苔黄，脉快等均为火热过盛之征象。

3.平然（治则） 清火解毒，通腑泄热，化瘀止痛。

4.多雅（治法）

（1）内治法

①雅解沙把（百解胶囊），每次 4～6 粒，每日 3 次。

②二黄通腑泻火汤：咪火哇（山大黄）15g，大黄 15g，贺嘎（草寇根）30g，嘿多吗（鸡矢藤）15g，大腹皮 20g。水煎服，每日 1 剂，每日 3 次，每次 150mL。

③毫命（姜黄）15g，补累（野姜）15g，罕好喃（水菖蒲）10g，贺波亮（小红蒜）10g，贺荒（大蒜）10g，麻匹囡（胡椒）5g，辛蒋（小姜）10g。共春细，加酸橘水拌匀，搓成丸药内服，每次服 2～4 粒，每日 3 次。

④哈迪告（藏药木根）30g，哈麻嘿（洗碗叶根）30g，哈麻果（槟榔果根）30g，哈毫能（铁屎米树根）15g，哈宾栽（圣诞树根）30g，嘿麻电（圆锥南蛇藤根）30g。水煎服，每日 1 剂，每日 3 次，每次 150mL。

（2）外治法　傣西医学结合治疗，必要时行手术治疗（图 7-6、图 7-7）。

（二）塞恩兵洞塔菲塔喃想暖乃（急性化脓性阑尾炎蕴热期）

1.夯帕雅（主症） 腹痛加剧，右下腹压痛明显。伴低热或午后发热，热甚者体温高，口干渴，便秘，尿赤，舌干，苔黄，脉快。水热毒邪重者，可有头目眩晕，身热不扬，呕吐较重，口渴不欲饮，脘腹胀痛，胸胁痞闷，身倦无力，便稀不爽，尿黄浊，舌质红或舌尖红，苔黄干或黄腻，脉行快或不畅。

2.辨解帕雅（病因病机） 由于体内塔都档细（四塔）功能失调，风、火过盛，与水互结，水气不通，使得病邪不断扩散，损伤塔拎（土），故脾胃受之所困，运化升降功能失常而见口干渴，渴不欲饮，呕吐频频，胸腹痞闷，腹部胀痛，便稀溏而不爽，尿赤等症状。

3.平然（治则） 清火解毒，通气止痛。

4.多雅（治法）

（1）内治法

①雅解沙把（百解胶囊），每次 4～8 粒，每日 3 次。

②三皇解毒汤：皇丈（火焰花全株）10g，皇曼（马兰花）15g，皇旧（墨旱莲）15g，罕满囡囡（拔毒散）10g，哈芽拉勐（草决明根）10g，楠拢良（腊肠树皮）15g，莫哈郎（鸭嘴花）15g，芽怀哦囡（牛膝）10g，芽怀哦龙（土牛膝）10g，毫命（姜黄）15g。水煎服，每日 1 剂，每日 3 次，每次 150mL。

③雅朋勒胶囊，口服，每次 4～8 粒，每日 3 次。

④嘿罕盖（云南五味子藤）30g，怀免王（大叶钩藤）30g，哈良王（短柄苹婆根）

30g，罕好喃（水菖蒲）15g。水煎服，每日1剂，每日3次，每次150mL。

（2）外治法　傣西医学结合治疗，必要时行手术治疗。

（三）塞恩兵洞哦烂（慢性坏疽性阑尾炎毒热期）

1. 夯帕雅（主症）　发热恶寒或不恶寒，头身摸之灼手，口干渴，面红目赤，唇干舌燥，呕恶不欲饮，腹胀痛拒按，甚则腹壁如板，右下腹压痛明显，大便秘结，小便色赤尿痛，舌质红绛或尖红，舌苔黄燥或黄腻，脉快。

2. 辨解帕雅（病因病机）　由于病程长，塔菲（火）毒热炽盛，故发热重，面红目赤，火毒耗伤阿波塔（水）而唇干舌燥，口干渴，大便秘结，小便色赤；毒热壅滞中盘，导致塔拎（土）的失调，脾胃、大肠等脏腑功能受阻，其气道不通，故呕恶不欲饮，腹胀腹痛拒按；毒热郁久，热盛则肉腐，肉腐则成脓，发为本病。舌质红绛或尖红，头身摸之灼手，舌苔黄燥或黄腻，脉快均为毒热炽盛之征象。

3. 平然（治则）　泄热通腑，解毒排脓。

4. 多雅（治法）

（1）内治法

①三黄解毒排脓汤：咪火哇（山大黄）15g，大黄15g，先勒龙（大树黄连）30g，贺嘎（傣草蔻根）30g，嘿多吗（鸡矢藤）15g，大腹皮20g。水煎服，每日1剂，每日3次，每次150mL。

②补累（野姜）30g，罕好喃（水菖蒲）30g，辛（姜）20g，反帕嘎（苦菜籽）10g。舂细加芝麻油炒热取适量外包。

③皇旧（墨旱莲）15g，皇曼（马兰花）15g，皇丈（火焰花全珠）15g，哈埋路（泰国黄木）15g。水煎服，每日1剂，每日3次，每次150mL。

（2）外治法　傣西医学结合治疗，必要时行手术治疗。

五、预防调护

1. 预防　避免饮食不节和食后剧烈运动；纠正便秘；驱除肠道内寄生虫；预防肠道感染。

2. 护理　卧床休息或半坐卧位。手术后一般宜从禁食或流质饮食到半流质饮食，再到普食。忌食生冷不易消化食物。

六、现代研究进展

（一）病因

一般认为阑尾炎有以下因素综合造成：

1. 阑尾管腔阻塞　是急性阑尾炎最常见的病因。淋巴滤泡的明显增生、肠石、异物、炎性狭窄、食物残渣、蛔虫、肿瘤，或阑尾先天畸形，如阑尾过长、过度扭曲、管腔细小，都是造成阑尾管腔易于阻塞的因素。

2. 细菌入侵　由于阑尾管腔阻塞，细菌繁殖，分泌内毒素和外毒素，损伤黏膜上皮并使黏膜形成溃疡，细菌穿过溃疡的黏膜进入阑尾肌层。阑尾壁间压力升高，妨碍动脉血流，造成阑尾缺血，最终造成梗死和坏疽。致病菌多为肠道内的各种革兰阴性杆菌和厌氧菌。

（二）治疗

1. 急性阑尾炎

（1）非手术治疗可用抗生素抗感染治疗。当急性阑尾炎诊断明确，有手术指征，但因患者周身情况或客观条件不允许，可先采取非手术治疗，延缓手术。若急性阑尾炎已合并局限性腹膜炎，形成炎性肿块，也应采用非手术治疗，使炎性肿块吸收，再考虑择期阑尾切除。患者应卧床休息、禁食，给予水、电解质和热量的静脉输入等。

（2）手术治疗原则上急性阑尾炎除黏膜水肿型可以保守治疗后痊愈外，都应采用阑尾切除手术治疗。

2. 慢性阑尾炎　手术治疗是唯一有效的方法，但在决定行阑尾切除术时应特别慎重。慢性阑尾炎确诊后，治疗原则上应手术，特别是有急性发作史的患者，更应及时手术。

七、傣医医案选读

李某，男，33 岁。因暴饮暴食，饮食不洁，出现上腹脐周持续性隐痛，呈阵发性加剧，渐渐移至右下腹，急送就诊。体格检查：一般状态尚可，神志清楚、对答切题，痛苦面容，体温 38.5℃，呼吸 25 次 / 分，心率 105 次 / 分，血压 135/90mmHg。专科检查：右下腹麦氏点有压痛，反跳痛，腹肌紧张不明显，恶心，呕吐，腹泻，小便黄，舌质淡红，苔黄腻，脉行快。实验室检查：WBC $8.5×10^9$/L，血尿淀粉酶阴性。傣医诊断为塞恩兵洞塔菲塔喃想（急性阑尾炎瘀滞期）。治疗：根据先解后治之理论，首先雅解沙把（百解胶囊），口服，每次 6 粒，每日 3 次。取咪火哇（山大黄）15g，大黄 15g，贺嘎（傣草蔻根）30g，嘿多吗（鸡矢藤）15g，大腹皮 20g。水煎服，每日 1 剂，每日 3 次，每次 150mL。服用 5 剂后，症状缓解。

思考题：

1. 阑尾炎的主要临床特征是什么？
2. 急性阑尾炎瘀滞期的主症是什么？

第七节　牛咪免沙把（胆囊炎、胆石症）

一、概述

比咪免（胆囊炎）、牛咪亨晒（胆石症），是外科常见的急腹症，胆囊炎与胆石症两者关系密切，发病常互为因果，临床症状相似，故常一起论述。

比咪兔（胆囊炎）是由于胆汁排泄不畅，或胆汁不行常道，阻碍水气运行所致。牛咪亨晒（胆石症）则是胆汁排泄不畅，郁久化热，煎胆水为石，石夹热毒阻碍水气运行而致。

二者临床表现相似，均有腹痛，可放射至右肩胛部、寒战高热，黄疸。比咪兔（胆囊炎）及牛咪亨晒（胆石症）均可伴胃脘部不适，恶心，嗳气，消化不良等症状。牛咪亨晒（胆石症）可见右胁肋绞痛，窜痛，阵发性加剧，或见大汗淋漓，四肢厥冷，甚则谵妄昏迷。

比咪兔（胆囊炎）应治以清热利胆，行气止痛。牛咪亨晒（胆石症）应治以清火利胆，化石止痛。一般轻症患者可进行保守治疗，对于保守治疗无效或出现严重并发症者应手术治疗。

二、辨解帕雅（病因病机）

比咪兔（胆囊炎）是由于体内塔菲（火）与塔拎（土）失调，或情志不舒，胆汁排泄不畅，郁久化热，热伤脾胃肝胆，胆汁不行常道，阻碍水气运行而致。牛咪亨晒（胆石症）则是由于体内塔菲（火）与塔拎（土）失调，风气盛，土不通，或情志不舒，胆汁排泄不畅，郁久化热，热煎胆水为石，石夹热毒阻碍水气运行而致。

三、诊查要点

（一）临床表现

1.比咪兔（胆囊炎） 以上腹或右上腹不适，疼痛呈持续性绞痛，或放射至右肩、肩胛和背部为主要临床表现，可伴发热，胃脘部灼热，恶心，嗳气，消化不良等。

2.牛咪亨晒（胆石症） 常伴有右胁肋绞痛，窜痛，呈阵发性加剧，或见黄疸，寒战高热，大汗淋漓，四肢厥冷，甚则谵妄昏迷，或伴胃脘胀闷，食欲不振，口苦咽干，头晕心烦，恶心呕吐，嗳气频频，反复发作，时轻时重。

（二）相关检查

1.体温 37～40℃，脉搏 80～100 次/分，呼吸 18～25 次/分。
2.血常规检查：白细胞总数和中性粒细胞增高。
3.B超、X线、CT、MRI 或磁共振胆胰管造影（MRCP）等检查均可以明确诊断。

四、辨解帕雅多雅（病、证分类辨治）

（一）比咪兔（胆囊炎）

1.夯帕雅（主症） 右胁肋部胀痛或绞痛，或放射至肩部疼痛，窜痛，呈阵发性加剧。墨菲征阳性。胃脘胀闷，食欲不振，伴口苦咽干，头晕心烦，恶心呕吐，嗳气频频，反复发作，时轻时重，舌质淡红，苔薄白或微黄，脉行快。

2. 辨解帕雅（病因病机） 由于平素喜食香燥、肥甘厚腻性热之品，积热于内，风火偏盛，体质偏热，导致体内塔菲（火）与塔拎（土）失调。而见胃脘胀闷，食欲不振，口苦咽干，头晕心烦，恶心呕吐；或情志不舒，胆汁排泄不畅，郁久化热，热伤脾胃肝胆，胆汁不行常道，阻碍水气运行而致右胁肋部胀痛，攻窜痛或绞痛，放射至右肩胛区，呈阵发性加剧等。

3. 平然（治则） 清热利胆，行气止痛。

4. 多雅（治法）

（1）内治法

①雅解沙把（百解胶囊），口服，每次 4～8 粒，每日 3 次。

②六味清热利胆汤：文尚海（百样解）15g，巴闷烘（苦冬瓜）15g，先勒（十大功劳）30g，哈芽拉勐（草决明根）30g，咪火哇（山大黄）15g，哈罕满龙（黄花稔根）30g。水煎服，每日 1 剂，每日 3 次，每次 150mL。

③雅叫帕中补 5 丸，加麻匹囡（胡椒）3g，生姜 3 片。水煎服，每日 1 剂，每日 3 次，每次 150mL。

④哈芽拉勐（草决明根）30g，哈罕满龙（黄花稔根）30g，芽帕怀（蟋蟀草）15g，哈麻嘿（洗碗叶根）30g。水煎服，每日 1 剂，每日 3 次，每次 150mL。

⑤文尚海（百样解）15g，巴闷烘（苦冬瓜）10g，哈法便（假烟叶树根）15g，更埋习列（黑心树心）20g，芽依秀母（香附子）10g，麻匹囡（胡椒）3g，嘿麻电（圆锥南蛇藤）20g。水煎服，每日 1 剂，每日 3 次，每次 150mL。

（2）外治法 傣西医学结合治疗，必要时行手术治疗（图 7-8）。

（二）牛咪亨晒（胆石症）

1. 夯帕雅（主症） 右胁肋部胀痛或绞痛，或放射至肩部疼痛，窜痛，呈阵发性加剧，或见黄疸，寒战高热，大汗淋漓，四肢厥冷，甚则谵妄昏迷，或伴胃脘胀闷，食欲不振，口苦咽干，头晕心烦，恶心呕吐，嗳气频频，反复发作，时轻时重，舌质淡红，苔薄白或厚黄腻，脉行深而快。

2. 辨解帕雅（病因病机） 由于平素喜食香燥、肥甘厚腻性热之品，积热于内，导致体内塔菲（火）与塔拎（土）失调。风气盛，土不通而见胃脘胀闷，食欲不振，口苦咽干，头晕心烦，恶心呕吐。或情志不舒，胆汁排泄不畅，郁久化热，热煎胆水为石，石夹热毒阻碍水气运行而致右胁肋部胀痛，攻窜痛作痛或绞痛，放射至右肩胛区，呈阵发性加剧等。

3. 平然（治则） 清火利胆，化石止痛。

4. 多雅（治法）

（1）内治法

①清火利胆化石汤：文尚海（百样解）15g，巴闷烘（苦冬瓜）15g，先勒（十大功劳）30g，哈芽拉勐（草决明根）30g，咪火哇（山大黄）15g，哈罕满龙（黄花稔

根）30g，鸡内金 30g，哈累牛（野芦谷根）30g。水煎服，每日 1 剂，每日 3 次，每次 150mL。

②哈芽拉勐（草决明根）30g，哈罕满龙（黄花稔根）30g，芽帕怀（蟋蟀草）15g，哈麻嘿（洗碗叶根）30g。水煎服，每日 1 剂，每日 3 次，每次 150mL。

③文尚海（百样解）15g，巴闷烘（苦冬瓜）10g，嘿盖贯（倒心盾翅藤）30g，金钱草 30g，芽依秀母（香附子）10g，哈麻点（缅枣根）15g。水煎服，每日 1 剂，每日 3 次，每次 150mL。

（2）外治法　傣西医学结合治疗，必要时行手术治疗。

五、预防调护

1. 提倡合理饮食，饮食不宜过饱，忌生冷及不易消化食物，忌食辛香燥热及油腻之品，低脂饮食为宜。

2. 避免精神刺激，保持心情舒畅，树立战胜疾病的信心。

3. 患病期间应卧床休息，禁食或流质饮食。

4. 严重呕吐并有腹胀患者可行胃肠减压，并随时检查胃管是否通畅。

六、现代研究进展

胆囊炎可分为急性胆囊炎和慢性胆囊炎。急性胆囊炎是胆囊发生的急性化学性及细菌性炎症。根据是否合并胆囊结石又可分结石性胆囊炎和非结石性胆囊炎。病因可见①胆囊管梗阻；②细菌感染。病理表现不同，可分为①急性单纯性胆囊炎；②急性化脓性胆囊炎；③坏疽性胆囊炎；④胆囊穿孔；⑤胆管炎及胰腺炎；⑥胆囊胃肠道瘘。慢性胆囊炎是胆囊持续、反复的炎症过程，超过 90% 的慢性胆囊炎患者伴有胆囊结石。

胆囊结石是胆道系统最常见的疾病，主要为胆固醇结石或以胆固醇为主的混合性结石和黑色素结石。本病病因复杂，其基本因素为①胆汁中的胆固醇呈过饱和状态，易于析出形成结石；②胆汁中存在促成核因子；③胆囊收缩功能下降，胆囊内胆汁淤滞。胆石按其成分可分为三类：①胆固醇结石；②胆色素结石；③混合性结石。

七、傣医医案选读

依波，女，48 岁。近 5 年来右上腹常感胀闷不适，有时钝痛，放射至右肩胛区，伴胃脘部灼热，食欲不振，恶心，嗳气，口苦咽干，反复发作，时轻时重。舌质淡红，苔黄腻，脉行深而快。墨菲征阳性。根据临床表现，傣医诊断为比咪免（胆囊炎）。取哈文尚海（百样解根）15g，巴闷烘（苦冬瓜）10g，哈法便（假烟叶树根）15g，更埋习列（黑心树心）20g，芽依秀母（香附子）10g，麻匹囡（胡椒）3g，嘿麻电（圆锥南蛇藤）20g。水煎服，每日 1 剂，每日 3 次，每次 150mL，连服 10 剂而获效。

思考题：

1. 胆囊炎的主症是什么？

2. 胆结石应如何调护?

第八节　菲埋喃皇罗（烧、烫伤）

一、概述

菲埋喃皇罗（烧烫伤），是由于烈火、沸水、电能、光、化学物质或放射线等，作用于人体表面所引起的损伤。

严重皮肉烧伤则可导致体内塔都档细（四塔）、夯塔档哈（五蕴）功能失调，塔喃（水）大伤，塔菲（火）偏盛，水不制火，火热毒邪炽盛，内攻脏腑，气血瘀滞不通，毒邪蕴积，气血大伤。

根据本病临床特征，一般将烧伤临床发展过程分为四期，各期之间相互交错，烧伤越重，其关系越密切。烧伤的严重程度与烧伤创面的大小和深度有密切的关系，烧伤创面越大、越深，病情越严重。正确地认识与判断烧伤的面积和深度，对治疗有着重要意义。

傣医将其分为火毒偏盛型烧烫伤—休克期、火毒内攻型烧烫伤—感染期和气血不足型烧烫伤—修复期三种证型进行论治。分别治以调补四塔，清火解毒，补水润肤；清火解毒，补水生肌；调补四塔，补益气血。其治疗具有独到之处。

二、辨解帕雅（病因病机）

严重皮肉烧伤则可导致体内塔都档细（四塔）、夯塔档哈（五蕴）功能失调，塔喃（水）大伤，塔菲（火）偏盛，水不制火，火热毒邪炽盛，内攻脏腑，气血瘀滞不通，毒邪蕴积，气血大伤。

西医学根据烧伤病理生理特点，一般将烧伤临床发展过程分为四期：

1. 体液渗出期　伤后迅速发生的变化为体液渗出。此期又称为休克期。在较大面积烧伤，防治休克是此期的关键。

2. 急性感染期　继休克后或休克的同时，感染是对烧伤患者的另一严重威胁。防治感染是此期的关键。

3. 创面修复期　创面修复过程在伤后不久即开始。此期的关键是加强营养，扶持机体修复功能和抵抗力，积极消灭创面和防治感染。

4. 康复期　深度创面愈合后形成的瘢痕，严重者影响外观和功能，需要康复锻炼、体疗、工疗和整形以期恢复；某些器官功能损害及心理异常也需要一恢复过程。

三、诊查要点

烧烫伤是临床常见的物理性损伤，本病病因较为明确，故诊断不难。关键应注意判断烧伤的面积和深度，这对本病的治疗及预后有重要意义。本病根据烧、烫伤史和典型临床表现可作出诊断。

（一）临床表现

体温升高、脉搏增快、呼吸频率增加。初期的因疼痛可表现为躁动，若出现休克后神志可转为抑郁淡漠，甚至昏迷，随之可出现四肢厥冷等表现。

（二）相关检查

1. 血常规检查　白细胞总数和中性粒细胞增高（WBC>10×10⁹/L，N%>75%）。

2. 烧伤面积的估计　中国九分法、手掌法、儿童烧伤计算法。

①中国九分法：将全身表面积分为 11 个 9%，加会阴部的 1%。成人头、面、颈部为 9%；双上肢为 2×9%；躯干前后包括外阴部为 3×9%；双下肢包括臀部为 5×9%+1%=46%。

②手掌法：伤员本人五指并拢时，一只手掌的面积占体表面积的 1%。

③儿童烧伤计算法：头颈面部面积百分比为［9+（12～年龄）］%；双下肢面积百分比为［46-（12～年龄）］%。

3. 烧烫伤深度的估计　普遍采用三度四分法：Ⅰ度（红肿热痛）；Ⅱ度（浅Ⅱ度见疼痛、水疱，深Ⅱ度不痛、水疱）；Ⅲ度（不痛、焦痂）。

四、辨解帕雅多雅（病、证分类辨治）

（一）菲埋喃皇罗塔菲想（火毒偏盛型烧烫伤——休克期）

1. 夯帕雅（主症）　轻症可见精神不佳，表情淡漠，口渴欲饮，脉细而散。重症可见躁动不安，烦渴，小便涩少，手足不温，甚者神志不清，面色苍白，唇甲发绀，呼吸急促，四肢厥冷，小便少或无，伤区肿胀渗液，舌干无水，脉微欲绝或深伏不起，此类情况多在伤后 48 小时以内。

2. 辨解帕雅（病因病机）　一般轻度烧伤可无明显的全身症状，但严重皮肉烧伤则可导致体内塔都档细（四塔）、夯塔档哈（五蕴）功能失调，阿波塔（水）大伤，塔菲（火）偏盛，水不制火，火热毒邪炽盛，内攻脏腑，气血瘀滞不通，毒邪蕴积而溃，故全身症状明显，甚则出现惊厥，呼吸急促，面色苍白，神志不清，脉微欲绝等症状。

3. 平然（治则）　调补四塔，清火解毒，补水润肤。

4. 多雅（治法）

（1）内治法　根据病情，必要时结合西医学治疗，治疗原则为抗休克→抗感染→提高机体抗病能力→处理好创面。

①雅解沙把（百解胶囊），口服，每次 4～8 粒，每日 3 次。

②雅叫哈顿（五宝药散），口服，每次 3～6g，用蜂蜜水送服，每日 3 次。

（2）外治法

①阿雅（洗药疗法）：楠夯板（余甘子树皮）200g，楠过缅（多依树皮）200g。煎水浸泡外洗。

②莫雅（敷药疗法）：咪火哇（山大黄）200g，先勒（十大功劳）200g，楠楞嘎（木蝴蝶树皮）200g，楠夯板（余甘子树皮）200g，楠过缅（多依树皮）200g。煮水湿敷，每日2次。

（二）菲埋喃皇罗塔菲想如乃（火毒内攻型烧烫伤－感染期）

1. 夯帕雅（主症） 壮热，烦渴，喜冷饮，便秘，尿短赤，局部腐肉，渗出液较多或有腐臭味，舌质红绛，舌苔黄腻或黄燥，脉行快而有力。

2. 辨解帕雅（病因病机） 皮肉烧烫伤后，火毒内侵，可导致体内塔都档细（四塔）、夯塔档哈（五蕴）功能失调，阿波塔（水）大伤，塔菲（火）偏盛，水不制火，火热毒邪炽盛，内攻脏腑，气血瘀滞不通，毒邪蕴积而溃，溃久腐肉而成脓，渗出液多有腐味，火性灼热，直伤阿波塔（水），体液耗损，气血大损，故出现烦渴、喜冷饮、便秘、尿短赤等症状。

3. 平然（治则） 清火解毒，补水生肌。

4. 多雅（治法）

（1）内治法

①雅解沙把（百解胶囊），口服，每次4～8粒，每日3次。

②摆麻博（丝瓜叶）50g，内滇常（黄瓜子）20g，埋罗木（白檀）20g。水煎服，每日1剂，每日3次，每次150mL。

（2）外治法

①阿雅（洗药疗法）：楠果缅（多衣果皮）200g，楠夯板（余甘子树皮）200g。煎水浸泡外洗，每日洗2次。

②达雅（搽药疗法）：楠楞嘎（木蝴蝶树皮）烧炭，碾细粉外搽。

根据病情轻重，必要时结合西医学治疗。

（三）菲卖喃皇罗塔喃软（气血不足型烧烫伤－修复期）

1. 夯帕雅（主症） 面色苍白少华，形瘦体弱，神疲乏力，倦卧多汗，创面苍白水肿，或残余溃疡，迟迟难愈，舌淡苔白，脉行深而细弱。

2. 辨解帕雅（病因病机） 此为烧烫伤后期，塔都档细（四塔）功能严重受损，气血大伤而见面色苍白少华，形体消瘦，神疲乏力，倦卧多汗，创面苍白水肿，或残余溃疡，迟迟难愈，舌淡苔白，脉行深细而弱等症状。

3. 平然（治则） 调补四塔，补益气血。

4. 多雅（治法）

（1）内治法 雅叫哈顿（五宝药散），口服，每次3～6g，每日3次，米汤送服。

（2）外治法 达雅（搽药疗法）。雅喃满雅底帕召（神药油）涂搽患处，一日数次。

根据病情轻重，必要时结合西医学治疗。

五、预防调护

1. 开展防火安全教育，注意安全操作。特别加强儿童烧伤防护，避免儿童玩火或接触易燃易爆物品。

2. 烧伤后要保持创面清洁，避免感染发生。

3. 多食新鲜蔬菜、水果、禽蛋、瘦肉之品，避免食用辛辣刺激食物。

4. 注意休息，鼓励患者多饮水，或绿豆汤、西瓜汁、水果露、金银花甘草汤等代茶频服。

5. 烧伤后暴露部位 1 个月内避免阳光直晒以免加重色素沉着。

六、现代研究进展

烧伤急救原则——迅速脱离致伤源、立即冷疗、就近急救和转运。

（一）烧伤分类

1. 热力烧伤　包括火焰、蒸气、高温液体、金属等，常用方法如下：①尽快脱去着火或沸液浸湿的衣服，特别是化纤衣服，以免火焰或衣服上的热液继续作用，使创面加深。②用水将火浇灭，或跳入附近水池、河沟内。③就地打滚压灭火焰，禁止站立或奔跑呼叫，防止头面部烧伤或吸入性损伤。④立即离开密闭和通风不良的现场，以免发生吸入性损伤或窒息。⑤用不易燃材料灭火。⑥冷疗。

2. 对于化学烧伤　烧伤严重程度与酸、碱的性质、浓度及接触时间有关，因此无论何种酸、碱烧伤，均因立即用大量清洁水冲洗至少 30 分钟以上，一方面可冲淡和清除残留的酸、碱；另一方面作为冷疗的一种方式，可减轻疼痛，注意冲洗时用水量应足够大，迅速将残余酸、碱从创面冲净，头面部烧伤应首先注意眼部，尤其是角膜有无烧伤，并优先冲洗。

3. 电烧伤　急救时，应立即切断电源，不可在未切断电源时去接触患者，以免自身被电击伤，同时进行人工呼吸、心外按压等处理，并及时转送至就近医院进一步处理。

（二）烧伤治疗进展

1. 烧伤湿性医疗技术是以湿润烧伤膏等作为治疗药物，以湿润暴露疗法为手段，将烧伤组织置于生理湿润环境下，以液化方式无损伤地排除创面坏死组织，尽可能地保留皮肤再生的新鲜组织，通过原位干细胞培植的方式使皮肤等组织再生，最终实现再生、修复、愈合创面，实现原位培植皮肤组织。

2. 根据创面大小、深度和分泌物等情况，早期清创后可采用包扎治疗、半暴露治疗和暴露疗法。大面积深度烧伤患者的健康皮肤所剩无几，需要皮肤移植的创面大，手术治疗中最大的难题是自体皮"供"与"求"的矛盾。我国学者创用大张异体（种）皮开洞嵌植小块自体皮及异体（种）皮下移植自体微粒皮的技术，以充分利用头皮为自体皮来源（头皮厚，血运好，取薄断层皮片 5 ～ 7 天可愈合，可反复切取，不形成瘢痕也不影响头发的生长）。如仍遇自体皮供应不足，创面可分期分批进行手术。

七、傣医医案选读

岩某，男，10 岁。2007 年 1 月 5 日，在与小朋友戏闹时不慎跌入热水锅中，由家人急送医院就诊，症见双下肢皮肤Ⅱ度（为浅Ⅱ度，疼痛、水疱）烫伤，神志不清，躁动不安，烦渴，小便涩少，手足不温，面色苍白，唇甲发绀，呼吸急促，四肢厥冷，小便少，伤区肿胀渗液，舌干无水，脉细而缓。根据临床表现，傣医诊断为菲埋喃皇罗塔菲想（火毒偏盛型烧烫伤－休克期）。治疗：①采用傣西医学结合方法治疗，抗休克→抗感染→提高机体抗病能力→处理好创面。②雅解沙把（百解胶囊），口服，每次 6 粒，每日 3 次。③莫雅（敷药疗法）：取咪火哇（山大黄）200g，先勒（十大功劳）200g，楠楞嘎（木蝴蝶树皮）200g，楠夯板（余甘子树皮）200g，楠过缅（多依树皮）200g。水煎后进行湿敷，每日 2 次，每次 15 分钟。1 个月后痊愈。

思考题：

1. 如何对烧伤面积进行估算？
2. 烧烫伤深度如何划分？

第九节　哦毕剁（毒蛇咬伤）

一、概述

哦毕剁（毒蛇咬伤），是由蛇的毒液通过毒牙的导管注入伤口，引起局部和全身中毒症状，严重时可致死亡。

蛇毒可以导致体内塔都档细（四塔）、夯塔档哈（五蕴）功能失调，水血大伤，甚至四塔功能衰败而死亡。

本病临床表现以毒蛇咬伤后，一般局部留有齿痕、伴有疼痛和肿胀为特征。严重者肿胀蔓延迅速，淋巴结肿大，皮肤出现血疱、瘀斑甚至局部组织坏死。甚至呼吸抑制，最后导致循环呼吸衰竭。

对于哦毕剁（毒蛇咬伤），傣医根据其致病特点和发病机制，采取清火解毒，除风止痛，内服取适量外包并重的方法治之。

二、辨解帕雅（病因病机）

毒蛇伤人后，毒液通过毒蛇的毒牙注入体内，毒邪内侵机体，导致体内塔都档细（四塔）、夯塔档哈（五蕴）功能失调，水血大伤。故局部肿胀、疼痛。

病程后期，毒邪传变于脏腑，以致塔都档细（四塔）、夯塔档哈（五蕴）衰败而出现意识不清，甚至死亡。

蛇毒注入体内，引起严重中毒。蛇毒是含有多种毒蛋白、溶组织酶以及多肽的复合物，根据其性质不同及对于动物的损害作用不同，可分为神经毒素与血液毒素两种。

三、诊查要点

本病病因较为明确。根据伤口处的牙痕及中毒症状可作出诊断。蛇分为毒蛇与无毒蛇两大类，我国大约有 50 余种毒蛇，剧毒者 10 余种。蛇咬伤以南方为多。无毒蛇咬伤时，皮肤留下一排或两排细小齿痕，局部稍痛，可起水疱，无全身反应。毒蛇咬伤则仅有一对较大而深的齿痕。

根据伤口处的牙痕及神经毒、血循环毒、混合毒中毒症状可明确诊断。

（一）临床表现

1. 神经毒　局部症状较轻，红肿及疼痛不严重，仅感皮肤瘙痒，有麻木感，但全身症状严重，被咬伤后 2～3 小时出现运动失调，肢体麻木或瘫痪，眼睑下垂，眼球转动不灵，舌体活动不灵，言语不清，声音嘶哑，迅速发展为全身瘫痪，最后因呼吸麻痹和心力衰竭而死亡。

2. 血循环毒　局部症状严重，伤处皮肤明显红肿，可有瘀斑，血疱，糜烂或组织坏死，伤口出血不止，伴有剧痛，局部淋巴结肿大疼痛。全身反应主要表现为系统器官出血，最后因出血性休克，心力衰竭，中毒性休克，肾衰竭而死亡。

3. 混合毒　可出现神经毒和血循环毒所致的两种临床症状，因此常更加严重，常因呼吸麻痹、心力衰竭及中毒性休克、肾衰竭而死亡。

（二）相关检查

1. 体温升高，呼吸脉搏增快，血压降低，心律失常等中毒表现。

2. 血常规检查，血小板减少，如出现溶血，还可以出现血红蛋白降低。

3. 尿常规可见血尿、尿浓缩，甚至管型尿。

4. 凝血功能常出现异常，纤维蛋白原减少，凝血酶原时间延长。

5. 肾功能异常出现血肌酐、非蛋白氮增高、肌酐磷酸激酶增加等异常改变。

四、辨解帕雅多雅（病、证分类辨治）

哦毕剁（毒蛇咬伤）

1. 夯帕雅（主症）　大多数患者被毒蛇咬伤后几秒钟或几分钟内即出现全身症状，可有口渴，恶心，呕吐，腹泻，胸腹疼痛和晕眩倦怠，畏寒发热等不适。局部皮肤发生显著红肿且逐渐扩展，并见瘀斑，由鲜红渐转暗紫色，甚至发生坏死，伴疼痛，并逐渐加剧，伤口中央可见一对大而深的毒牙痕。

2. 辨解帕雅（病因病机）　毒蛇伤人后，毒液通过毒蛇的毒牙注入体内，导致体内塔都档细（四塔）、夯塔档哈（五蕴）功能失调，水血大伤。

3. 平然（治则）　清火解毒，除风止痛。

4.多雅（治法） 一旦被毒蛇咬伤，应尽快采取结扎、冲洗、扩创、服药等急救措施，以防毒液扩散和吸收。

（1）内治法

①根据先解后治之理论，先服用雅解沙把（百解胶囊），口服，每次 4 ~ 8 粒，每日 3 次。一直服到病愈为止。

②文尚海（百样解）30g，广好修（青竹标）30g，嘿麻倒巴（傣白解）30g，淡竹叶 15g，邓嘿罕（定心藤）30g。水煎服，每日 1 剂，每日 3 次，每次 150mL。

（2）外治法

①莫雅（敷药疗法）：无论何种毒蛇咬伤，可采取傣、中、西三结合的方法救治。取南通蛇药片首次 20 ~ 30 片服用，同时可将药片压碎用水或醋调成糊状，敷于距伤口 1cm 处，注意伤口内不能敷任何药，以利毒素排出，

②芬雅（磨药疗法）、达雅（搽药疗法）：广好修（青竹标）50g。磨水内服，同时磨于酒中外搽患处。

五、预防调护

1.宣传普及防治毒蛇咬伤的知识，让群众了解和掌握毒蛇的活动规律，特别是毒蛇咬伤后的自救方法。

2.被蛇咬伤后，注意伤口护理。

3.饮食上忌食辛辣、燥热、肥甘厚味之品，忌饮酒。

4.鼓励患者多饮水，促进毒素排出。

5.对于患者的紧张、恐惧情绪，应耐心做好解释和安慰工作。

6.咬伤初期，应令患者抬高患肢，避免走动，以防毒液扩散。

7.病情好转时，患肢应适当抬高，以利消肿，外敷药物不要遮盖伤口。

六、现代研究进展

西医学治疗毒蛇咬伤主要包括以下方法：

1.抗毒蛇血清 抗毒蛇血清特异性较高，效果确切，应用越早，效果越好。但心、肾等器官发生器质性改变时，难以奏效。需要通过药敏试验，阳性者可按脱敏法处理。

2.肾上腺皮质激素 治疗严重毒蛇咬伤患者时，肾上腺皮质激素用量宜大，氢化可的松每日量 200 ~ 500mg，或地塞米松每日量 10 ~ 20mg，一般可连用 3 ~ 5 天。

3.抗生素 常用青霉素或头孢类抗生素。

4.破伤风抗毒素 由于蛇咬伤可合并破伤风杆菌感染，故可肌内注射破伤风抗毒素 1500IU。

5.危重病症的抢救 给予生命支持，积极对症处理呼吸衰竭、中毒性休克、急性肾衰竭、心力衰竭、弥散性血管内凝血等情况。

七、傣医医案选读

朱某，男，37岁。外出劳作时被毒蛇咬伤右小腿部，当即采用结扎和酸蚂蚁排毒法进行处理，并立即送医院急诊。症见伤口中央一对大而深的毒牙痕，局部皮肤发生显著红肿，并见瘀斑，无明显口渴，恶心，呕吐，腹泻，胸腹疼痛和晕眩倦怠，畏寒发热不适等全身症状。根据临床表现，傣医诊断为哦毕刹（毒蛇咬伤）。治疗：采取傣、中、西三结合的方法救治，尽快将伤处进行结扎，用大量清水进行冲洗，对于肿胀较为明显处予扩创，方便毒素排除。同时应检测患者的心率、呼吸、血压等生命体征，随时做好急救准备，同时应加强局部创口的排毒，以防毒液进一步扩散和吸收。方剂可选用①莫雅（敷药疗法）：南通蛇药片首次20片服用，同时可将药片压碎用水或醋调成糊状，敷于距伤口1cm处，注意伤口内不能敷任何药，以利毒素排出。②芬雅（磨药疗法）、达雅（搽药疗法）：文尚海（百样解）30g，广好修（青竹标）30g，嘿麻倒巴（傣白解）30g，淡竹叶15g，邓嘿罕（定心藤）30g。水煎服，每日1剂，每日3次，每次150mL而获效。

思考题：

1. 毒蛇咬伤的主要临床特点是什么？
2. 毒蛇咬伤应如何治疗？

第十节　帕夹（刀伤）

一、概述

帕夹（刀伤），为刀刃割伤肌肤所致的开放性创伤，经过处理，伤口可止血和闭合。

本病是因刀刃割伤肌肤，导致体内鲁巴夯塔（色蕴）受损，伤及水血，塔都档细（四塔）功能失调而致。

本病临床表现以皮肉局部不同深浅及大小的损伤，可伴红、肿、热、痛及出血为特征。出血较多可出现唇甲苍白、心率加快等症状，若被生锈刀刃所伤，未及时彻底清创可导致破伤风。

傣医对于帕夹（刀伤）治以凉血止血，生肌收口为主。伤口较深、出血量较多者，应做伤口的缝合包扎等处理。

二、辨解帕雅（病因病机）

帕夹（刀伤）由不慎刀伤后，出现局部皮肉损伤，引起红、肿、热、痛及出血，导致鲁巴夯塔（色蕴）受损，伤及水血，塔都档细（四塔）功能失调而致。

刀伤属于开放性创伤，切伤为锐利物体（如刀刃）切开体表所致，其创缘较整齐，伤口大小及深浅不一，严重者其深部血管、神经或肌肉可被切断。砍伤与切伤相似，但刃器较重（如斧）或作用力较大，故伤口多较深，并常伤及骨组织，伤后的炎症反应较明显。刺伤指刺刀、竹签、铁钉等尖细物体猛力插入软组织所致的损伤。刺伤的伤口多较小，但较深，有时会伤及内脏，此类伤口易并发感染，尤其是厌氧菌感染。

三、诊查要点

根据刀刃割伤病史，局部症状、体征结合相应辅助检查可诊断，注意判断伤口深浅及失血量。

（一）临床表现

如果合并感染，可有发热。

体格检查可见伤口周围压痛，其他无明显异常。若出血较多者，可出现唇甲苍白，心率加快等症状。

（二）相关检查

血常规检查　有炎症反应者，白细胞可增多。

四、辨解帕雅多雅（病、证分类辨治）

帕夹（刀伤）

1. 夯帕雅（主症）　局部有被刀刃割伤的伤口，边缘平整，有鲜血渗出，伤口周围疼痛，舌质淡红，苔薄白，脉快而有力，出血较多时，则脉细无力。严重者可出现休克。

2. 辨解帕雅（病因病机）　不慎刀伤后，出现局部皮肉损伤，引起红、肿、热、痛及出血，导致鲁巴夯塔（色蕴）受损，伤及水血，塔都档细（四塔）功能失调。

3. 平然（治则）　凉血止血，生肌收口。

4. 多雅（治法）

（1）内治法

①雅罕接（除风止痛胶囊），每次 5 粒，每日 3 次。

②取哈帕湾（甜菜根）、哈帕写（藤甜菜根）、哈麻也（扁豆根）、哈帕贺拉（木鳖子根）各 15g。水煎服，每日 1 剂，每日 3 次，每次 150mL，可止血。

（2）外治法

莫雅（敷药疗法）：取滇嘎筛（血竭粉）适量。外敷患处，每日 1 次。

五、预防调护

1. 保持伤口清洁，注意患肢功能锻炼。

2. 创面换药严格消毒，保持创面干燥。

3. 加强安全教育，受伤后常规使用破伤风抗毒素，使之产生被动免疫。

4. 出血较多时或伤及血管时，应及时就诊，及时抢救，避免出现危急情况。

六、现代研究进展

西医学处理刀伤，按伤口具体情况施行清创和修复。

1. 浅表小伤口的处理　长径 1cm 左右的皮肤、皮下浅层组织伤口，先用等渗盐水棉球蘸干净组织裂隙，再用 70% 乙醇或碘伏消毒外周皮肤。可用蝶形胶布固定创缘使皮肤完全对合，再在皮肤上涂碘伏，外加包扎。仅有皮肤层裂口，消毒后无菌包扎即可。

2. 一般伤口处理　开放性伤口常有污染，应行清创术，清创时间越早越好，伤后 6～8 小时清创一般都可达到一期愈合。如果伤口污染较重或处理时间已超过伤后 8～12 小时，但尚未发生明显的感染，皮肤的缝线暂不结扎，伤口内留置盐水纱条引流。24～48 小时后伤口仍无明显感染者，可将缝线结扎使创缘对合。

3. 感染伤口的处理　用等渗盐水或呋喃西林等药液纱布条敷在伤口内，引流脓液促使肉芽组织生长。肉芽生长较好，创缘皮肤有新生，伤口可逐渐收缩。如肉芽有水肿，可用高渗盐水湿敷。如肉芽生长过多，超过创缘平面而有碍创缘上皮生长，可用 10% 硝酸银液棉签涂肉芽面，随即用等渗盐水棉签擦去。

七、傣医医案选读

岩某，男，18 岁，农民。因在家削水果时不慎被刀割伤左手食指背侧，急送我院就诊。症见左手食指背侧有一伤口，边缘平整，有鲜血渗出，感疼痛，纳眠尚可，大小便正常，舌质淡红，苔薄白，脉快而有力。诊为帕夹（刀伤），予雅罕接（除风止痛胶囊）口服，每次 5 粒，每日 3 次。再哈帕湾（甜菜根）、哈帕写（藤甜菜根）、哈麻也（扁豆根）、哈帕贺拉（木鳖子根）各 15g。水煎服，每日 1 剂，每日 3 次，每次 150mL。莫雅（敷药疗法）：滇嘎筛（血竭粉）适量。外敷患处，每日 1 次。连用 7 天获愈。

思考题：

1. 刀伤的主症是什么？
2. 刀伤应如何进行调护？

第十一节　帕雅火捻（甲状腺肿大、囊肿、癌）

一、概述

帕雅火捻指甲状腺肿大，包括西医学中的甲状腺结节、囊肿、甲状腺癌等发生在甲状腺的疾病。

本病是由于火热湿毒或痰湿蕴积于涅火（甲状腺）而导致塔都档细（四塔）、夯塔档哈（五蕴）功能失调，情志内伤致塔拎（土）损伤，痰湿内生，导致杆火（颈部）一侧或双侧肿大。

本病的临床以甲状腺或为漫肿，或为结块，或为灼痛，多数皮色不变，有明显的孤立结节为特征。

傣医将本病分为热性甲状腺肿大和寒性甲状腺肿大两类。其病位在上盘，应按上病治上的原则治之。分别治以清火解毒，消肿散结；温补四塔，消肿散结。

二、辨解帕雅（病因病机）

本病的发生主要是由于饮食不节，平素喜食香燥、肥甘厚味、性热之品，积热于内，痰热偏盛蕴积涅火（甲状腺）。

平素过食酸冷油腻之品，情志内伤，导致塔都档细（四塔）、夯塔档哈（五蕴）功能失调，塔拢（风）、塔菲（火）过盛或不足，同时情志内伤致塔拎（土）损伤，痰湿内生，故而火热湿毒或痰湿结于颈部。

西医学认为本病发生的原因与生活环境、饮食习惯、遗传因素等有关。碘缺乏或碘过量是最为常见的病因。通常认为的发病机制是由于机体甲状腺激素水平相对不足，通过内分泌轴反射性地引起垂体分泌促甲状腺激素增多、甲状腺免疫球蛋白自身免疫的参与、遗传因素的作用、细胞因子和生长因子的作用等，使甲状腺滤泡上皮细胞反复增生和不均匀修复而致结节形成。

三、诊查要点

可根据发病部位、临床表现特点来确诊，但应辨别是否有恶变。

（一）临床表现

帕雅火捻（甲状腺肿大、囊肿、癌）患者早期无任何不适，往往是在无意中发现杆火（颈部）一侧或双侧肿大。

体格检查：约 4/5 分化型甲状腺癌及 2/3 未分化癌表现为单一结节，有一部分甲状腺癌表现为多发结节。癌肿患者常于颈部下 1/3 处触及大而硬的淋巴结，特别是儿童及年轻甲状腺乳头状癌患者。质地较软、光滑、可活动的结节，大多为良性。坚硬、固定、不痛的结节，多为恶性。

（二）相关检查

1. 血清学检查　甲状腺球蛋白水平似乎与腺肿大小有关，但对鉴别甲状腺结节的良恶性并无价值，一般用于手术或核素治疗的分化型癌患者，检测是否存在早期复发。TSH 水平与甲状腺结节的良恶性相关。降钙素水平 > 100pg/mL 提示髓样癌。

2. B 超检查　已是甲状腺疾病检查的首选和必选项目。对于甲状腺癌可以早期作出提示。

3. 核素显像　甲状腺核素显像可显示甲状腺的位置、大小、形态，也能提供甲状腺结节的功能和血供情况。

4. 针吸涂片细胞学检查　甲状腺细针活检和手术切除后病理检查可明确诊断。目前细针抽吸细胞学检查应用广泛。注意针吸细胞学检查有一定假阳性及假阴性概率。

四、辨解帕雅多雅（病、证分类辨治）

（一）帕雅火捻皇（热性甲状腺肿大、囊肿、癌）

1. 夯帕雅（主症）　涅火（甲状腺）一侧或双侧肿大，或有结节，局部疼痛，并常向耳后、后头顶部放射，伴情志不畅、胸闷、心悸、怕热多汗、失眠、咯黄色黏稠痰，严重时咯血痰、声音嘶哑、食物难咽，小便黄，大便干结，舌红苔黄厚腻，脉行快。

2. 辨解帕雅（病因病机）　本病的发生主要为饮食不节，平素喜食香燥、肥甘厚味、性热之品，积热于内，痰热偏盛，导致塔都档细（四塔）、夯塔档哈（五蕴）功能失调，塔拢（风）、塔菲（火）过盛，不能运化水湿，痰热蕴积涅火（甲状腺）而发为帕雅火捻皇。风火偏盛，火热湿毒蕴积甲状腺而见涅火（甲状腺）一侧或双侧肿大，可有结节，火热湿毒蕴积亦可见咯黄色黏稠痰、舌红苔黄厚腻；风火偏盛，塔喃（水）不足而见胸闷、心悸、怕热多汗、失眠、声音嘶哑、食物难咽、小便黄、大便干结、脉行快；风火偏盛伤及血脉则咯血痰。

3. 平然（治则）　清火解毒，消肿散结。

4. 多雅（治法）

内治法

①雅解沙把（百解胶囊），口服，每次服4～8粒，每日3次。

②楠麻点（滇刺枣树皮）30g，楠拢良（腊肠树皮）15g，楠埋怀（鹊肾树皮）30g。水煎服，每日1剂，每日3次，每次150mL。

③雅解先打（傣百解）15g，哈吐崩（四棱豆根）10g，南埋洞荒（刺桐树皮）15g。水煎服，每日1剂，每日3次，每次150mL。

④雅宁（赪桐消甲方）：哈宾亮（赪桐根）30g，哈娜龙（艾纳香根）15g。水煎加白糖内服，每日3次。

（二）帕雅火捻嘎（寒性甲状腺肿大、囊肿、癌）

1. 夯帕雅（主症）　涅火（甲状腺）一侧或双侧肿大，或有结节，无疼痛，伴身体消瘦、四肢乏力、饮食不佳、轻度浮肿、痰多色白或咳吐泡沫痰，小便清长，大便稀溏，舌淡苔白厚腻，脉行慢而无力。

2. 辨解帕雅（病因病机）　本病的发生主要为饮食不节，平素过食酸冷油腻之品，寒湿内生，导致塔都档细（四塔）、夯塔档哈（五蕴）功能失调，寒湿水饮蕴积于内，塔拢（风）、塔菲（火）不足，不能温化水湿，寒湿蕴积涅火（甲状腺）而发为帕雅火捻嘎。风火不足，寒湿水饮蕴积甲状腺而见涅火（甲状腺）一侧或双侧肿大，有的可有结节，无疼痛。寒湿水饮蕴积故有痰多色白或咳吐泡沫痰，舌淡苔白厚腻；风火不足，致塔拎（土塔）虚弱，不能温化水湿而见身体消瘦、四肢乏力、饮食不佳、轻度浮肿、小便清长、大便稀溏、脉行慢而无力。

3. 平然（治则） 温补四塔，消肿散结。

4. 多雅（治法）

内治法

①雅解沙把（百解胶囊），口服，每次服 4～8 粒，每日 3 次。

②雅叫帕中补（亚洲宝丸），每次服 3～6g，每日 3 次，温开水送服。

③哈芽敏（艾叶根）15g，哈香帕（泽兰根）15g，罗罕（红花）5g，哈罕满龙（黄花稔根）15g。水煎服，每日 1 剂，每日 3 次，每次 150mL。

五、预防调护

1. 控制碘摄入，不要吃太多的富含碘的食物比如海鲜、海带、紫菜等。

2. 适当运动，增强体质。

3. 避免刺激性饮食，不要抽烟喝酒，保持心情愉快。

六、现代研究进展

甲状腺结节在西医学上的治疗一般分为内科药物治疗、外科手术治疗和核医学科治疗。

1. 内科治疗 根据临床症状、体征、甲状腺功能检查及相应的超声、ECT 检查，明确存在甲状腺高代谢相关症状者可用抗甲状腺药物治疗。对于一些高代谢的甲状腺腺瘤，可先用抗甲状腺药物控制之后再行下一步治疗。

对于单纯性甲状腺结节的患者，现代一部分学者建议使用小剂量的甲状腺激素制剂进行抑制治疗。但因停药后易复发，可致骨代谢、血管、甲亢等方面副作用，未在临床广泛使用。

2. 外科手术治疗 适用于甲状腺恶性结节、具有压迫症状的结节、细针穿刺结果良性，但超声提示仍有可疑恶性征兆结节、良性孤立性的甲状腺肿和多发性的结节性甲状腺肿及未分化癌或分化差的癌或手术后有残留或淋巴结广泛转移者。

3. 核医学科治疗 放射性同位素碘的治疗，主要适用于高分泌功能的甲状腺腺瘤，或者高功能性的甲状腺肿并要求行甲状腺核医学治疗者，尤适用于存在严重手术风险的患者或不愿行手术治疗的患者。

七、傣医医案选读

玉某，女，42 岁。平素饮食不节，喜食香燥、肥甘厚味、性热之品，近 2 年来，常感杆火（颈部）右侧疼痛。半年前发现杆火（颈部）右侧肿大，疼痛加重，并常向耳后，后头顶部放射，伴胸闷、心悸、怕热多汗、失眠、咯黄色黏稠痰、小便黄、大便干结。于 2004 年 3 月 26 日就诊。查体：右侧涅火（甲状腺）可触及肿大，有单个结节，质地较软，光滑，可活动，舌红苔黄厚腻，脉行快。B 超检查示右甲状腺包块，囊肿可能性；甲状腺功能试验未见异常。据其病证，傣医诊断为帕雅火捻皇（热性甲状腺肿大），根据上病治上的原则，以清火解毒，消肿散结为治。给予雅解胶囊，口服，每次服 6 粒，每日 3 次。另取楠麻点（滇刺枣树皮）30g，楠拢良（腊肠树皮）30g，楠埋怀（鹊肾树皮）30g。水煎服，每日 1 剂，每日 3 次，每次 150mL，10 剂而获效。

思考题：

1. 热性甲状腺肿大、囊肿、癌的主症是什么？
2. 寒性甲状腺肿大、囊肿、癌的主症是什么？

第十二节　习道（狐臭）

一、概述

习道（狐臭），属于"臭汗症"范畴，原因是汗腺分泌液具有特殊气味或汗液被分解而放出臭味。

本病多为体内塔都档细（四塔）功能失调，火塔偏盛，熏蒸臭汗外溢而成。

本病临床以表现汗多而且异味重为特征。有明显的遗传和种族特点，多发生在腋窝等汗腺发达的部位。

习道（狐臭）傣医治以清火补水，敛汗除臭为法。

二、辨解帕雅（病因病机）

本病多因先天禀受，加之平素喜食香燥性热之品，积热于内，蕴积于皮下，使得体内塔都档细（四塔）功能失调，火塔偏盛，熏蒸臭汗外溢而成。

小汗腺引起的臭汗症多由表皮细菌分解皮肤表面物质引起，常与多汗症伴发；其分泌受性激素影响，故臭汗症多在青春期后较为严重，老年期则逐渐减轻或消失，同时受种族和遗传因素影响。

三、诊查要点

（一）诊断

腋部臭汗症又称狐臭，为腋窝部发出特殊的刺鼻臭味，天热汗多或运动后最为明显，可同时伴有色汗（黄汗多见），年轻女性多见，常有家族史；少数患者的外阴、肛门和乳晕等部位也可累及。

（二）相关检查

一般无异常。

四、辨解帕雅多雅（病、证分类辨治）

1. 夯帕雅（主症）　双腋散发异常臭味，运动出汗时更甚。口苦咽干，心烦易怒，失眠多梦，大便干结。舌质红，苔黄腻，脉快而有力。

2. 辨解帕雅（病因病机）　见前述。

3. 平然（治则）　清火补水，敛汗除臭。

4. 多雅（治法）

（1）内治法　雅解沙把（百解胶囊），每次 4～8 粒，每日 3 次。

（2）外治法

①阿雅（洗药疗法）：取罕好喃（水菖蒲）、宋拢（矩叶酸果藤）、拢良（腊肠树）、故季马（大莲座蕨）、管底（蔓荆子）、摆雅黄（草烟叶）、摆埋勇（椿树叶）、娜罕（羊耳菊）、邓嘿罕（定心藤）、芽英热（车前草）、撇反（臭黄皮）、彪蚌法（大将军）、贺乱令（嘉兰）、摆姑（九翅豆蔻叶）、摆嘎（草豆蔻叶）、芽敏（艾蒿）、补累（野姜）各 15g。加哥（盐）适量，煎水外洗，每日 1～2 次。

②达雅（搽药疗法）：取西泻（儿茶）、亨修（胆矾）。捣细，加酸橘汁，涂搽于腋下。

五、预防调护

1. 忌食辛香燥烈之品。

2. 应注意清洁卫生，经常洗澡，勤换衣袜，保持皮肤干燥与清洁。

3. 狐臭患者可将腋毛刮去，以减少局部寄生菌数量。

4. 衣着要透气凉爽，出汗后及时擦干，并外用爽身粉、外用药物。

5. 每天可肥皂水清洗几次，破坏细菌生长环境，以减少异味。

六、现代研究进展

西医学治疗狐臭，主要有以下方法。

1. 外用药物治疗可用具有收敛、止汗、消毒、杀菌作用的药物，如 2%～4% 甲醛溶液、20% 氯化铝无水乙醇溶液等；也可使用肉毒素局部注射减少神经汗腺活动，症状较重者可考虑局部注射硬化剂。

2. 物理治疗可选择高频电针刺入毛根，破坏顶泌汗腺及其导管而达治疗目的；激光脱毛后亦可使臭味明显减轻。

3. 手术治疗病情严重的患者可行全切术、部分切除加剥离术或剥离术。

七、傣医医案选读

汪某，女，30 岁，干部。素体健康，嗜好香燥肥腻性热之品。多年以来，时感双腋散发异常臭味，天气热或运动出汗时更甚。曾多次用中西药（具体用药不详）外搽，症状时缓时重。于 2020 年 4 月初到我院求诊，症见双腋散发异常臭味，天气热或运动出汗时更甚。口苦咽干，心烦易怒，失眠多梦，大便干结，小便短黄。舌质红，苔黄腻，脉快而有力。诊为习道（狐臭），给雅解沙把（百解胶囊），每次 4～8 粒，每日 3 次，连服 7 天。同时行阿雅（洗药疗法）：取罕好喃（水菖蒲）、宋拢（矩叶酸果藤）、拢良（腊肠树）、故季马（大莲座蕨）、管底（蔓荆子）、摆雅黄（草烟叶）、摆埋勇（椿树叶）、娜罕（羊耳菊）、邓嘿罕（定心藤）、芽英热（车前草）、撇反（臭黄皮）、彪蚌法（大将军）、贺乱令（嘉兰）、摆姑（九翅豆蔻叶）、摆嘎（草豆蔻叶）、芽敏（艾蒿）、补累（野姜）各 15g。加哥（盐）适量，煎水浸泡外洗全身，反复涂搽腋下，连用 7 天。另给达雅（搽药疗法）：取西泻（儿茶）、亨修（胆矾）各等量。捣细，加酸橘汁，涂搽于腋下，连用 7 天而效。

> **思考题：**
>
> 1. 狐臭的主症是什么？
> 2. 如何对狐臭进行预防和调护？

第十三节　洞飞暖（脓肿）

一、概述

洞飞暖（脓肿），"洞飞"即毒疮，"暖"即脓液，意为"脓毒疮"。

本病是由于风火热毒过盛，加之感受外在毒邪引起的疮毒，内外相合，蕴积于肌肤毛囊之下，热盛则肉腐，肉腐则成脓而发为本病。

临床上以局部隆起，有红、肿、热、痛的典型症状，压之剧痛，有波动感为特征。

傣医将之分为风火过盛型脓肿、风火不足型脓肿两个证型进行论治。采取内治和外治方法，分别治以清火解毒，消肿排脓；调补四塔，解毒排脓。

二、辨解帕雅（病因病机）

本病是由于患者平素喜食香燥醇酒、肥甘厚腻之品，积热于内，导致体内塔都档细（四塔）、夯塔档哈（五蕴）功能失调，风火热毒内蕴，加之感受外在的风热毒邪，内外相合蕴积于肌肤毛囊之下，热盛则肉腐，肉腐则成脓而发为本病。

脓肿是急性炎症过程中在组织、器官或体腔内出现的局限性脓液积聚，四周有一完整的腔壁。常见致病菌为毒力强且有凝固血浆能力的金黄色葡萄球菌。

三、诊查要点

（一）临床表现

1. 浅表脓肿表现为局部隆起，有红、肿、热、痛的典型症状，与正常组织分界清楚，压之剧痛，有波动感。

2. 深部脓肿，局部红肿多不明显，一般无波动感，但有局部疼痛和压痛，并可在疼痛区的某一部位出现凹陷性水肿。患处常有运动障碍。在压痛或波动明显处，用粗针试行穿刺，抽出脓液，即可确诊（图 7-9）。

3. 小而浅表的脓肿，多不引起全身反应；大的或深部脓肿，由于局部炎症反应和毒素吸收，常有较明显的全身症状，如发热、头痛、食欲减退和白细胞计数增加。

4. 结核分枝杆菌引起的脓肿病程长，发展慢，局部无红、热、痛等急性炎症表现，故称为寒性脓肿。常继发于骨关节结核、脊柱结核。

（二）相关检查

1. 血常规检查　部分患者白细胞计数及中性粒细胞总数升高。C 反应蛋白及淀粉样蛋白升高。

2. 血糖及尿糖　老龄患者、疖病和痈的患者应检查血糖和尿糖，以除外糖尿病。

3. 脓液培养细菌培养及药敏试验　可明确致病菌及指导抗生素使用。

4. B 超检查　超声检查安全简便且无损伤，还可了解脓腔的位置，是否成脓，甚至可引导行脓液穿刺。

四、辨解帕雅多雅（病、证分类辨治）

（一）洞飞暖菲拢想（风火过盛型脓肿）

1. 夯帕雅（主症）　发病迅速，局部光软无头，红、肿、热、痛明显，日渐扩大，疼痛剧烈，或痛如鸡啄，压之剧痛，有波动感，可伴全身发热持续不退。若破溃脓出，色黄白稠厚或夹有紫色血块，排脓通畅，数日即收口愈合。口干、苦，喜冷饮，大便干结，小便短赤，舌质红、苔黄厚腻，脉行快。

2. 辨解帕雅（病因病机）　本病是平素喜食香燥醇酒、肥甘厚腻之品，积热于内，导致体内塔都档细（四塔）、夯塔档哈（五蕴）功能失调，风火热毒内蕴，加之感受外在的风热毒邪，内外相合，蕴积于肌肤毛囊之下，热盛则肉腐，肉腐则成脓而致。

3. 平然（治则）　清火解毒，消肿排脓。

4. 多雅（治法）

（1）内治法

①雅解沙把（百解胶囊），口服，每次 5 粒，每日 3 次。

②雅解先打（傣百解）15g，文尚海（百样解）15g，咪火哇（山大黄）30g，补累（野姜）15g，毫命郎（莪术）15g，芽赶庄（重楼）10g。水煎服，每日 1 剂，每日 3 次，每次 150mL。

（2）外治法

①芬雅（磨药疗法）、达雅（搽药疗法）：取雅解先打（傣百解）、文尚海（百样解）、咪火哇（山大黄）、芽赶庄（重楼）各 15g。磨汁涂于患处。

②达雅（搽药疗法）：取咪火哇（山大黄）、毫命郎（莪术）、芽赶庄（重楼）各

15g，舂细加酒拌匀，包于患处。

（二）洞飞暖菲拢软（风火不足型脓肿）

1. 夯帕雅（主症） 出现局部凹陷性水肿或顶陷黑无脓、肿胀迅速扩散，边界不清，疼痛和压痛明显，一般无波动感，全身伴壮热不退，口渴，烦躁不安，或神昏谵语，周身困乏无力，舌质红、苔黄白相间厚腻，脉深而无力。

2. 辨解帕雅（病因病机） 本病是因患洞飞暖菲拢想（风火过盛型脓肿）病后，失治误治，贻误病情，用药不当，导致塔都档细（四塔）大伤，风火不足而不能排出脓毒，毒邪内陷，久不收口，出现局部凹陷性水肿、红肿多不明显，但有疼痛和压痛，一般无波动感，周身困乏无力，舌质淡、苔黄白相间厚腻，脉深而无力。

3. 平然（治则） 调补四塔，解毒排脓。

4. 多雅（治法）

（1）内治法

①雅解沙把（百解胶囊），口服，每次5粒，每日3次。

②雅叫哈顿（五宝胶囊），口服，每次5粒，每日3次。

③哈罕满（拔毒散根）30g，雅解先打（傣百解）15g，文尚海（百样解）15g，咪火哇（山大黄）30g，补累（野姜）15g，毫命郎（莪术）15g，芽赶庄（重楼）10g。水煎服，每日1剂，每日3次，每次150mL。

（2）外治法 果雅（包药疗法）：取咪火哇（山大黄）、毫命郎（莪术）、芽赶庄（重楼）、给蒿（芒硝）各15g。舂细加酒、醋炒热，包于患处，每日更换1次，并检查创面。

五、预防调护

1. 忌食香燥醇酒、肥甘厚腻之品，宜食清淡营养之物。
2. 保持皮肤清洁，暑天或在炎热环境中应避免汗渍过多，勤洗澡，及时更换内衣。
3. 及时治疗原发病以防感染扩散。
4. 注意保护皮肤避免表皮受伤。

六、现代研究进展

脓肿常见致病菌为毒力强且有凝固血浆能力的金黄色葡萄球菌。脓肿可原发于急性化脓性感染的后期，如损伤后感染、急性蜂窝织炎、急性淋巴结炎、痈等，或由远处原发感染灶经血流、淋巴管转移而来。炎症组织因受细菌产生的毒素或酶的作用，发生坏死、溶解，形成脓腔，腔内的渗出物、坏死组织、脓细胞和细菌等共同组成脓液；脓液中还有较多的纤维蛋白，能形成网状支架，使病变限制于局部。脓腔周围有明显的充血、水肿和白细胞浸润，病变周围肉芽组织增生，形成脓腔壁。

在脓肿治疗上，当脓肿尚未局限时，应给局部热敷、理疗，或外敷金黄膏等。脓肿伴有明显的全身症状时，可应用抗菌药物。一旦脓肿形成，应即施行切开引流术。

切开引流脓肿时，应注意：①在波动最明显处做切口；②切口应有足够长度，并做在低位，以利引流；③切口方向一般要与皮纹平行，不做经关节区的纵行切口，以免瘢痕挛缩，影响关节功能；④切开深部脓肿前，先做穿刺抽脓，确定脓肿的部位和深度；⑤切口不要穿过对侧脓腔壁而达正常组织，以免感染扩散；⑥脓液排出后，用手指探查脓腔，并将脓腔内纤维间隔分开；⑦记录放入脓腔内的油纱布或引流条的数目，以免换药时将它们遗留在脓腔内。

七、傣医医案选读

岩某，男，25 岁。患者平素食香燥醇酒、肥甘厚腻之品，体质偏热，背部生疔挤压后，出红、肿、热、痛，发热两天，自用傣西药内服、外搽（用药不详），病情未缓解，前来就诊。症见局部隆起，红肿，与正常组织分界清楚，压之剧痛，有波动感，口干、苦，喜冷饮，大便干结，小便短赤，舌质红、苔黄厚腻，脉行快。傣医诊为洞飞暖菲拢想（风火过盛型脓肿）。治疗采取内服、外治相结合，给予清火解毒，消肿排脓法治之。方药：①雅解沙把（百解胶囊），口服，每次 5 粒，每日 3 次。②雅解先打（傣百解）15g，文尚海（百样解）15g，咪火哇（山大黄）30g，补累（野姜）15g，毫命郎（莪术）15g，芽赶庄（重楼）10g。水煎服，每日 1 剂，每日 3 次，每次 150mL。③达雅（搽药疗法）：取咪火哇（山大黄）、毫命郎（莪术）、芽赶庄（重楼）各 15g。舂细加酒拌匀，包于患处。治疗 7 天后获效。

思考题：

1. 脓肿发生的病因病机是什么？
2. 风火过盛型脓肿的主症是什么？

第十四节　拢连呼（急性淋巴结炎）

一、概述

拢连呼（急性淋巴结炎）是感染导致的淋巴结发生的急性炎症，一般属于非化脓性感染。

本病是由于体内塔都档细（四塔）功能失调，火塔偏盛，加之感受外界的"帕雅拢皇"（风热毒邪），内外相合，上犯上盘，蕴积于下颌部、颈部等处所致。

本病主要以颌下、颈部淋巴结肿大，边缘清楚，伴压痛为特征。

拢连呼（急性淋巴结炎）治以清火解毒，活血化瘀，消肿止痛为法。

二、辨解帕雅（病因病机）

本病的发生是由于平素喜食香燥、肥甘厚味、性热之品，积热于内，使得体内塔都档细（四塔）功能失调，火塔偏盛，加之感受外界的帕雅拢皇（热风毒邪），内外相合，上犯上盘，蕴积于下颌部、颈部，郁久则成结，出现可触及大小不等的肿大淋巴结，边缘清楚，可伴压痛。

本病是由于病菌经皮肤、黏膜破损处或其他感染病灶侵入淋巴系统导致的淋巴结的急性炎症。

三、诊查要点

（一）诊断

本病的诊断一般不难，如有疖、痈、急性蜂窝织炎等原发感染病史，结合下颌部、颈部等处可触及大小不等的淋巴结肿大，边缘清楚，可有压痛等情况，一般可诊断。

（二）相关检查

1. 体温 急性炎症期，可见低热。慢性期体温可正常。

2. 体格检查 下颌部、颈部等处可触及大小不等的淋巴结肿大，边缘清楚，可有压痛。

3. 血常规检查 白细胞总数及中性粒细胞升高。肿瘤标志物检测有助于炎性肿块和肿瘤的鉴别。

4. B 超检查 可协助诊断。

四、辨解帕雅多雅（病、证分类辨治）

拢连呼（急性淋巴结炎）

1. 夯帕雅（主症） 下颌部、颈部可触及大小不等的肿大淋巴结，边缘清楚，可有压痛。纳眠尚可，二便调，舌质红，苔薄黄，脉行快而有力。

2. 辨解帕雅（病因病机） 患者平素喜食香燥、肥甘厚味、性热之品，积热于内，使得体内塔都档细（四塔）功能失调，火塔偏盛，加之感受外界的帕雅拢皇（热风毒邪），内外相合，上犯上盘，蕴积于下颌部、颈部，郁久则成结，出现可触及大小不等的肿大淋巴结，边缘清楚，压痛等症状及体征。

3. 平然（治则） 清火解毒，活血化瘀，消肿止痛。

4. 多雅（治法）

（1）内治法

①雅解沙把（百解胶囊），每次 4～8 粒，每日 3 次。

②芬雅（磨药疗法）：取广好修（青竹标）、嘿麻怀（苦瓜藤）各 15g。磨于米汤中内服，每日 3 次。或摆帕贡（树头菜叶）、哈嘿赶巴（曲枝叶下珠根）、哈勒景（聚果榕根）、哈几补（老虎楝根）各 15g。磨于米汤中，内服，每日 3 次。

（2）外治法

①达雅（搽药疗法）：取沙梗（光叶巴豆）磨于猪油中外搽。

②芬雅（磨药疗法）、达雅（搽药疗法）：取哈吐崩（四棱豆根）15g，广好修（青竹标）15g，芽赶庄（重楼）10g。磨汁内服、外搽。

五、预防调护

1. 养成良好的生活习惯，清淡饮食，不偏嗜烟酒辛辣、荤腥发物、甜腻之品。
2. 积极治疗原发疾病。
3. 忌暴力按压患处，忌早期切开、针挑。

六、现代研究进展

本病是由于细菌如乙型溶血性链球菌、金黄色葡萄球菌等，经皮肤、黏膜破损处或其他感染病灶侵入淋巴系统，导致淋巴结的急性炎症。浅部的淋巴结炎好发于颌下颈部、腋窝、肘内侧、腹股沟或腘窝，感染源于口咽炎症、足癣、皮损，各种皮肤、皮下化脓性感染和引流区的淋巴管炎。

本病治疗应及时正确处理，可以避免成脓，迅速治愈。如急性淋巴结炎未形成脓肿时，应积极治疗如疖、痈、急性蜂窝织炎等原发感染，淋巴结炎多可在原发感染控制后得以消退。若已形成脓肿，还需切开引流。少数淋巴结炎没有得到及时、有效的治疗，可转变为慢性炎症而迁延不愈。

七、傣医医案选读

刘某，女，46岁，干部。自2020年年底以来，时感下颌部、颈部有大拇指大小的肿块，边缘清楚，有轻度压痛。曾到多家医院诊治，诊为"淋巴结炎"，给予口服和静脉滴注抗炎药（具体不详）10天，病情未减。2021年5月以来，自觉下颌部及颈部淋巴结肿大如初。症见下颌部、颈部可触及大小不等的肿大淋巴结，边缘清楚，可有压痛。纳眠尚可，二便调，舌质红，苔薄黄，脉行快而有力。诊为"拢连呼"，予雅解沙把（百解胶囊），每次4～8粒，每日3次。芬雅（磨药疗法）、达雅（搽药疗法）：取广好修（青竹标）15g，嘿麻怀（苦瓜藤）15g，芽赶庄（重楼）10g。磨于米汤内服、外搽。连用10天，2021年5月28日复诊，下颌部、颈部淋巴结明显减小，边缘清楚，压痛不太明显。守方继用10天而获愈。

思考题：

1. 急性淋巴结炎的主症是什么？
2. 急性淋巴结炎的病因病机是什么？

主要参考文献 ▷▷▷

［1］贾克琳，赵应红．傣医方剂学［M］．北京：中国中医药出版社，2007.

［2］杨梅．傣医诊断学［M］．北京：中国中医药出版社，2007.

［3］张超．傣医基础理论［M］．北京：中国中医药出版社，2007.

［4］朱成兰，赵应红，马伟光．傣药学［M］．北京：中国中医药出版社，2007.

［5］陈红风．中医外科学［M］.10版．北京：中国中医药出版社，2016.

［6］张学军，郑捷，皮肤性病学［M］.9版．北京：人民卫生出版社，2018.

［7］赵辩．中国临床皮肤病学［M］.2版．南京：江苏科学技术出版社，2017.

［8］吴志华．临床皮肤病学［M］．北京：科学出版社，2016.

［9］姜辉，邓春华．中国男科疾病诊断治疗指南与专家共识（2016版）［M］.北京：人民卫生出版社，2017.

［10］黄健.2019版中国泌尿外科和男科疾病诊断治疗指南［M］．北京：科学出版社，2020.

［11］秦国政，张春和．中医男科学［M］．北京：科学出版社，2017.

［12］孙颖浩．吴阶平泌尿外科学［M］．北京：人民卫生出版社，2019.

［13］黄乃健．中国肛肠病学［M］．济南：山东科学技术出版社，1996.

［14］荣文舟．现代中医肛肠病科学［M］．北京：文献技术出版社，2000.

［15］中国中西医结合学会大肠肛门病专业委员会．中国痔病诊疗指南（2020）［J］.结直肠肛门外科，2020，26（5）：519-533.

［16］陈硕．直肠脱垂的诊治进展［J］.中国肛肠病志，2013，33（11）：74-76.

［17］丁曙晴，丁义江．肛周脓肿和肛瘘诊治策略——解读美国和德国指南［J］.中华胃肠外科杂志，2012，15（12）：1224-1226.

［18］卫生部医政司．结直肠癌诊疗规范（2010年版）［J］.中国医学前沿杂志（电子版），2011，3（6）：130-146.

［19］姜军．现代乳腺外科学［M］．北京：人民卫生出版社，2014.

［20］陈孝平，汪建平，赵继宗．外科学［M］.9版．北京：人民卫生出版社，2018.

［21］王正国．实用创伤外科学［M］．福州：福建科技出版社，2009.

［22］乳腺外科学［M］.任国胜，译．北京：北京大学医学出版社，2016.

［23］乳腺病学［M］.王水胜，吴炅，译．济南：山东科学技术出版社，2019.

［24］林毅，唐汉均．现代中医乳房病学［M］．北京：人民卫生出版社，2008.

［25］温伟波，范源，王砚．甲状腺常见疾病中西医诊治精要［M］.北京：科学出

版社，2021.

　　［26］薛世航，张同成，陆振一.甲状腺疾病诊断与治疗［J］.北京：化学工业出版社，2019.

　　［27］黄桂成，王拥军.中医骨伤科学［M］.10 版.北京：中国中医药出版社，2016.

彩插图 ▷▷▷▷

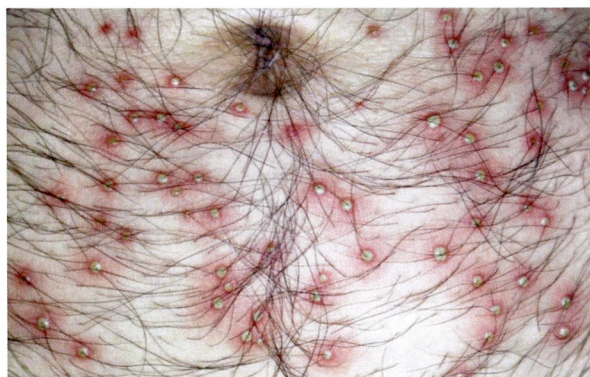

图 2-1　急性毛囊炎

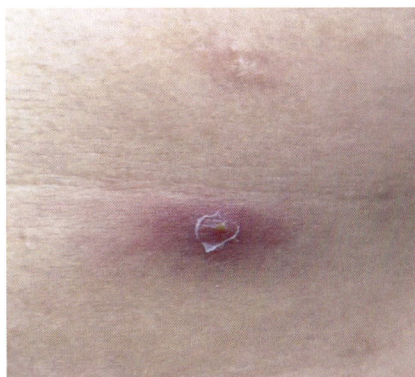

图 2-2　疖

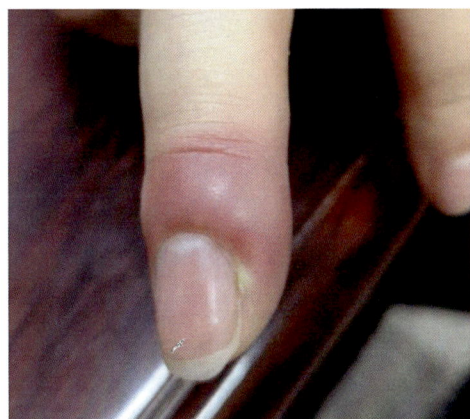

图 2-3　急性化脓性甲沟炎

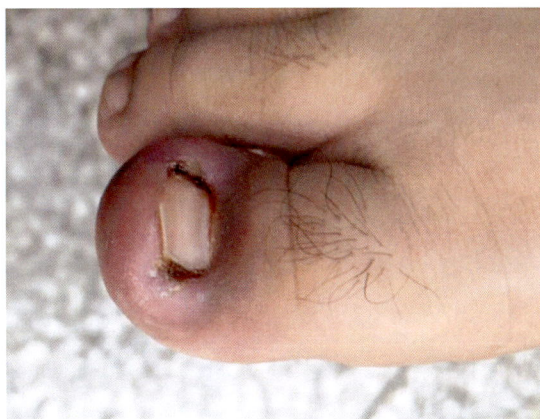

图 2-4　慢性化脓性甲沟炎

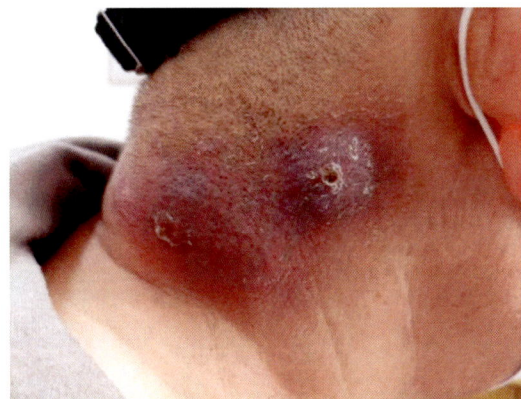

图 2-5　急性蜂窝织炎

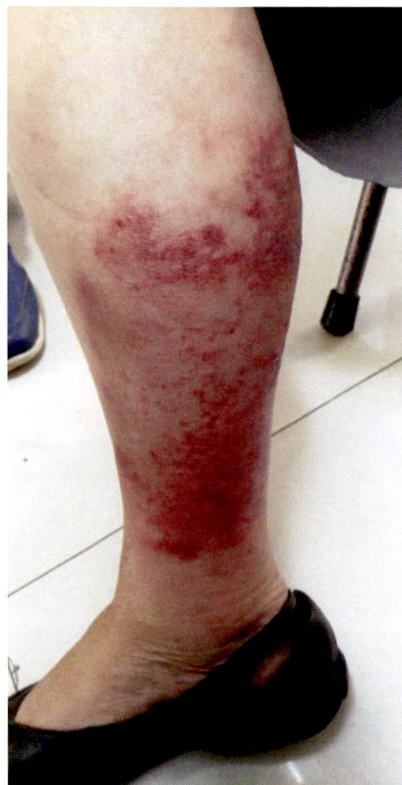

图 2-6　下肢丹毒

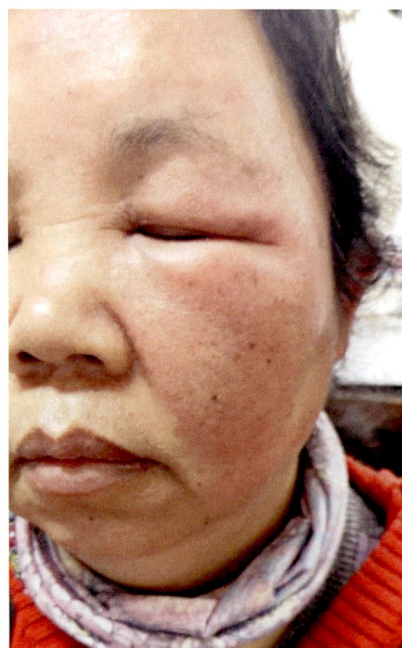

图 3-1　单纯疱疹

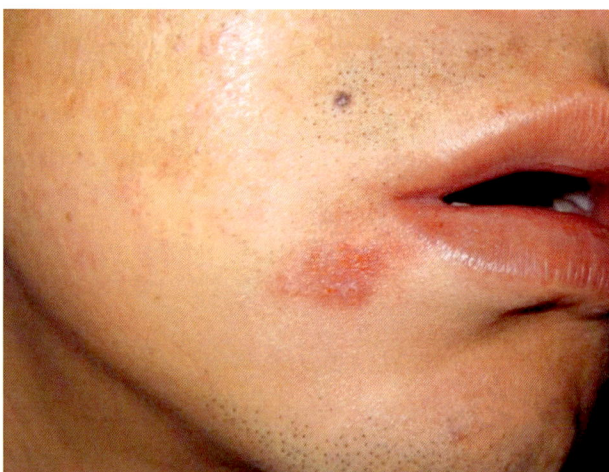

图 3-2　单纯疱疹

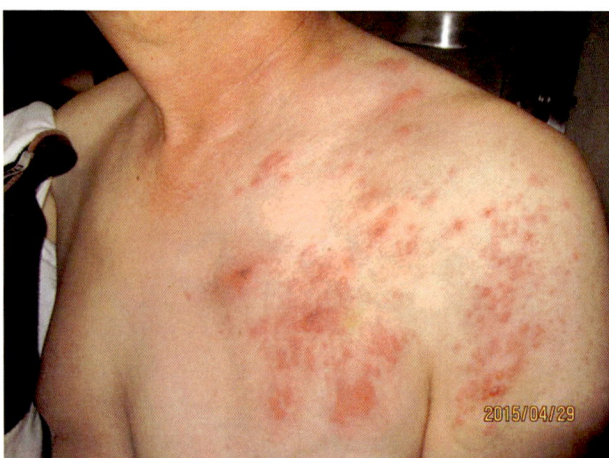

图 2-7　颜面部丹毒

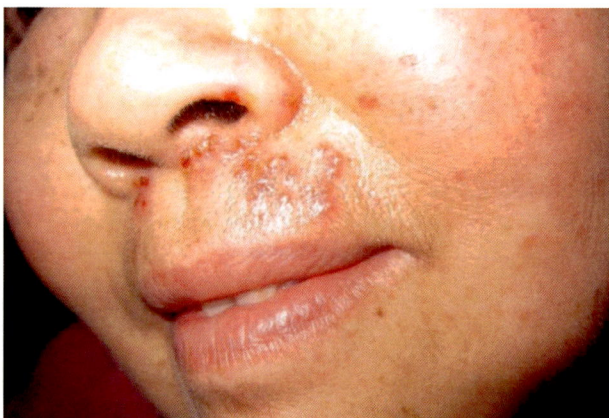

图 3-3　带状疱疹

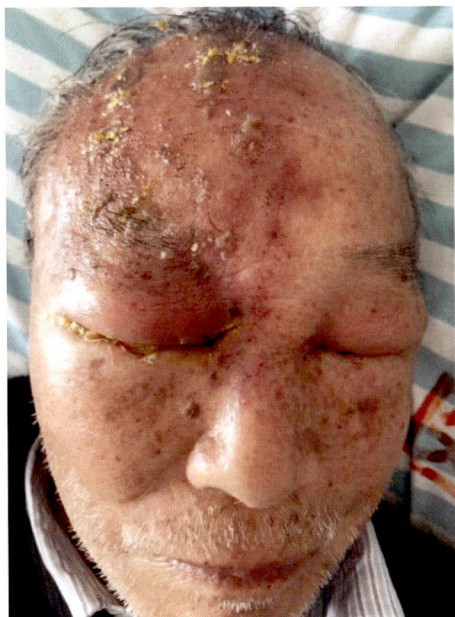

图 3-4　眼带状疱疹

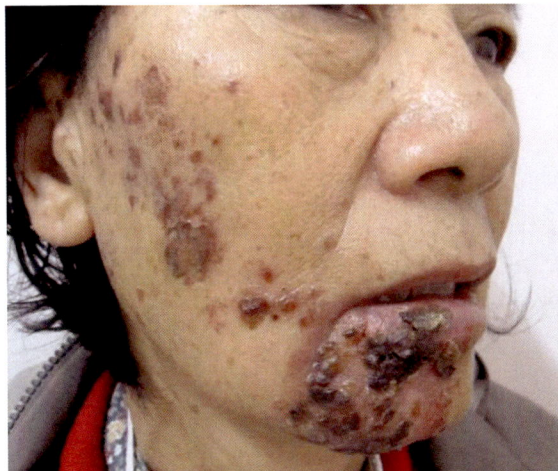

图 3-5　耳带状疱疹

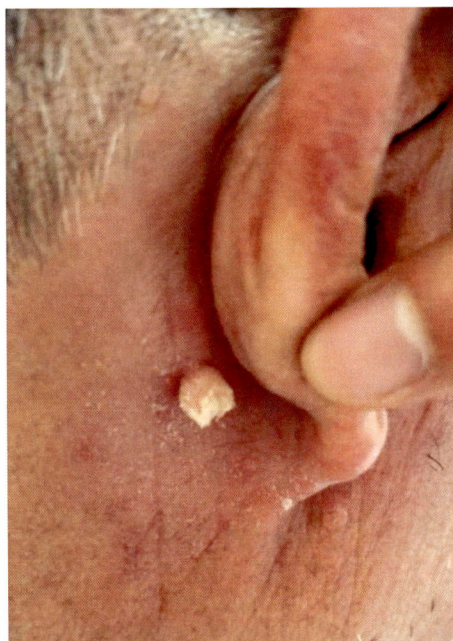

图 3-7　跖疣

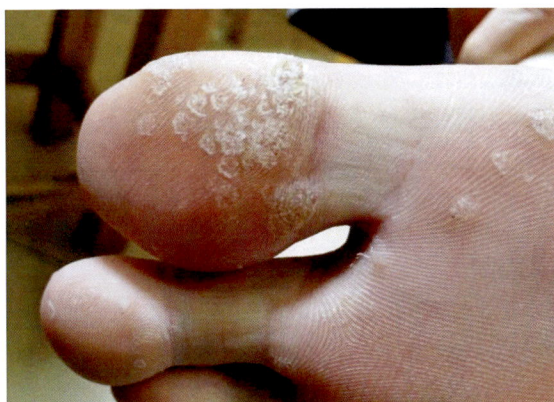

图 3-6　寻常疣

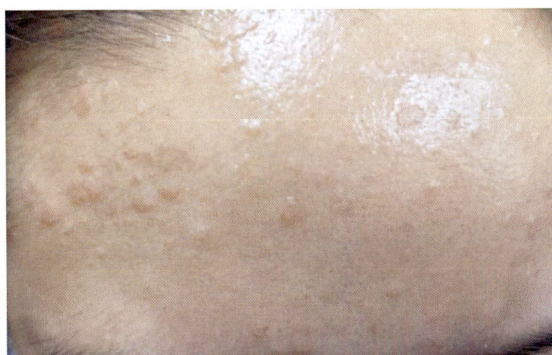

图 3-8　扁平疣

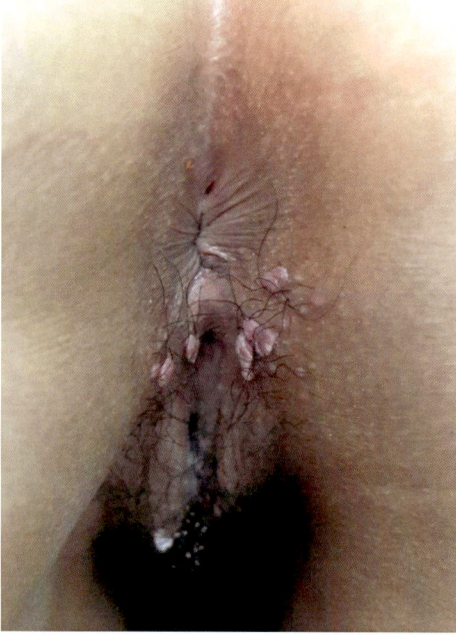

图 3-9　尖锐湿疣

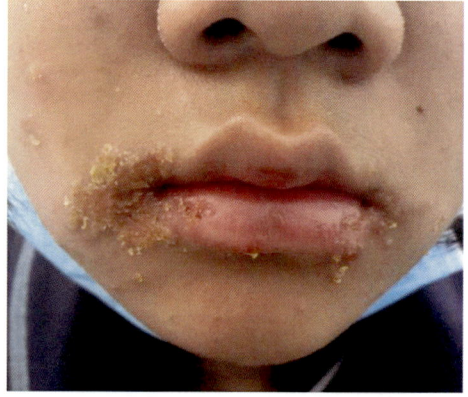

图 3-10　寻常性脓疱疮

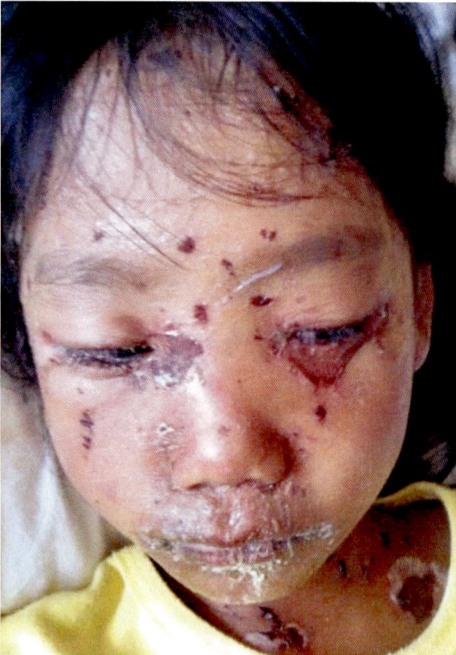

图 3-12　白癣

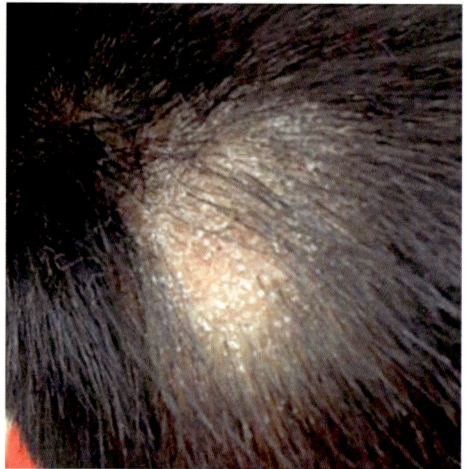

图 3-11　葡萄球菌性烫伤样皮肤
综合征

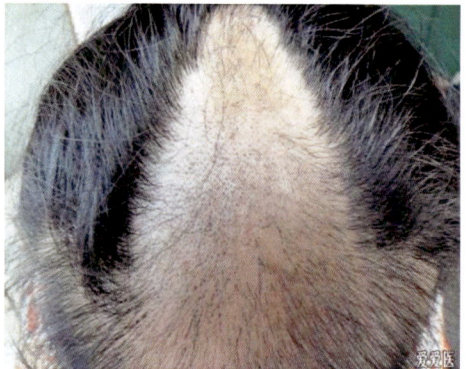

图 3-13　黑点癣

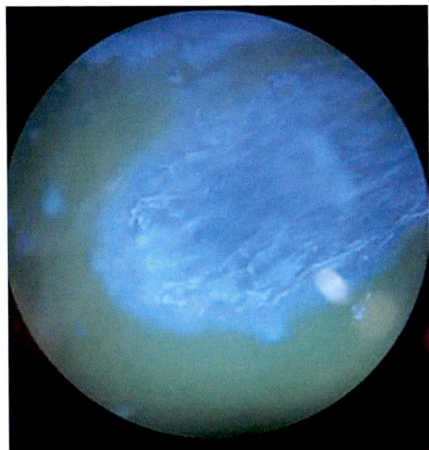

图 3-14 链状菌丝

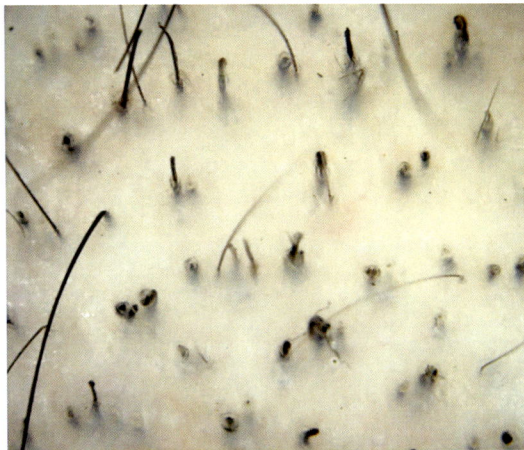

图 3-15 黑点、螺旋样发、折断发

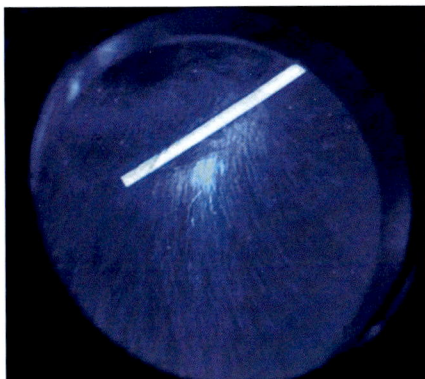

图 3-16 亮绿色荧光

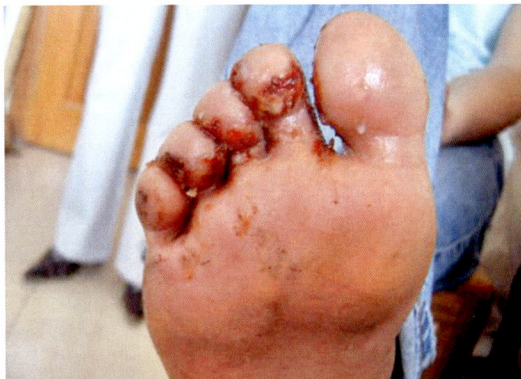

图 3-17 足癣水疱型

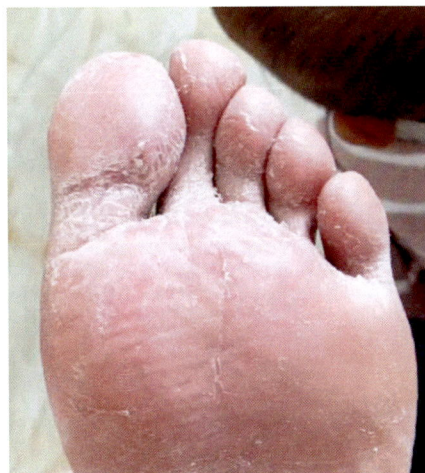

图 3-18 足癣丘疹鳞屑型

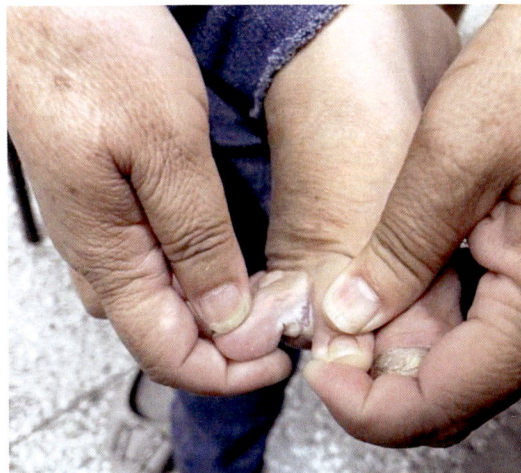

图 3-19 足癣糜烂型

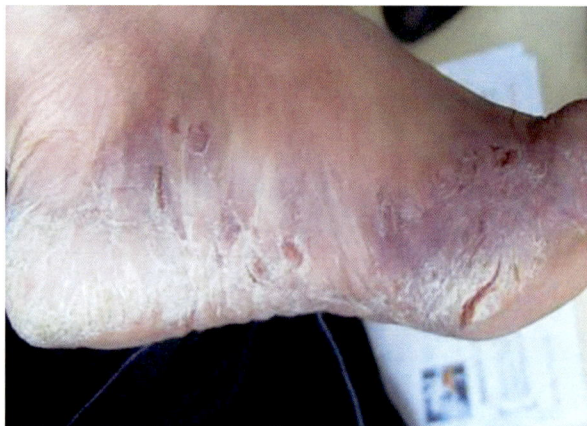

图 3-20　足癣角化型

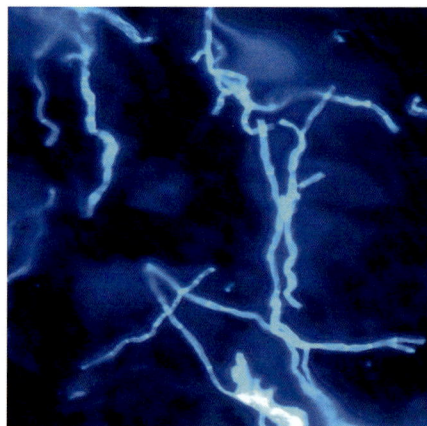

图 3-21　荧光显微镜下的菌丝

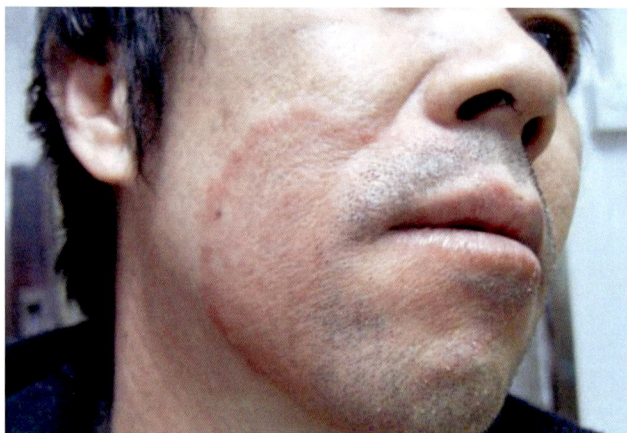

图 3-22　面癣

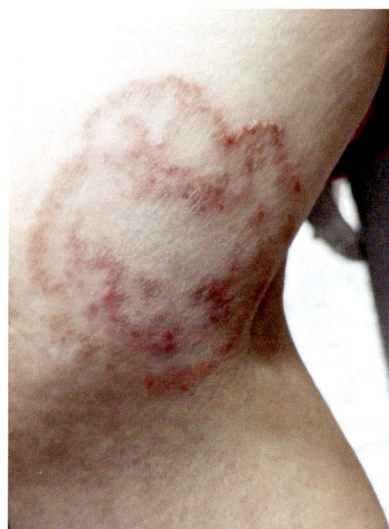

图 3-23　体癣

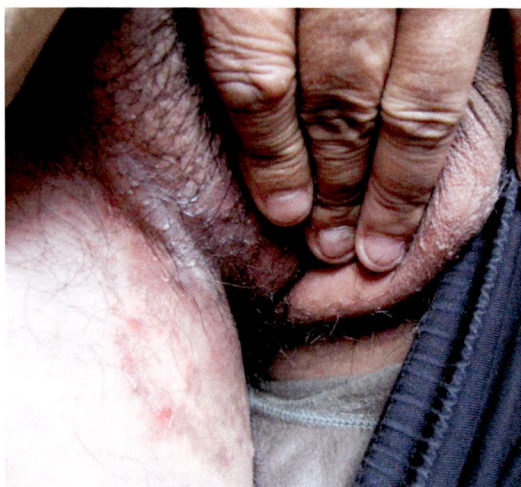

图 3-24　股癣

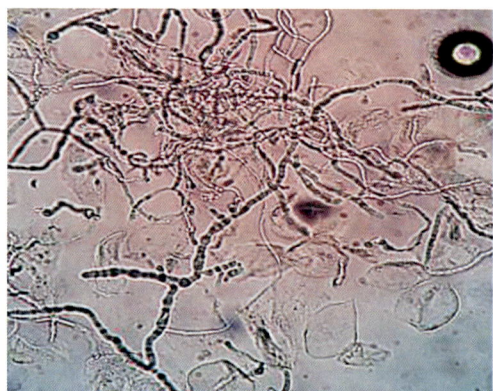

图 3-25　菌丝

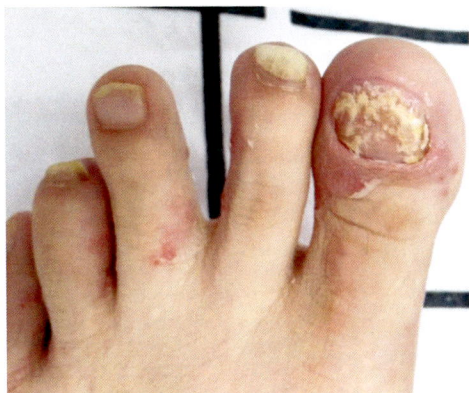

图 3-26　远端甲下型

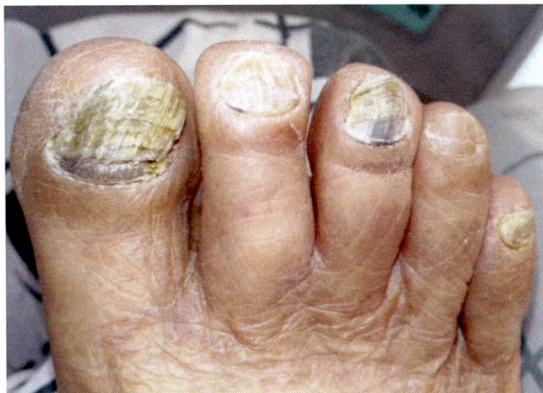

图 3-27　全甲破坏型

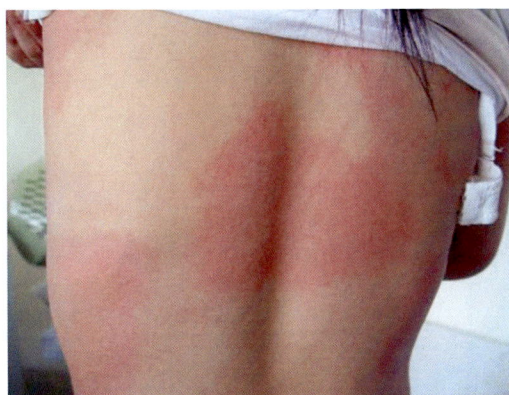

图 3-28　风热型荨麻疹

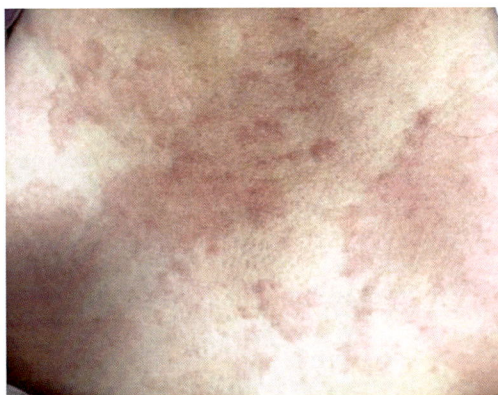

图 3-29　风寒型荨麻疹

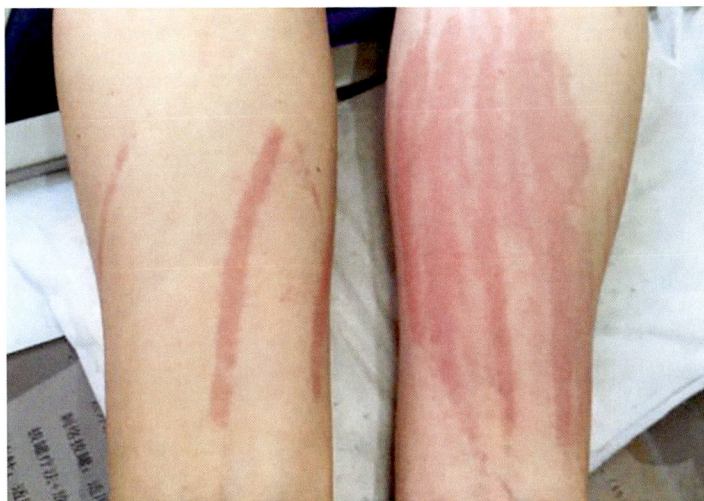

图 3-30　皮肤划痕试验阳性

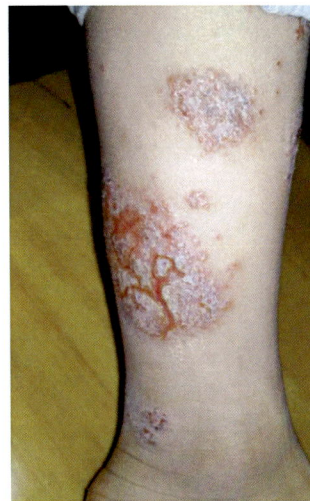

图 3-31　急性湿疹

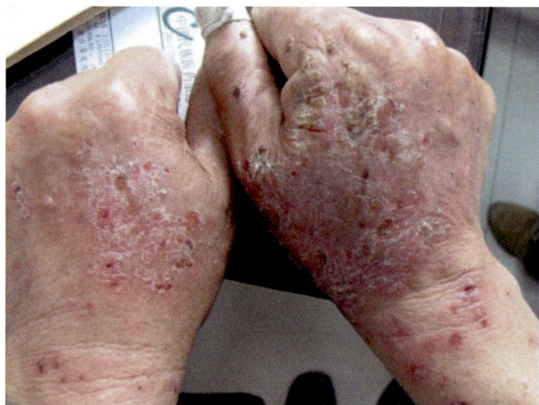

图 3-32　慢性湿疹

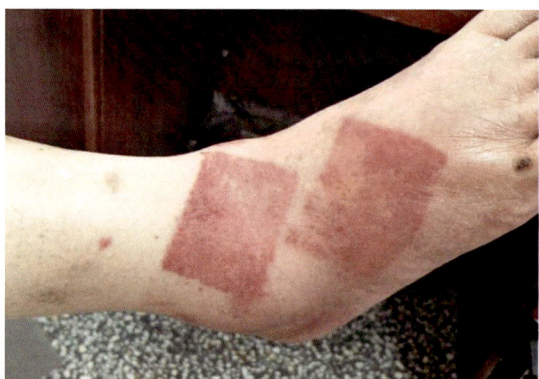

图 3-35　多形红斑样型药物性皮炎

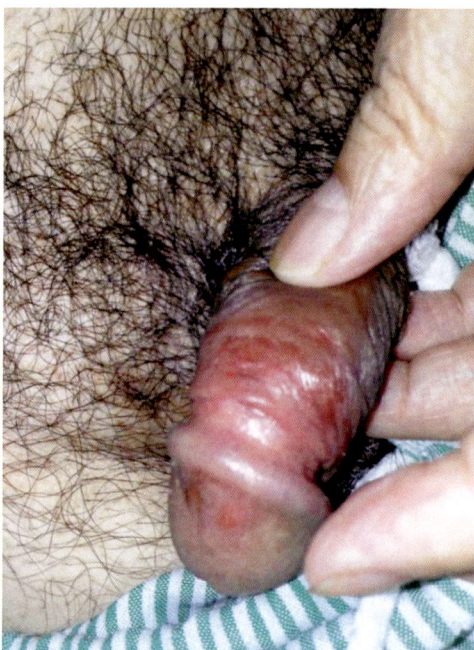

图 3-33　接触性皮炎

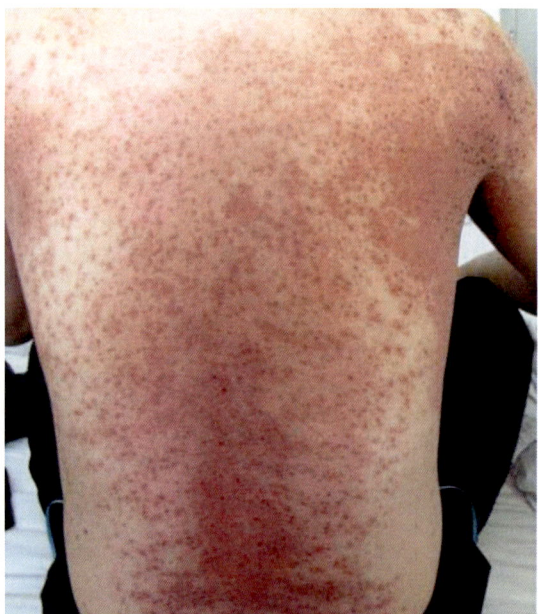

图 3-36　固定红斑型药物性皮炎

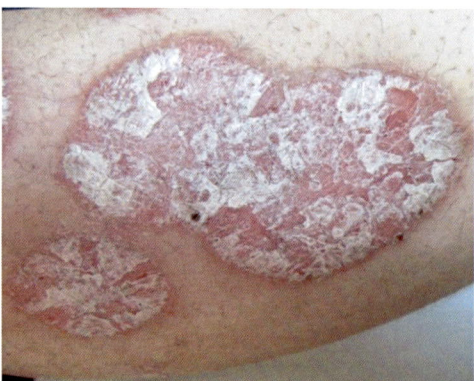

图 3-34　麻疹样或猩红热样型

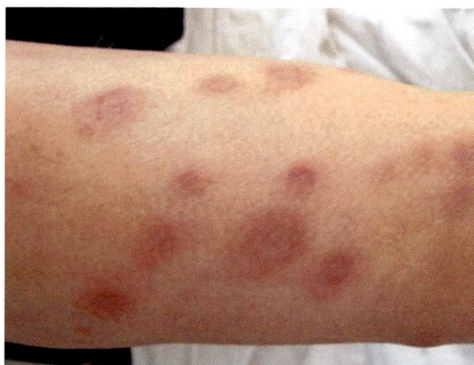

图 3-37　寻常型银屑病

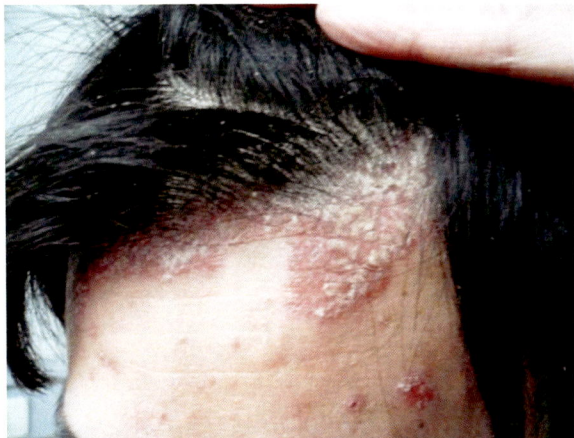
图 3-38 银屑病束状发

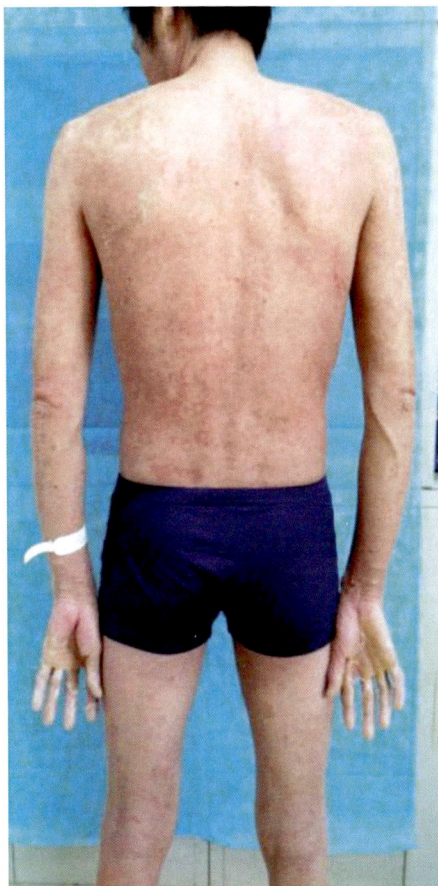
图 3-39 红皮型银屑病

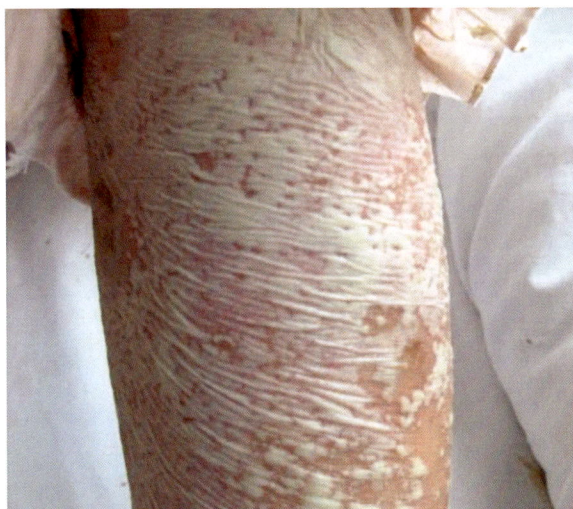
图 3-40 脓疱型银屑病

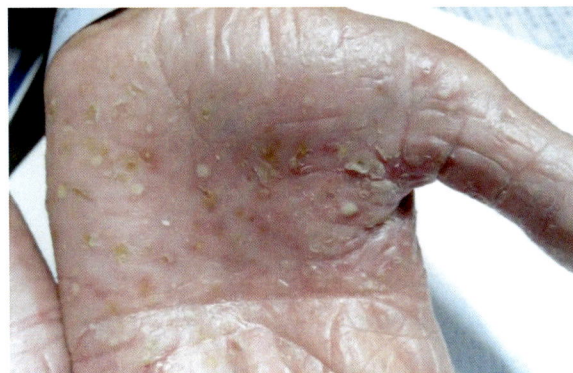
图 3-41 掌跖脓疱病

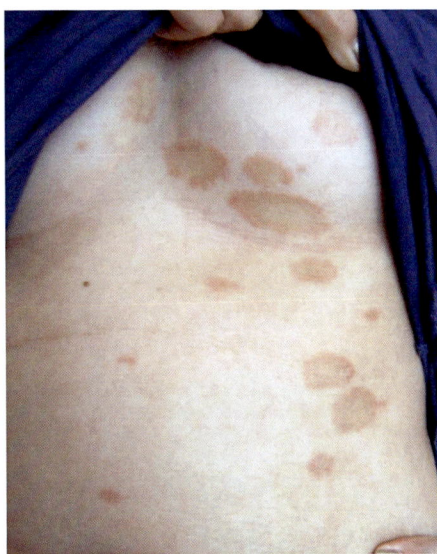
图 3-42 玫瑰糠疹

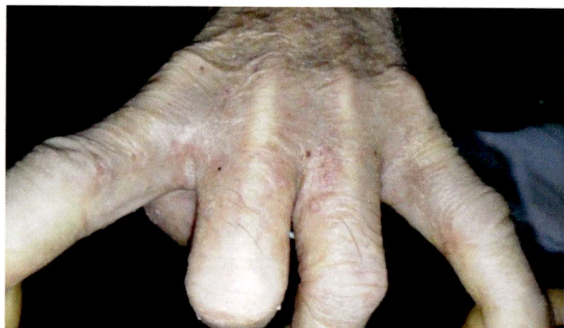

图 3-43　疥疮手部皮损

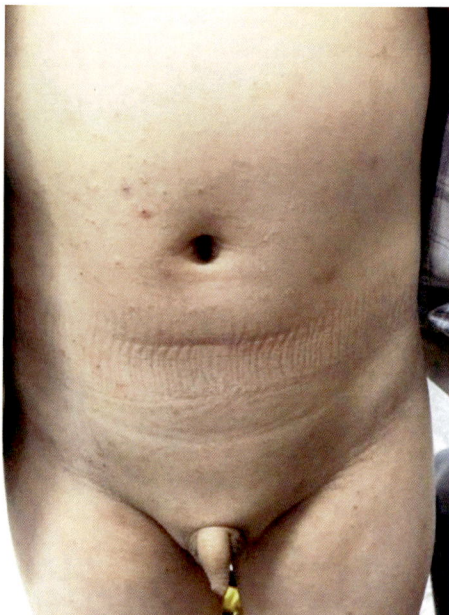

图 3-44　疥疮躯干皮损

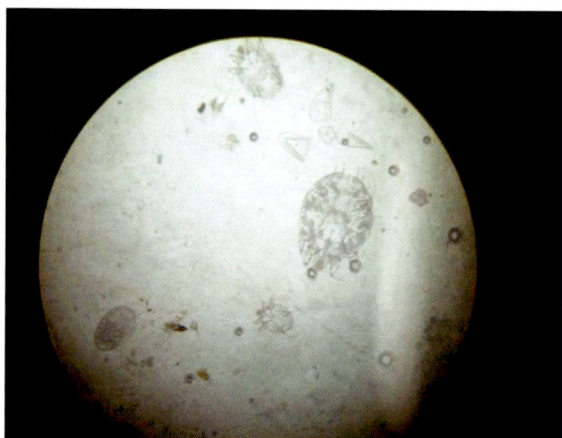

图 3-45　疥虫及虫卵

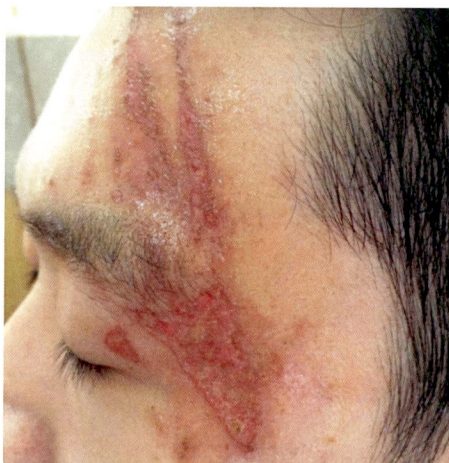

图 3-46　隐翅虫皮炎

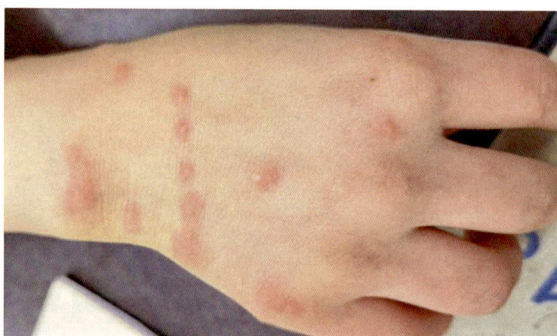

图 3-47　桑毛虫皮炎

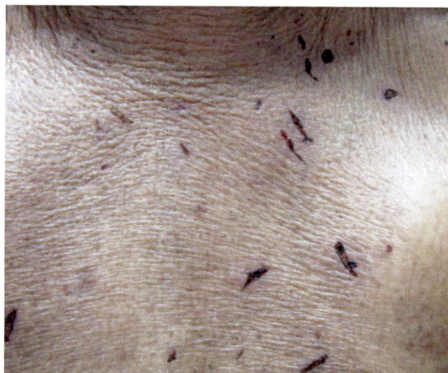

图 3-48　皮肤瘙痒症

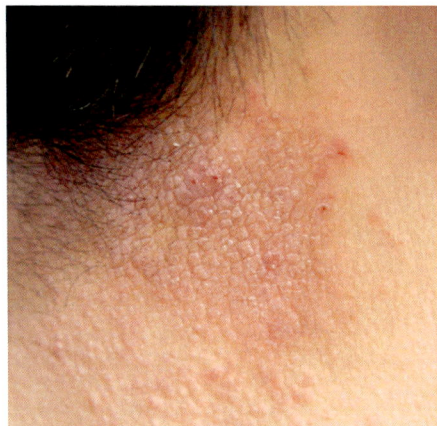

图 3-49　神经性皮炎

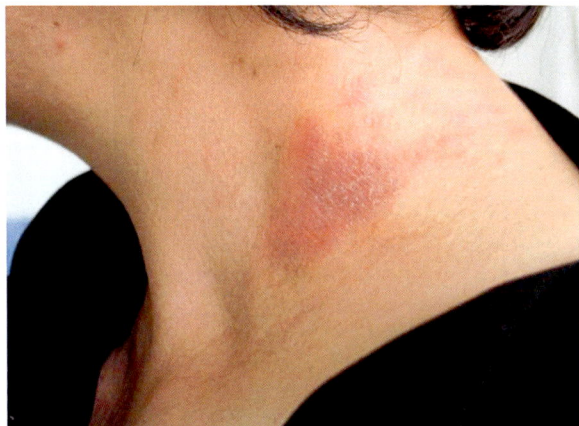

图 3-50　神经性皮炎

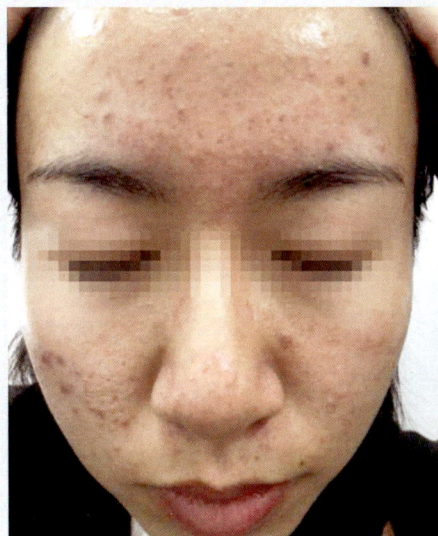

（a）

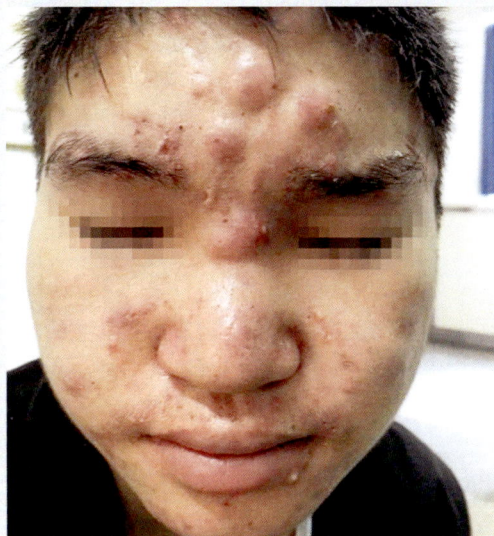

（b）

图 3-51　痤疮

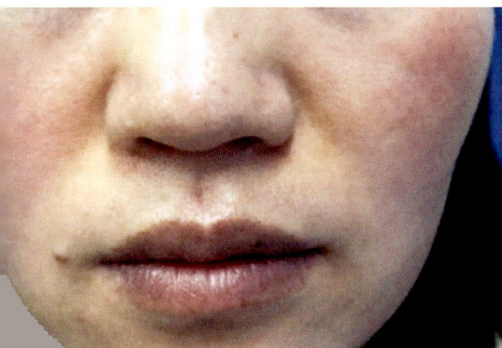

图 3-52　红斑毛细血管扩张型玫瑰痤疮

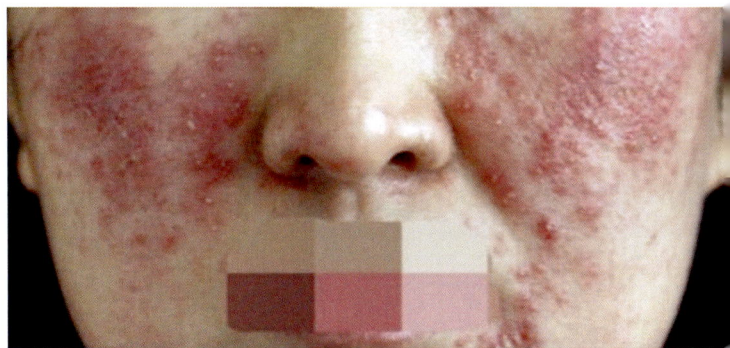

图 3-53　丘疹脓疱型玫瑰痤疮

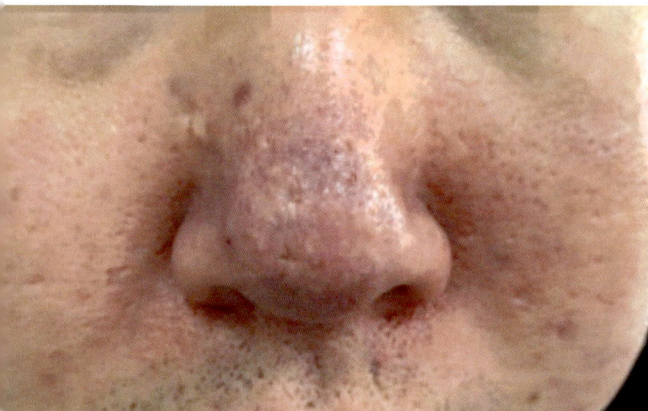

图 3-54　丘疹脓疱型玫瑰痤疮

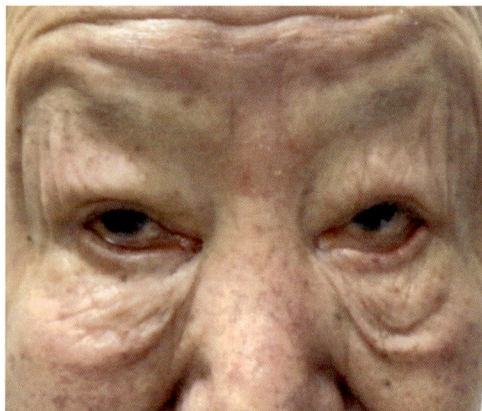

图 3-55　眼型玫瑰痤疮

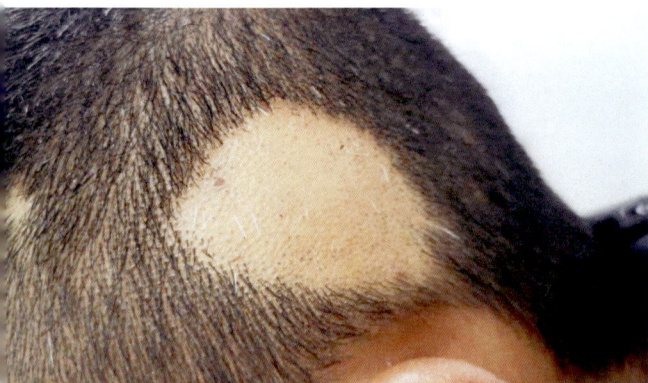

图 3-56　斑秃

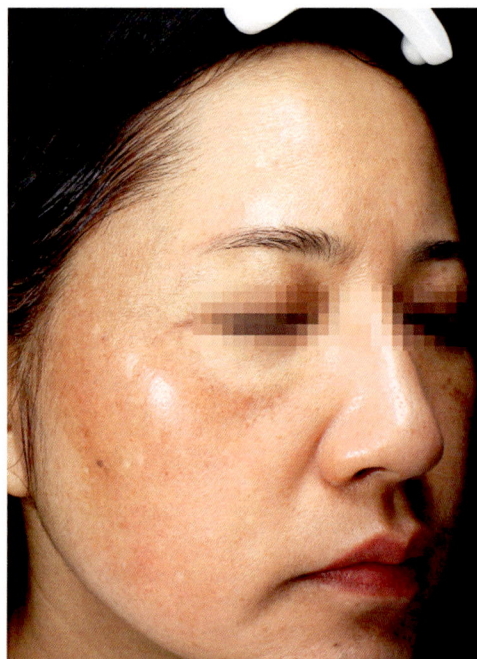

图 3-57　黄褐斑

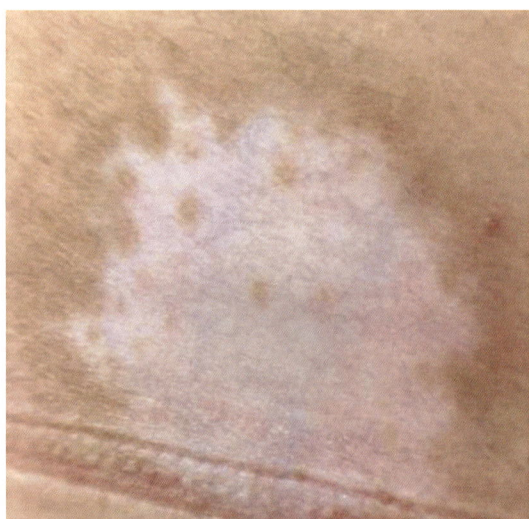

图 3-58　白癜风

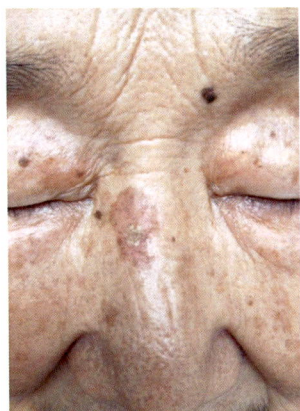

图 3-59　日光性角化

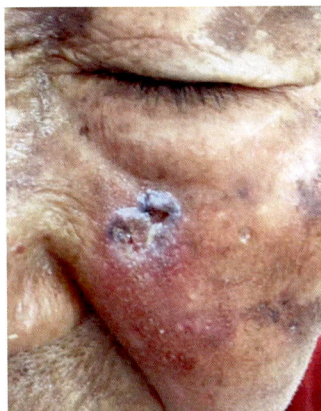

图 3-60　基底细胞癌

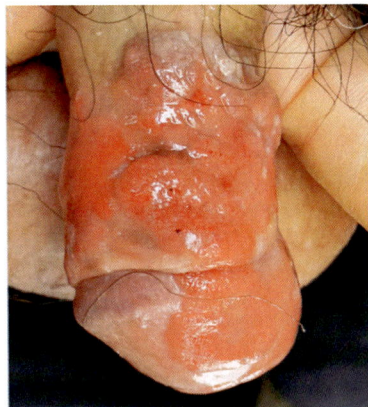

图 3-61　鳞状细胞癌

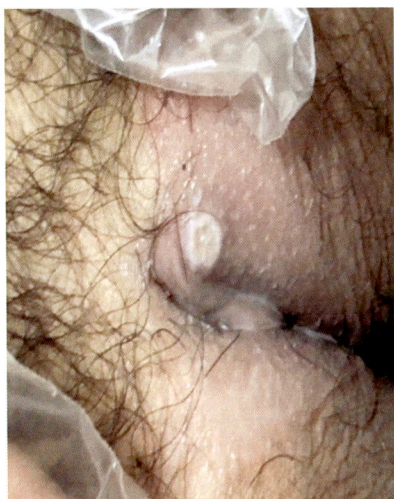

图 3-62　硬下疳

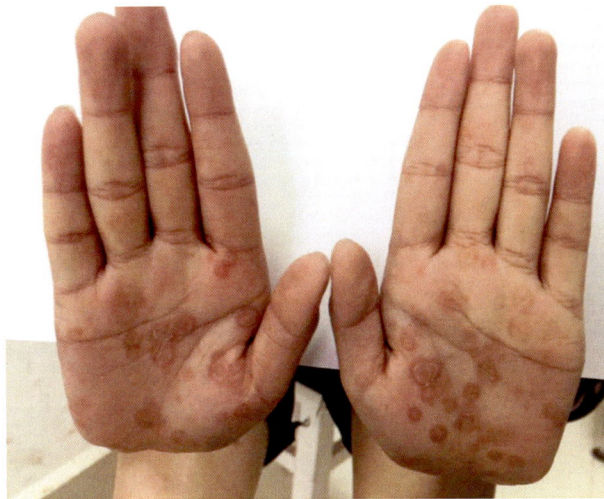

图 3-63　二期梅毒疹

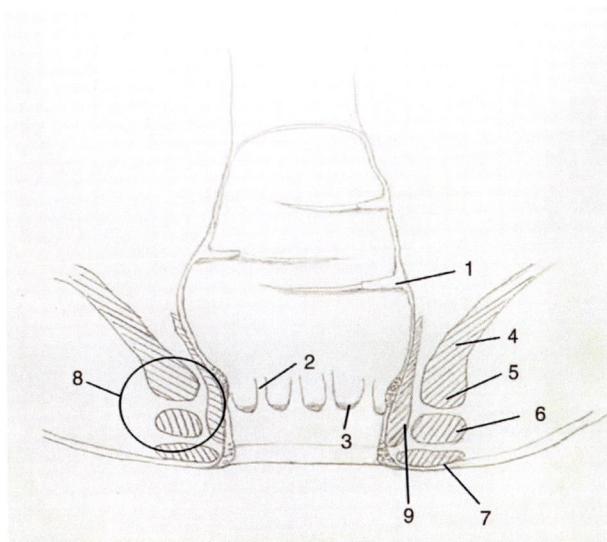

1—直肠瓣；
2—直肠柱；
3—肛门瓣；
4—肛提肌；
5—外括约肌深部；
6—外括约肌浅部；
7—外括约肌皮下部；
8—肛管直肠环；
9—内括约肌。

图 4-1　肛管直肠解剖图

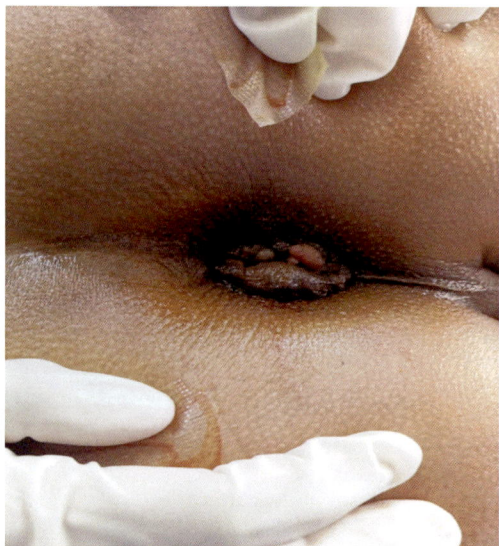

图 4-2　混合痔

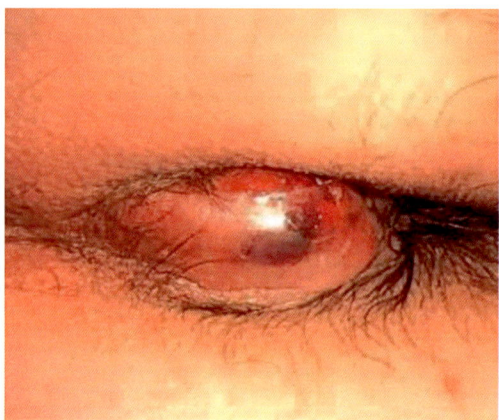

a 少精子症

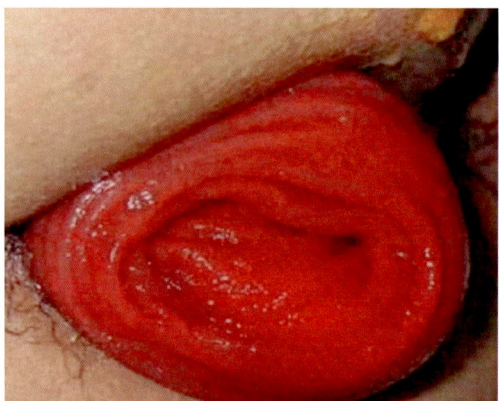

b 弱精子症

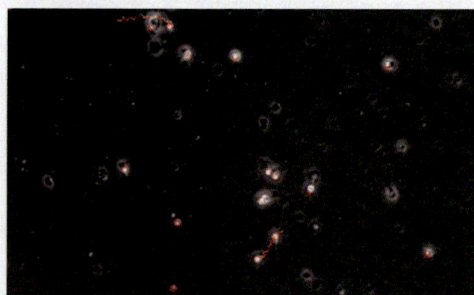

c 正常精子

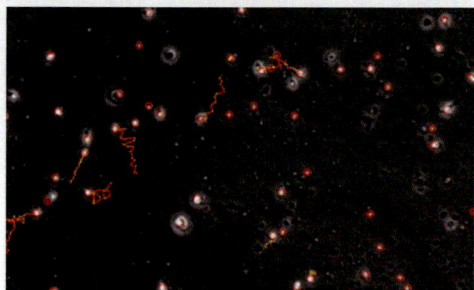

图 4-3　肛门旁皮下脓肿

图 5-1　精子运动轨迹图

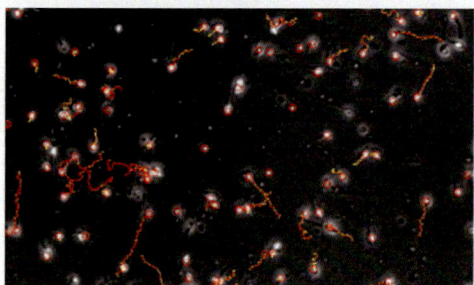

图 4-4　二度直肠脱垂

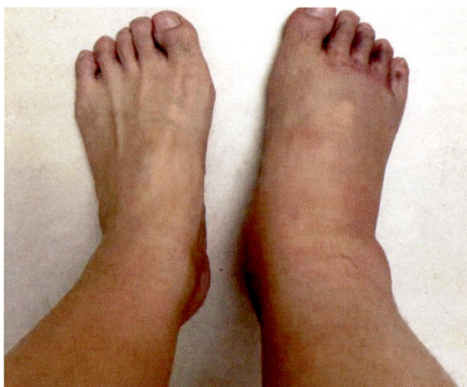

图 6-1　右足踝部软组织损伤

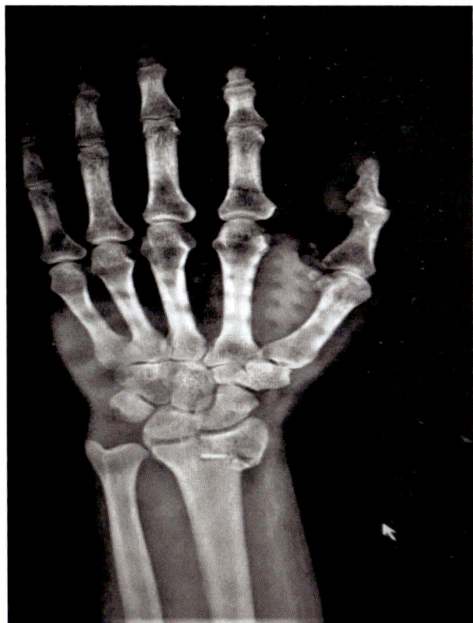

图 6-2　桡骨远端骨折正位片

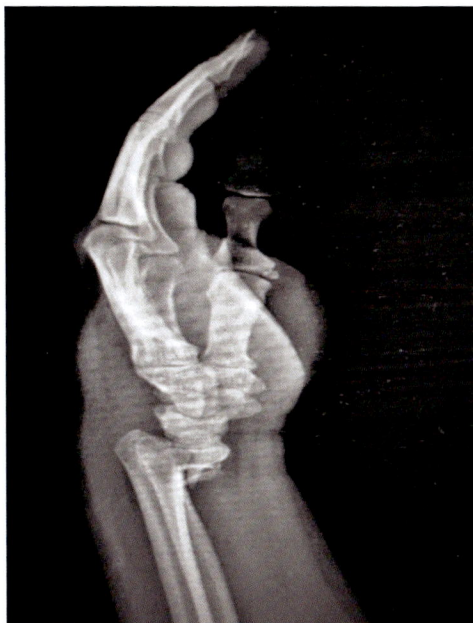

图 6-3　桡骨远端骨折侧位片

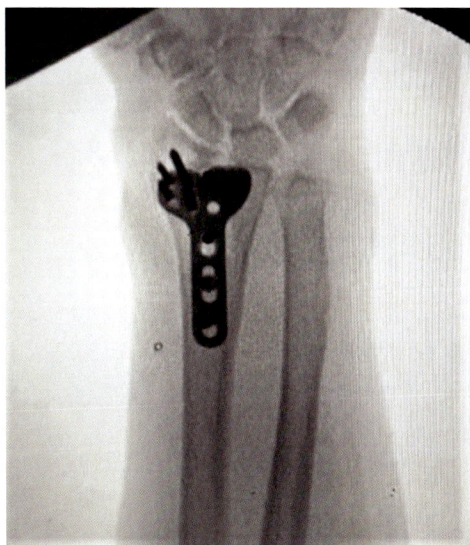

图 6-4　桡骨远端骨折术后正位片

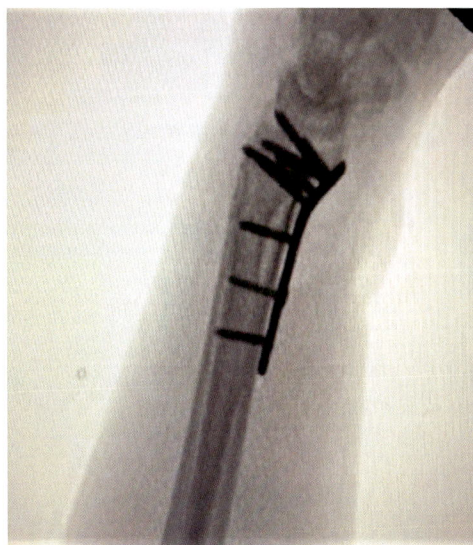

图 6-5　桡骨远端骨折术后侧位片

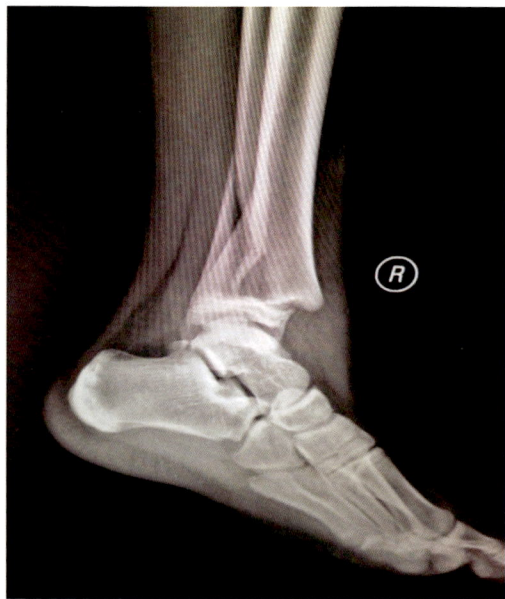

图 6-6　胫骨下段骨折合并腓骨骨折侧位片

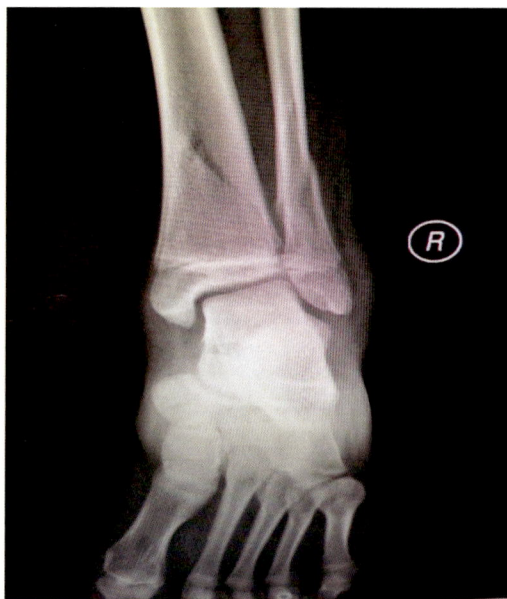

图 6-7　胫骨下段骨折合并腓骨骨折正位片

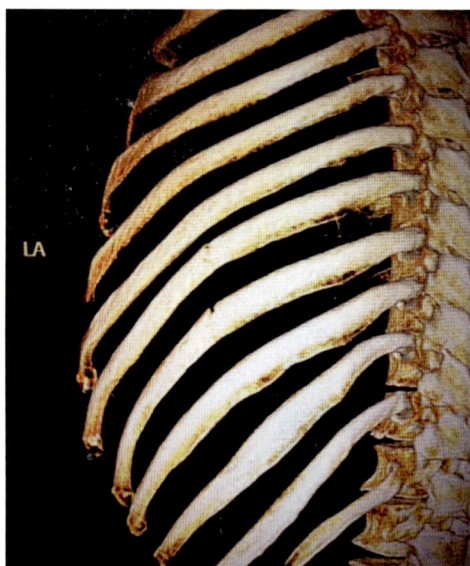

图 6-8　肋骨骨折（三维 CT）

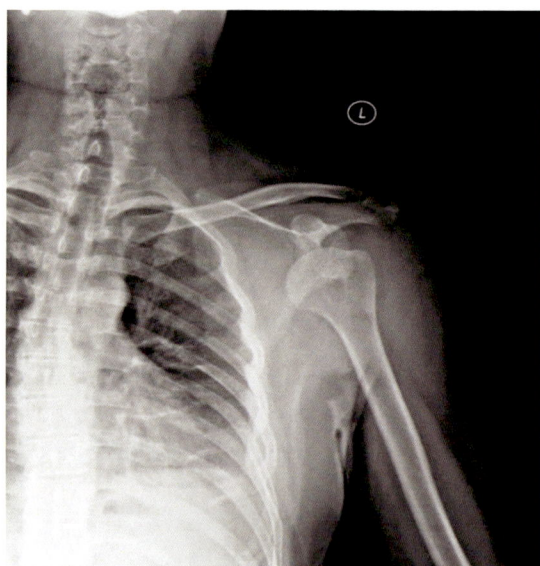

图 6-9　肩关节前脱位

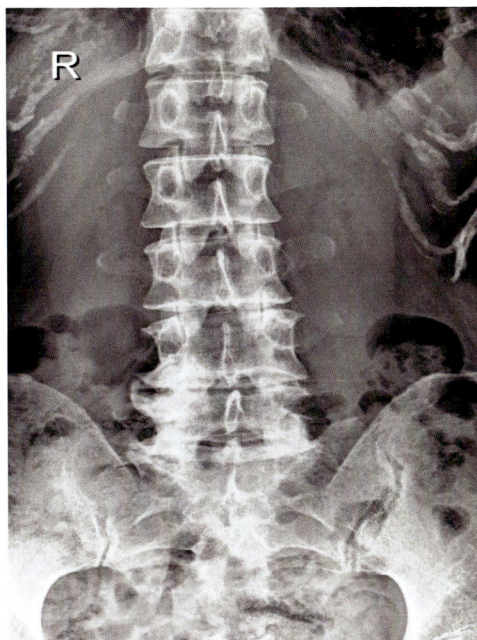

图 6-10　腰椎退行性变正位片

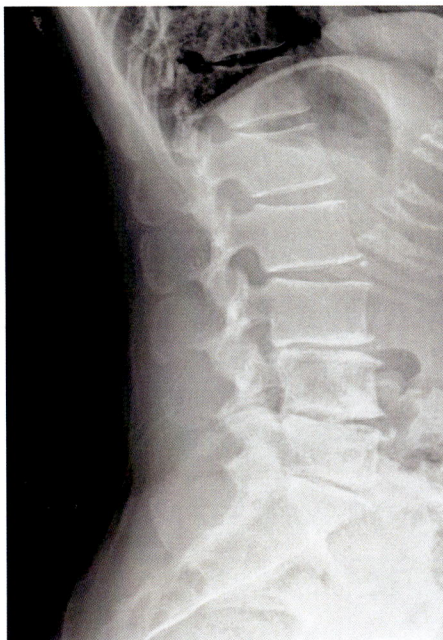

图 6-11　腰椎退行性变侧位片

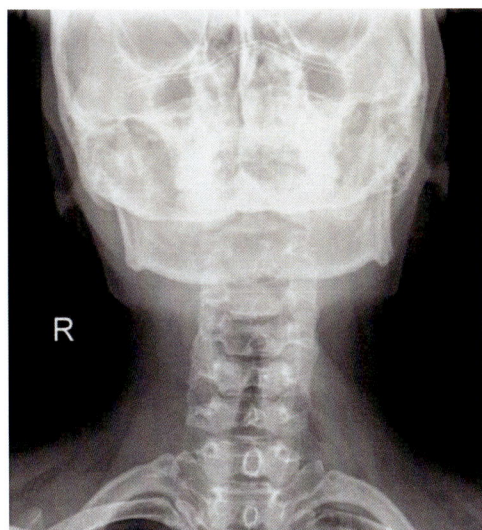

图 6-12　颈椎正位片

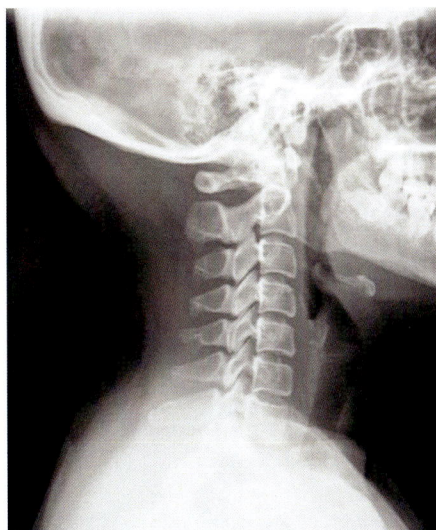

图 6-13　颈椎侧位片

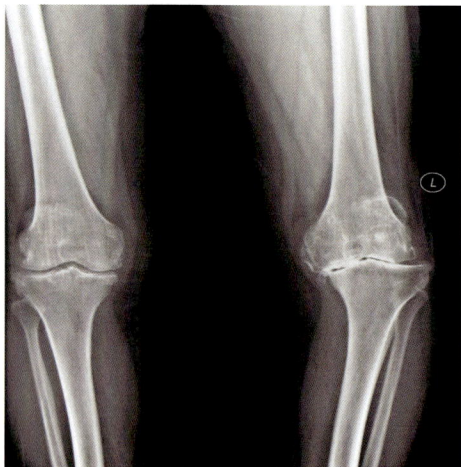

图 6-14　膝关节退行性骨关节病 X 线

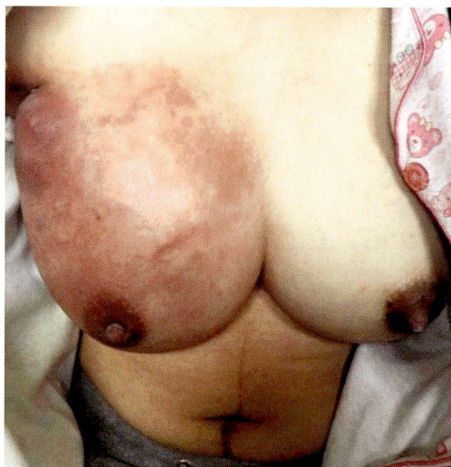

图 7-1　急性乳腺炎郁滞期

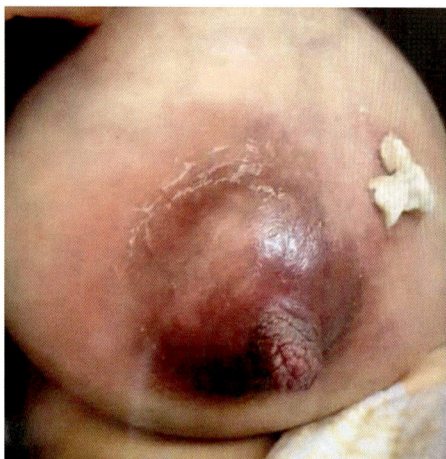

图 7-2　急性乳腺炎成脓期

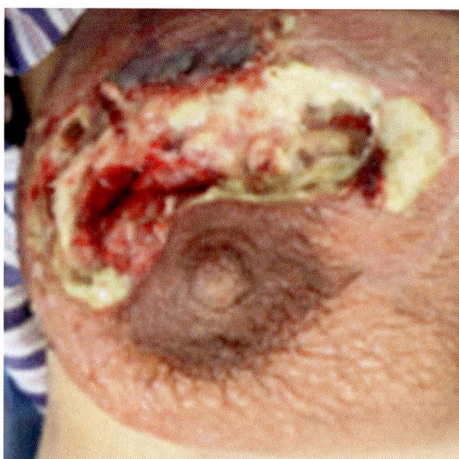

图 7-3　急性乳腺炎溃脓期

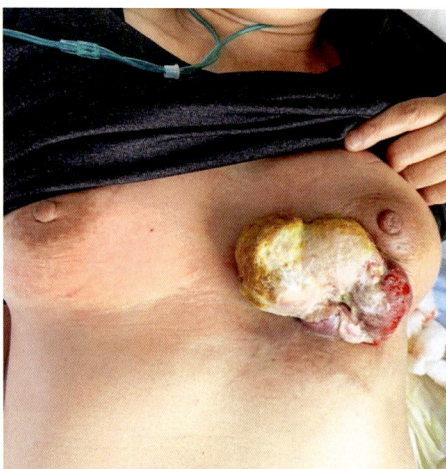

图 7-4　乳腺癌

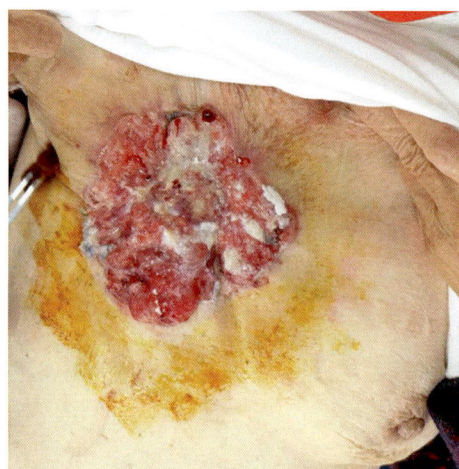

图 7-5　乳腺癌

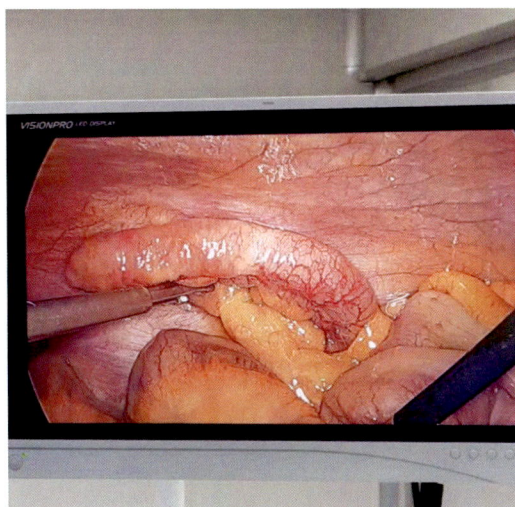

图 7-6　腹腔镜下的阑尾

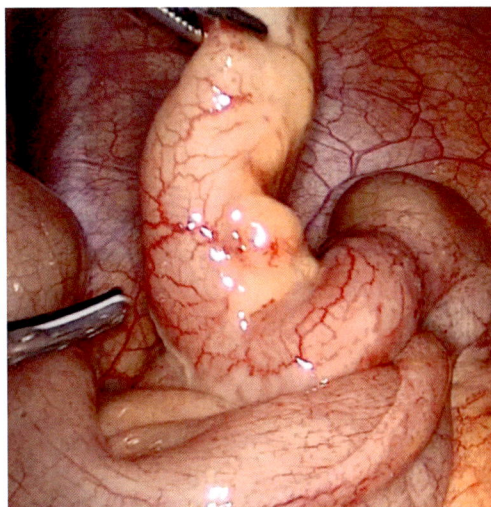

图 7-7　阑尾

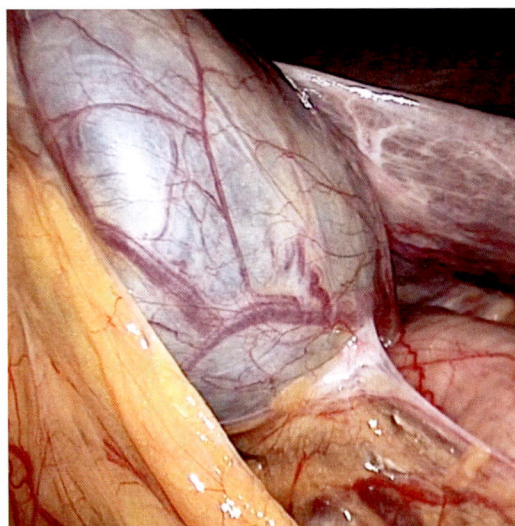

图 7-8　胆囊

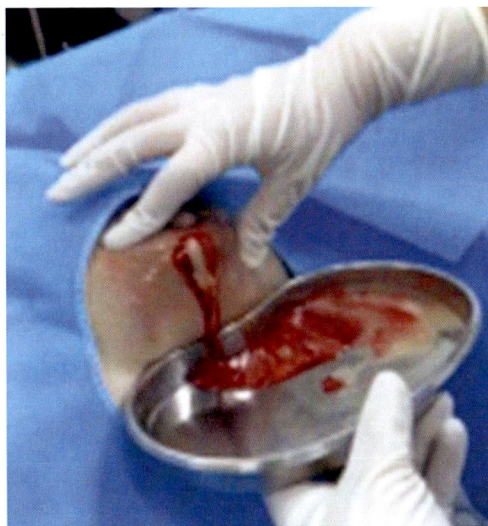

图 7-9　脓肿